DES

SUBSTANCES ALIMENTAIRES

TYPOGRAPHIE DE CH. LAHURE
Imprimeur du Sénat et de la Cour de Cassation
rue de Vaugirard, 9

DES

SUBSTANCES ALIMENTAIRES

ET DES MOYENS

DE LES AMÉLIORER, DE LES CONSERVER ET D'EN RECONNAITRE LES ALTÉRATIONS

PAR A. PAYEN

Membre de l'Institut (Académie des sciences)
Secrétaire perpétuel de la Société impériale et centrale d'Agriculture
Professeur de chimie appliquée au Conservatoire impérial des arts et métiers
et à l'École centrale des arts et manufactures
Membre du Conseil d'hygiène et de salubrité, Vice-Président
de la Société impériale et centrale d'Horticulture, etc.

TROISIÈME ÉDITION
AUGMENTÉE DE PLUSIEURS APPLICATIONS NOUVELLES

PARIS

LIBRAIRIE DE L. HACHETTE ET Cie
RUE PIERRE-SARRAZIN, N° 14

1856

Droit de traduction réservé

PRÉFACE.

Dans son active sollicitude pour les intérêts de la population, le gouvernement, préoccupé surtout des moyens d'améliorer la santé publique, témoigna le désir que des leçons d'hygiène et de salubrité fussent ajoutées aux sujets ordinaires des cours publics et gratuits du Conservatoire des arts et métiers.

Amené naturellement ainsi à réunir les nombreux documents que fournissent les délibérations attentives du Conseil d'hygiène publique et de salubrité de Paris et du département de la Seine, ainsi que la correspondance des Sociétés d'agriculture et de chimie médicale, j'ai consacré depuis cinq ans une partie de mon cours et des travaux de mon laboratoire à l'étude approfondie de ces importantes questions.

De nos jours, les progrès rapides des sciences appliquées, et plus particulièrement de la chimie médicale, agricole et manufacturière, ont permis d'aborder et de résoudre les problèmes relatifs à l'alimentation salubre des hommes et des animaux, aux procédés de conservation des substances alimentaires, aux essais faciles qui démontrent les qualités, les altérations ou les falsifications de ces substances; enfin, aux moyens d'assainir les habitations et de prévenir les dangers graves d'asphyxie ou d'explosion que peuvent présenter, en certaines circonstances, les appareils de chauffage et d'éclairage.

L'extrême indulgence et l'attention soutenue avec lesquelles ces séances spéciales furent accueillies par l'auditoire si bienveillant du Conservatoire des arts et métiers me décidèrent à publier une partie des faits nombreux que j'avais recueillis en France et à l'étranger. Heureux si je puis parvenir à propager ainsi des notions faciles à comprendre, et dont l'utilité me semble incontestable dans l'intérêt de la santé, du bien-être et de la force de toutes les classes de la population !

Parmi les additions que j'ai pu faire depuis la deuxième édition de cet ouvrage, on remarquera sans doute la description de plusieurs perfectionnements que la grande Exposition internationale de 1855 a mis en lumière, et plus particulièrement encore les nouveaux procédés de conservation des viandes et du bouillon concentré, inventés par M. Martin de Lignac, les innovations apportées par M. Chevalier Appert dans la fabrication des diverses conserves alimentaires, et l'amélioration introduite chez MM. Chollet et Comp., dans la préparation des légumes desséchés, qui repose sur l'invention primitive de M. Masson.

On ne lira pas sans une vive satisfaction les détails de ces améliorations qui ont permis à MM. de Lignac, Appert et Chollet, de livrer chacun plus d'un million de rations au ministre de la Guerre pour nos troupes en Crimée.

Peut-être aussi verra-t-on avec intérêt les modifications heureuses introduites par nos habiles fabricants dans la préparation des conserves de sardines. Enfin, j'ai cru faire une chose utile en indiquant les moyens de mettre à la portée de tous le chocolat, le thé et le café, aliments doués d'un arome suave et pénétrant qui peut exciter la verve des poëtes et des artistes, et répandre un certain charme sur l'existence des gens de labeur, tout en rendant leur nutrition plus saine et plus agréable.

DES
SUBSTANCES ALIMENTAIRES.

I.

Alimentation salubre. — Insuffisance de la production en France de la viande et des autres produits animaux. — Consommation de Paris.

Alimentation salubre.

La première condition que doit remplir l'alimentation pour être salubre, c'est d'être complète, c'est-à-dire de réunir différentes substances capables : 1° de fournir pendant l'acte de la respiration la quantité de chaleur nécessaire à l'entretien de la température du corps humain; 2° de réparer les déperditions qu'éprouvent nos tissus, en s'assimilant à eux, ou de subvenir aux développements qu'ils prennent durant la croissance ou l'engraissement; 3° de remplacer les matières que l'exhalation ainsi que les déjections liquides et solides entraînent continuellement ou périodiquement hors de notre organisme.

On voit, d'après cette définition rigoureusement exacte, qu'un aliment, pour être complet, doit contenir ce qui entre dans la composition de nos organes, outre ce qui se détruit par la respiration, ce qui se perd dans la transpiration et ce qui forme les résidus liquides et solides de la digestion, la nature et le volume de ces résidus ayant d'ailleurs une utilité réelle pour entretenir les fonctions des organes.

Il est très-important d'admettre et de se rappeler ces conditions indispensables de la qualité nutritive, afin d'éviter les graves mécomptes auxquels on s'expose par une nutrition incomplète, lorsque, soit durant la convalescence, soit par suite de l'affaiblissement des forces digestives, on prolonge l'usage de certains aliments trop simples, dits *légers*, dont nous donnerons plus loin la nomenclature, la composition et les qualités ; aliments faciles à digérer, peut-être, mais qui sont *insuffisants* pour réaliser une alimentation complète et ne peuvent ni ramener ou entretenir la santé, ni développer ou soutenir les forces.

Que la nourriture doive être légère et de digestion facile, ou qu'elle doive être abondante et appropriée à une énergie digestive plus ou moins grande, elle ne pourra pas être saine et durable, si elle ne remplit les conditions que nous avons énumérées, et si elle ne présente en outre une certaine variété entre les substances qui peuvent se remplacer les unes par les autres.

Avant d'indiquer théoriquement les trois classes principales de substances alimentaires qui, outre les boissons et les matières salines, doivent être réunies en certaines proportions pour composer une nourriture complète ou suffisante, nous exposerons d'une manière générale, très-simple et à la portée de tous, ce qui constitue le régime alimentaire convenable pour réparer, entretenir et développer les forces dans la race humaine.

Tous les résultats pratiques s'accordent avec de nombreuses recherches expérimentales pour démontrer que les subsistances destinées à l'homme ne peuvent être à la fois salubres et complétement alimentaires, si elles ne réunissent dans une juste mesure, outre les boissons, les aliments féculents, sucrés et gras, avec la viande ou ses congénères, ou, en d'autres termes, les produits comestibles des plantes avec ceux des animaux. Tout excès notable et prolongé des uns ou des autres doit avoir des conséquences fâcheuses.

Telles sont les conditions à réaliser pour soutenir les forces et maintenir la santé des ouvriers qui accomplissent les rudes travaux des industries agricoles et manufacturières, aussi bien que des hommes de loisir et des personnes adonnées soit aux œuvres de cabinet, soit aux autres occupations sédentaires.

Insuffisance de la production en France de la viande et des autres produits animaux.

Dans les différentes classes de la société, ces conditions ne sont pas, en général, complétement observées, parce que sans doute, malgré leur immense intérêt, elles ne sont pas bien comprises. Quant à la partie peu aisée ou malheureuse de la population, une autre difficulté s'y oppose, du moins pour certaines contrées. La production de la viande fait encore défaut en France, ainsi que la production des diverses substances animales qui pourraient y suppléer jusqu'à un certain point : le lait, les œufs, le fromage, etc.

Il est facile, à l'aide de quelques chiffres, de démontrer cette insuffisance.

En effet, on obtient annuellement de l'espèce bovine. . . . . 302 000 000 k.

Les espèces ovine et caprine fournissent. . . . 83 000 000

L'espèce porcine donne en viande de charcuterie. 315 000 000

La totalité de la viande provenant des animaux abattus est donc de. . . . . 700 000 000 k.

$$Report\ldots\ldots\ 700\,000\,000\,\text{k.}$$

Il faut ajouter à cette quantité l'équivalent, que représentent les volailles, le gibier, les poissons, les œufs, les fromages, que l'on peut évaluer à 280 000 000

Total général. . . . . 980 000 000 k.

La population de la France étant de 35 millions d'individus environ, on voit que la quantité moyenne de viande, y compris son équivalent en autres substances azotées provenant des animaux, ne dépasse pas, pour chaque habitant, 28 kilogrammes par an ou 76 grammes 71 centigrammes par jour. Cette quantité serait insuffisante pour satisfaire à une bonne alimentation, comme nous le démontrerons plus loin; mais, d'ailleurs, il s'en faut bien que chaque individu, dans les campagnes, puisse en disposer; là, les parts sont d'autant moindres que l'affluence de ces denrées alimentaires vers les centres où la population est agglomérée en met à la disposition de chaque habitant des villes une plus forte quantité.

Consommation de Paris.

Nous donnerons une idée des différences considérables qui existent à cet égard, en indiquant la consommation actuelle dans la ville de Paris, d'après les relevés faits en 1852 :

Viandes de boucherie et de charcuterie. . 72 815 302 k.
Fromages, pour la quantité équivalente à la viande. 1 996 118
Marée et poissons d'eau douce, pour la quantité équivalente à la viande. 3 520 900
Volaille et gibier. 995 000
OEufs (quantité équivalente à la viande). . 2 412 500
Lait. . . . . id. . . . . id. . . . . . id. 12 500 000

A reporter. . . . . 94 089 820 k.

Report........	94 089 820 k.
Écrevisses, homards, sardines, anchois, conserves et pâtés introduits dans Paris.	150 000
Huîtres (quantité équivalente à la viande).	24 890
Total des quantités de viande et de l'équivalent en autres produits animaux (non compris 12 029 000 kilogrammes de beurre)........................	94 414 710 k.

Admettons que la population de Paris soit égale à un million d'individus, ce qui est à peu près la moyenne, si l'on y comprend la garnison, les étrangers, les voyageurs, les habitants de la banlieue qui passent une partie de leur temps dans la capitale, et si, d'un autre côté, on tient compte, par compensation, du mouvement inverse qui se produit notamment les dimanches et les jours de fête durant la belle saison, et qui porte en grand nombre les habitants de la ville vers la banlieue et dans les campagnes environnantes.

On voit que chaque habitant de Paris consomme en moyenne, par an, 94 kilogrammes 414 grammes de viande, y compris l'équivalent de la viande en autres produits animaux, ou 258 grammes par jour. La viande de boucherie comprise dans les 94 kilogrammes 414 grammes représente actuellement 59 kilogrammes 5 grammes, ou par jour 163 grammes[1].

Cette quantité pourrait n'être pas très-inégalement répartie entre les différentes classes de personnes : en effet, si la partie aisée de la population dispose de toutes les quantités de produits animaux qui lui conviennent, il est bien certain qu'en faisant un choix parmi les morceaux de viandes de boucherie, elle laisse disponible à bon

---

1. La consommation de la viande de boucherie n'était, en 1847, 1848, 1849, que de 53ᵏ,2 ; il y a donc déjà un accroissement notable. Les nouvelles mesures prises pour la vente de la viande à la criée ont contribué à cette amélioration.

marché une grande quantité de viande de deuxième[1] et de troisième qualité, ainsi que du bœuf bouilli, qui se vend, proportionnellement à la substance sèche qu'il contient, moins cher que le bœuf cru[2]; enfin des issues et abats dont les gens peu aisés profitent ainsi que de certains poissons de mer, fromages, etc., livrés à des prix plus bas encore, et susceptibles cependant de varier l'alimentation en la rendant complète et salubre.

Ces produits animaux sont même en certaines occurrences à meilleur marché que leur équivalent en pain (qui jamais ne peut les remplacer entièrement avec avantage), et dans ce cas, dont nous citerons plus loin des exemples, les habitants des villes, en consommant une

1. Suivant M. Robinet, ce sont les viandes de qualité moyenne qui donnent le produit net (ou déduction faite des parties non mangeables) le plus économique. Sous ce rapport, elles coûtent moins que celles de premier choix, et même elles reviennent en réalité à meilleur compte que celles de troisième sorte ou des plus bas prix, pesées brutes.

2. Les données que l'on trouve dans un rapport de M. Chevreul, lu à l'Académie des sciences le 19 mars 1832, sur le bouillon de la Compagnie hollandaise (voy. p. 658 des *Mémoires* de la Société centrale d'agriculture. 1848-1849, II⁰ partie), nous permettront d'établir la comparaison entre le bœuf et le bouilli, sous le point de vue des proportions de substance solide et d'eau contenues dans la viande crue et dans le produit après la coction.

500 grammes de bœuf, que l'on peut supposer contenir

$\left.\begin{array}{l}\text{eau.................... } 385 \\ \text{substances solides.... } 115\end{array}\right\} = 500$ gr., ont laissé, dans 1 litre 1/2

de bouillon, $\left.\begin{array}{l}\text{extrait sec } 24 \\ \text{graisse... } 3,25\end{array}\right\} = 27,25$; le bouilli obtenu pesait

326 grammes, et devait contenir les 115 grammes de substances solides de la viande employée, moins les 27,25 enlevés par l'ébullition: nous admettrons 30 grammes, en y comprenant l'*écume* ou la portion d'albumine également enlevée : 115 moins 30, c'est-à-dire 85 grammes de matière sèche, étant restés dans le bouilli, celui-ci devait contenir ces 85 grammes de substance solide, plus 241 d'eau, soit 326 grammes; ce qui représente, pour 100 parties, 74 d'eau et 26 de substance sèche. Or, 100 de viande crue ne contenant que 23 parties de matière sèche, on voit que 100 de bouilli contiennent autant de substance solide que 113 de viande crue. Cette dernière quantité comporte en

trop forte ration de pain, se sont presque toujours imposé des sacrifices aussi contraires à leur santé ou au développement de leurs forces qu'à une économie bien entendue.

Les choses se passent autrement encore dans les différentes contrées de la France : nous avons vu que la part moyenne de viande ou de produits animaux pour chaque habitant est seulement de 76 grammes 71 centigrammes par jour ; or, dans cette faible quantité se trouvent comprises les rations beaucoup plus fortes employées dans les villes ; il faudrait donc tenir compte de cet excédant pour évaluer la quantité moyenne réelle de produits animaux consommés dans les campagnes ; on arriverait, sans au-

outre 28 d'os, et c'est l'ensemble, ou 141, qui est vendu de 90 c. à 1 fr. 20 c. le kilogr. en temps ordinaire ; au même prix, le bouilli représente dans le rapport une économie de 141 à 100, ou de près d'un tiers du prix total.

En ce moment, les prix de la viande de bœuf des quatre catégories s'élèvent à 63 c., 94 c., 1 fr. 34 c. et 1 fr. 74 c. le kilogramme :

1re catégorie : tende de tranche, culotte, gîte à la noix, tranche grasse, aloyau, entre-côte .... 1 fr. 74 c.

2e catégorie : paleron, côtes, talon de collier, bavette d'aloyau, plats-de-côtes découverts..................... 1 fr. 34 c.

3e catégorie : collier, pis, gîtes et plats-de-côtes couverts...................... » fr. 94 c.

4e catégorie (très-inférieure) : surlonges, plats-de-joues, queue..................... » fr. 63 c.

La viande de vache et de taureau est taxée, pour chaque catégorie, à 1 fr. 34 c., 91 c., 51 c., 30 c. le kil. La viande des vaches jeunes et bien engraissées diffère peu cependant de celle du bœuf. Les différences dans les prix de la taxe vient de ce qu'on abat souvent à Paris des vaches épuisées par une lactation forcée.

Cette élévation dans les prix correspond à l'enchérissement général des subsistances, qui lui-même reconnaît pour cause l'activité extraordinaire du travail dans les fabriques, les constructions, le commerce : l'aisance étant plus répandue, la consommation augmente en proportion.

cun doute, à constater ainsi que la consommation moyenne d'un habitant des campagnes n'est pas même la cinquième partie de ce qu'un Parisien consomme et de ce qui conviendrait pour une bonne alimentation.

Parmi les substances azotées, la viande de boucherie joue le principal rôle dans la nourriture de l'homme, et sa distribution en France se trouve non-seulement insuffisante, mais encore très-inégale : ainsi, sur 500 000 bœufs abattus annuellement, Paris en reçoit près de 140 000, c'est-à-dire 28 pour cent, et cependant la population de cette ville ne représente guère plus de 3 pour cent de la population totale.

D'après ces données, on voit que dans la ville de Paris on consomme environ huit fois plus de viande de bœuf que dans le reste de la France, et il n'est pas étonnant dès lors que la ration de bœuf consommée dans les montagnes des Alpes soit seulement la trentième partie de celle qui est dévolue à chacun des habitants du département de la Seine[1].

Il est très-désirable que les encouragements accordés par l'administration à la reproduction, à l'élevage et à l'engraissement du bétail, continuent d'améliorer cet état de choses en France ; tous les efforts de l'agriculture doivent tendre à fournir les quantités de viande que la France pourrait consommer très-avantageusement par les motifs de haute utilité générale indiqués ci-dessus.

Les prix élevés que la viande de boucherie atteint de-

1. Les habitants de l'Angleterre consomment beaucoup plus de produits animaux que ceux de la France. La consommation moyenne de la viande de boucherie y est évaluée à 82 kilogr. par an, ou 224 grammes par jour, pour chaque individu. Dans le Wurtemberg, le pays de Bade, la Bavière, on mange plus de viande que chez nous. Sur les trois royaumes unis de la Grande-Bretagne, l'Angleterre seule entretient 30 millions de moutons sur 15 millions d'hectares. C'est, proportionnellement, trois fois plus que la France, qui ne possède encore que 35 millions de moutons sur 53 millions d'hectares.

puis un an seront sans doute le stimulant le plus efficace du développement des industries rurales et de l'augmentation du bétail que les résidus de ces industries permettront de nourrir[1].

L'agriculture atteindra du même coup un but non moins utile pour elle ; car il en résultera nécessairement une production plus abondante des fumiers qui lui manquent encore, et qui sont indispensables pour élever la puissance du sol et maintenir le bénéfice normal de la ferme, tout en abaissant les prix de revient des récoltes.

Mais, il faut bien le dire, la réalisation de ces heureux résultats dépend des consommateurs eux-mêmes : lorsque, dans leur intérêt immédiat, ils se seront décidés à faire plus largement usage de la viande, le prix, sans doute, devra augmenter d'abord, et c'est là précisément ce qui arrive aujourd'hui ; mais les éleveurs ne tarderont pas à se mettre en mesure de satisfaire aux demandes, et, comme cela arrive toujours, le débouché plus grand et la vente mieux assurée amèneront le développement et l'économie de la production, et détermineront par suite l'abaissement des prix de la viande et des autres produits animaux.

Une autre voie pour arriver à mettre les approvisionnements de substances alimentaires, animales et végétales au niveau des besoins de la population, s'ouvre en ce moment par les applications des procédés nouveaux de conservation dont nous donnerons plus loin une description précise.

On pourrait croire, en comparant la consommation totale au nombre des habitants, que, sous ce rapport, l'alimentation dans Paris ne laisse rien à désirer ; cela serait

---

1. Voy. notamment les nouvelles industries alcoogènes, *Précis de Chimie industrielle*, 3ᵉ édition. 2 vol., chez Hachette.

sans doute, si l'on ne laissait perdre une portion notable des produits animaux[1], et surtout si chacun faisait entrer dans son régime alimentaire les proportions convenables de produits animaux et de substances végétales. Mais il n'en est pas ainsi : les uns consomment en excès la viande et ses congénères ; le plus grand nombre font au contraire usage d'un excès de pain ou d'autres produits végétaux. Nous montrerons les graves inconvénients de ces deux excès contraires en indiquant le régime normal dans le xvie chapitre de ce volume ; mais d'abord nous poserons les bases mêmes de ces indications en décrivant les caractères principaux, les qualités spéciales, les altérations, les moyens d'essai et de conservation des diverses substances alimentaires tirées des deux règnes.

1. Sur 450 ou 500 000 moutons abattus chaque année dans Paris, les têtes dépouillées de 300 000 environ sont vendues pour la nourriture des animaux, parce qu'on n'en trouve pas de placement comme substance alimentaire pour les hommes. Il en est de même d'une grande partie des matières tendineuses, gélatineuses ou cutanées des têtes de veaux, qui sont laissées avec les peaux entières : des pieds de veaux et de moutons : ces substances cutanées et tendineuses servent à la fabrication de la colle-forte ou de la gélatine : enfin, on n'utilise qu'incomplétement encore les substances charnues adhérentes aux têtes (dites *palais de bœuf, joues,* etc.), les parties comestibles des intestins, dites *gras double,* tripes à la mode de Caen, etc., et qui sont vendues à très-bas prix ou perdues.

II.

VIANDES.

Composition. — Qualités variables des viandes suivant l'espèce, la nourriture et l'âge des animaux abattus : bœufs, vaches, génisses, veaux; moutons, agneaux; boucs, chèvres, chevreaux; cochons, petits animaux de basse-cour: gibier, poissons, caviar, crustacés. — Qualités spéciales des viandes au point de vue de leur digestibilité. — Influence de la préparation sur la digestibilité des différentes sortes de viande. — Influence du mode de cuisson. — Cuisson des viandes avec intervention de l'eau. — Préparation, composition chimique et qualités alimentaires du bouillon. — Confection prompte d'un bouillon très-sapide. — Viande bouillie douée du maximum de sapidité. — Altérations spontanées des viandes. — Insalubrité des viandes cuites, altérées spontanément.

Composition.

Les viandes comestibles des divers animaux diffèrent très-peu entre elles quant à leur composition chimique élémentaire, et sous ce rapport elles offrent la plus grande analogie avec nos tissus ; aussi comprend-on aisément que ces aliments soient éminemment propres à développer nos organes comme à réparer les pertes qu'ils subissent par suite de causes variées.

La chair des poissons, très-différente par la consistance, la couleur, la saveur, la nature, l'odeur, et parfois par les proportions de la matière grasse qui l'accompagne, se rapproche beaucoup de la même composition élémentaire, du moins après qu'on l'a desséchée; car en général elle contient plus d'eau (75 à 86 centièmes environ, au lieu de 75 à 78); elle est moins nourrissante, au moins dans la même proportion, sauf les poissons salés, qui sont desséchés en partie[1].

1. La quantité réelle de substance alimentaire contenue dans

Voici les résultats d'une analyse comparée entre la viande de bœuf et la chair de poisson, analyse effectuée par Schutz. Les résultats en sont exacts, sauf en ce qui touche la proportion de matière grasse du poisson, que l'auteur laisse indéterminée (voy. le chap. xvi).

	Viande de bœuf.	Chair de carpe.
Fibrine, tissu cellulaire, nerfs, vaisseaux...	15	12
Albumine..........................	4,3	5,2
Extrait (dissous par l'alcool) et sels.......	1,3	1
Extrait (obtenu par l'eau) et sels.........	1,8	1,7
Phosphates........................	traces.	traces.
Graisse et perte....................	0,1	»
Eau............................	77,5	80,1
	100	100

On trouve dans les viandes débarrassées de la graisse ou des tissus adipeux la plupart des mêmes principes immédiats presque en égales proportions : en effet, la viande ou chair musculaire se compose principalement de fibrine sous forme de fibres disposées en faisceaux enveloppés de tissus celluleux, et terminées par des tendons ; entre les fibres et les fibrilles circulent en foule des vaisseaux sanguins et autres, des filets nerveux, des tissus adipeux, etc. ; toutes ces substances sont humectées par un liquide contenant de l'albumine et plusieurs matières organiques et salines.

On aura une idée des rapports existant entre les principes immédiats qui constituent cet assemblage complexe,

100 parties en poids des différents poissons varie beaucoup, nonseulement par les proportions d'eau, mais encore suivant les portions non comestibles, telles que les intestins, les arêtes, les nageoires, les queues, les têtes, etc. On n'avait que des données incertaines à cet égard. Dans la vue de combler cette lacune, j'ai entrepris avec M. Wood un travail analytique dont on trouvera les résultats positifs dans le chapitre xvi, qui contient les équivalents nutritifs des divers aliments.

si l'on considère les résultats de l'analyse suivante, faite par Berzélius.

Composition immédiate de la chair de bœuf.

Eau..	77,17
Fibre charnue, vaisseaux et nerfs.............	15,80
Tissu tendineux, réductible en gélatine par la coction...	1,90
Albumine (analogue au blanc de l'œuf et au sérum du sang)...................................	2,20
Substances solubles dans l'eau, non coagulables p a r l'ébullition[1]......................	1,05
Matières solubles dans l'alcool..............	1,80
Phosphate de chaux...........................	0,08
	100

A toutes les substances qui constituent les viandes, il faut ajouter encore une matière sucrée analogue à la lactose (sucre de lait) et les substances grasses contenues dans un tissu spécial (tissu adipeux); l'influence de ces dernières substances sur la qualité de la viande est d'autant plus favorable qu'elles sont mieux disséminées dans la masse. Ainsi les meilleures viandes de boucherie offrent dans plusieurs parties entre les fibres musculaires une interposition de graisse qui leur donne l'apparence d'une sorte de marbrure.

D'autres matières encore, dont l'analyse jusqu'ici n'a

---

1. Parmi ces substances se trouvent les acides lactique et inosique, la créatine, la créatinine et des matières organiques azotées, plus des sels alcalins, calcaires et magnésiens. La viande contient en effet, pour 100 parties, 1,5 environ de sels solubles et insolubles, chlorures alcalins et phosphates de potasse, de soude et de magnésie. La viande renferme en outre une petite quantité de soufre, qui est aussi une partie constitutive de l'albumine des différentes origines animales et végétales, et qui par conséquent est nécessaire à la nutrition humaine complète; car la substance organique formant le corps d'un homme de stature moyenne renferme environ 110 grammes de soufre.

pas indiqué les proportions pondérales, ont cependant la plus grande influence sur la qualité des viandes comestibles : ce sont les matières formant ou développant à la coction l'arome qui caractérise chaque espèce de viande[1].

Qualités variables des viandes, suivant l'espèce nourriture et l'âge des animaux abattus.

Nous aurons peu à insister pour démontrer l'influence de l'âge sur la qualité des viandes : la consistance plus molle de la chair des très-jeunes animaux, leur qualité plus *gélatineuse*, l'arome trop faible ou peu agréable qui s'y développe par la cuisson, ont depuis longtemps jeté une juste défaveur sur ces sortes de produits.

Dans l'âge intermédiaire entre cette extrême jeunesse et l'état adulte, la plupart des animaux offrent une chair tendre sans être molle, et développent à la cuisson un arome agréable, quoique moins prononcé qu'au terme de leur croissance. A cette dernière époque, pour certaines espèces, un changement très-notable se manifeste, comme par exemple au moment où le veau devient bœuf ou génisse : chacun a pu reconnaître la différence, en effet bien tranchée, qui existe entre l'arome des deux viandes et du produit (bouillon) que l'on peut en obtenir par une décoction aqueuse également bien ménagée.

1. C'est surtout par l'arome spécial développé à la cuisson que l'on distingue facilement les unes des autres les viandes du bœuf, du mouton, de la chèvre, des oiseaux de basse-cour, du gibier, des poissons. Les principes dans lesquels réside la propriété de concourir à la production de ces aromes peuvent être modifiés dans plusieurs circonstances, et notamment suivant l'âge, l'état d'embonpoint et la nourriture des animaux. Il serait très-désirable que l'on pût préciser ces influences et en tenir compte dans l'appréciation de la valeur des différentes races d'animaux de boucherie, de l'âge le plus convenable pour l'abatage, etc.

Mais, au delà de ce terme, dans certaines races de l'espèce bovine, l'existence de l'animal étant prolongée une année ou deux, se développe-t-il plus de principes sapides et susceptibles de donner un arome agréable? C'est là une importante question de physiologie animale et d'économie publique, sur laquelle l'attention a été appelée en diverses occasions, et tout récemment par M. Chevreul dans une intéressante discussion relative aux bases des jugements à porter en comparant les animaux de boucherie présentés aux concours régionaux. Il paraît probable que certains animaux, comme les bœufs et les vaches, engraissés un ou deux ans après l'âge adulte, donnent une viande plus sapide, développant plus d'arome à la coction, douée, en un mot, des meilleures qualités alimentaires; d'autres animaux, comme le mouton, dans des conditions semblables, sécrètent en plus fortes proportions dans leurs tissus des matières grasses contenant des acides gras volatils (tels que l'acide hircique, qu'on extrait de la graisse de bouc), qui peuvent donner à la viande une odeur trop dominante et par cela même désagréable. Sur ce point encore des expériences bien faites auraient un intérêt véritable, surtout si l'on pouvait en déduire, pour les races ovine et bovine, l'âge auquel correspondrait la meilleure qualité de la viande[1].

L'influence de l'âge, élevé de plusieurs années au delà du terme indiqué ci-dessus, est généralement de plus en plus défavorable à la qualité de la viande des animaux de boucherie et des autres animaux dont la chair est comestible. Ainsi, par exemple, les bœufs attelés à l'âge de quatre ans, et travaillant ensuite huit ou dix ans, peuvent

1. Le bouc et la chèvre ne donnent que dans leur jeune âge, ou lorsqu'ils sont encore à l'état de *chevreau*, une chair agréable à manger, et, même avant l'âge adulte, l'odeur hircique se prononce au point de communiquer à la viande un goût désagréable.

à peine alors être convenablement engraissés pour la boucherie : dans ce cas, les fibres de la chair musculaire sont devenues dures, résistantes à la cuisson et bien moins agréables à manger. Au reste, les inconvénients de cette dernière méthode sont chaque année moins à craindre, depuis que les précieux enseignements pratiques fournis par les concours régionaux montrent clairement aux éleveurs les avantages qu'ils peuvent obtenir de l'engraissement précoce, c'est-à-dire de la mise à l'engrais des jeunes animaux de certaines races pures ou croisées[1]. Quant aux effets spéciaux que la nourriture donnée aux animaux peut produire sur la qualité de la viande, ils ne sauraient être mis en doute, bien que l'on n'ait pu encore les étudier assez pour en déterminer nettement les résultats. Par ce motif, nous nous bornerons à citer ici quelques exemples de nature à démontrer la réalité de cette influence.

Les veaux nourris exclusivement avec du lait de vache, même jusqu'à l'âge de quatre mois, donnent une viande de couleur pâle, qui, par la cuisson, devient *blanche*, et développe par une légère torréfaction (*rôti*) un arome très-agréable. Les jeunes animaux semblables, de la même espèce bovine, nourris avec des fourrages (luzerne, trèfle, son, foin) pendant les deux derniers mois, offrent à l'abatage une chair plus foncée, devenant brune ou rougeâtre par la coction et ne développant pas le même arome lorsqu'on la fait rôtir.

A cet égard, il est très-probable qu'en employant pour l'alimentation des veaux un lait très-agréable et aromatique lui-même, tel qu'on l'obtient de génisses nourries dans les pâturages formés d'excellentes prairies natu-

---

1. La race Durham, très-convenable pour l'engraissement précoce, ne paraîtrait guère susceptible de fournir un travail utile, dans le cas où l'on voudrait différer de quelques années l'engraissement.

relles, on donnerait à la viande de ces jeunes animaux de meilleures qualités encore : ce serait là un nouveau sujet d'intéressantes recherches expérimentales.

Il est très-probable que certains aliments à odeur forte, tels que les choux, les navets, les tourteaux un peu rancis des graines oléagineuses, exercent une action défavorable sur la viande des bœufs, des génisses, des moutons, lorsque ces substances entrent en trop fortes proportions dans leur régime alimentaire.

Cette influence est bien certaine sur la qualité ou l'arome des viandes, dans plusieurs circonstances du moins, lorsque par exemple les choux forment la principale nourriture des lapins.

On remarque un résultat également défavorable lorsque l'on donne pendant plusieurs jours certains insectes (les hannetons et leurs larves) aux volailles des basses-cours.

Le lait et les produits qui en dérivent (crème, beurre, fromage) acquièrent également un goût désagréable, lorsque les vaches qui le fournissent sont nourries en trop fortes proportions de choux, de navets ou de pulpe de betteraves.

Un fait très-digne d'attention, c'est que le mélange le plus varié des aliments végétaux, même de médiocre qualité, est, sous ce rapport, de beaucoup préférable à l'une quelconque de ces nourritures exclusives.

Réciproquement : à l'alimentation des mêmes animaux avec les diverses plantes herbacées des bonnes prairies naturelles et avec certaines plantes aromatiques des contrées montagneuses, correspondent les produits (lait, crème et beurre) doués du plus agréable parfum et les meilleurs fromages.

J'ai eu l'occasion de constater l'un des exemples les plus remarquables de l'influence que peuvent exercer les substances ingérées dans les organes de la digestion sur la qualité de la chair des animaux.

Dans une campagne avoisinant une fabrique de produits ammoniacaux, un large bassin était rempli et entretenu constamment par l'eau sans cesse renouvelée provenant de la condensation d'une machine à vapeur. Cette eau était tirée d'un puits creusé dans un terrain depuis longtemps imprégné de produits pyrogénés des matières animales : elle contenait une trace impondérable de la portion soluble de l'huile fétide, dite *de Dippel*, qui caractérise ces produits ; l'odeur, à peine perceptible, était tellement faible en effet, que les chevaux buvaient sans répugnance cette eau de puits, et que des carpes et des tanches pouvaient y vivre et s'y développer.

Quelques mois après qu'on eut établi cette sorte de vivier, je voulus reconnaître l'effet produit par l'eau sur la qualité comestible des poissons : quelques-uns furent soumis à la cuisson sur le feu directement, sans aucune addition ; examinée ensuite et dégustée, leur chair était brune et exhalait une odeur si forte d'huile de Dippel, qu'elle était absolument immangeable. Ainsi donc, la matière odorante, existant en très-faibles proportions dans l'eau, avait cependant été sécrétée en proportions si fortes dans la chair des poissons, que celle-ci était complétement dénaturée quant à la couleur, au goût et à la saveur.

C'est un effet du même genre, quoique beaucoup moins prononcé, qui se manifeste lorsque des carpes et des anguilles, après un séjour prolongé dans l'eau vaseuse et stagnante des mares et des étangs, contractent une odeur sensiblement putride qui les rend plus ou moins désagréables à manger, et qui explique la juste préférence que l'on accorde en général aux poissons pêchés dans les eaux vives et potables des fleuves et des rivières.

Qualités spéciales des viandes au point de vue de leur digestibilité.

Sans qu'il y ait rien d'absolu dans ces qualités, qui dépendent de l'état particulier des organes digestifs des différents individus, on peut dire qu'en général les viandes sont d'autant plus faciles à digérer que leur cohésion est moins forte ou leur dureté moins grande, en sorte que l'on pourrait établir entre elles l'ordre suivant, en commençant par les plus *légères :* poissons de mer et de rivière, volaille, gibier, crustacés, veau, agneau, bœuf, mouton, porc, sanglier. Dans ces diverses sortes, on admet généralement comme étant *lourds* ou de difficile digestion, le saumon, l'anguille[1], les canards et autres oiseaux d'eau, ainsi que les viandes fumées et salées.

Influence de la préparation des différentes sortes de viandes, au point de vue de la digestibilité.

Les méthodes de préparation qui tendent à rendre la viande plus facile à diviser ou plus *tendre*, et souvent plus agréable au goût, concourent à augmenter leur digestibilité.

Il convient d'attendre, avant de soumettre les viandes à la coction, un certain laps de temps variable suivant la température, plus long en hiver (de 2 à 4 jours), plus court en été (de 12 à 24 heures), afin que les réactions spontanées qui surviennent toujours dans ces circonstances aient déterminé une première désagrégation entre les tissus.

Il pourrait se présenter, à cet égard, une circonstance

---

1. La chair de ces deux poissons se distingue de toutes les autres par les fortes proportions de graisse huileuse qu'elle contient, ce qui pourrait expliquer son action spéciale sur les organes digestifs de quelques personnes. (Voy. chap. VI.)

exceptionnelle dont il faudrait tenir compte. Si, par exemple, la viande s'était trouvée, aussitôt ou peu de temps après l'abatage de l'animal, exposée à la gelée, c'est-à-dire à une température de 4 à 5° au-dessous de zéro ou plus basse encore, on comprend que les réactions spontanées seraient suspendues tout le temps que durerait la congélation des sucs.

Ce ne serait donc qu'après leur dégel que l'on compterait le temps nécessaire aux réactions spontanées utiles pour amoindrir la cohésion du tissu musculaire; temps très-court dans ce cas : car la congélation elle-même, en solidifiant et en gonflant les liquides interposés dans la chair, écarte les fibrilles et opère une sorte de dislocation qui prépare les réactions précitées et qui peut rendre plus savoureuses les viandes de bœuf et de mouton rôties immédiatement après leur congélation. On comprend que, dans les mêmes circonstances, la chair peu consistante et très-humide de certains poissons soit attendrie outre mesure et plus ou moins détériorée.

Influence du mode de cuisson.

Le mode et le degré de coction exercent une influence très-grande, mais variable suivant les espèces, sur la qualité des viandes. Ainsi, lorsqu'on ne fait pas intervenir l'eau, mais seulement la température (rôti), les parties rapprochées de la superficie du bœuf et du mouton, par exemple, chauffées assez brusquement, éprouvent une température de 100 à 130°, tandis que l'intérieur, formant la plus grande partie de la masse totale, est échauffé seulement entre 50 et 65°. Ces deux sortes de viandes seront tendres, juteuses et sapides par les motifs suivants : la coagulation des substances organiques (albumine, hématosine) et la contraction ou le retrait des tissus dans la couche superficielle auront suffi pour empêcher l'évaporation ou la dessiccation des parties internes ; celles-ci, en présence des sucs liquides, auront subi une macération et une température capables de désagréger les fibres et de coaguler, seulement en partie, l'albumine, laissant dans le liquide l'hématosine qui le colore en rouge, enfin développant assez l'arome pour rendre la substance alimentaire fort agréable au goût.

Le même mode de cuisson, relativement à plusieurs animaux doués d'une chair ferme et colorée, tels que les lièvres, les oiseaux d'eau, sauvages et de basse-cour, donne aussi des résultats favorables aux qualités alimentaires, tout en développant des aromes différents, particuliers à chaque espèce.

Dans des conditions semblables, la chair du veau, ne contenant pas les mêmes principes aromatiques, offrirait un jus beaucoup moins agréable au goût : il convient donc de pousser plus loin sa coction, de façon à porter jusqu'à 90 ou 95° la température intérieure, en opérant dans les couches superficielles une sorte de caramélisation par une température qui puisse produire une coloration rousse et développer une odeur agréable, caractéristique.

Il en est de même des oiseaux de basse-cour et des oiseaux des champs (gibier), lorsqu'ils sont assez jeunes et gras pour que cette sorte de cuisson puisse désagréger et attendrir la chair au point convenable. Dans ce cas, chacun a pu remarquer l'arome spécial qui distingue les différentes espèces parmi ces oiseaux domestiques ou sauvages.

Cuisson des viandes avec intervention de l'eau.

Lorsqu'on fait intervenir l'eau dans la coction des viandes, on parvient aisément pour toutes à effectuer la macération et la désagrégation des fibres musculaires, la dissolution des tissus et des tendons susceptibles de former la gélatine, qui peut se prendre en gelée par le refroidissement, le gonflement avec l'hydratation de la chondrine ; enfin, à coaguler l'albumine ainsi que l'hématosine, de façon à modifier plus complétement la couleur et l'arome propres à la viande de chaque animal.

Alors, en général, une grande partie des substances solubles sortent des tissus ; ceux-ci, par endosmose, absorbent en échange une portion des liquides ambiants : on conçoit que tous les condiments pénètrent et ajoutent facilement dans ce cas leur arome, leur saveur et leurs propriétés au goût propre à chaque viande. On peut donc obtenir de cette manière autant de mets spéciaux qu'il y a de variétés dans les procédés et les recettes culinaires.

Sans entrer dans les détails de cette foule de procédés, nous dirons que, s'ils peuvent rendre facilement mangeables des viandes plus ou moins dures et résistantes, ils sont capables aussi de surexciter parfois nos sensations, de faciliter à l'excès la digestibilité. Alors ils laissent ordinairement dans nos organes des résidus en proportions telles qu'ils ne peuvent être expulsés complétement : ces résidus s'accumulent et occasionnent certaines maladies inconnues aux gens sobres, mieux nourris en réalité lorsqu'ils disposent de la nourriture salubre et suffisamment variée que nous définirons plus loin.

Un des moyens convenables pour rendre faciles à diviser les viandes devenues trop dures par suite de l'âge des animaux ou de leur état de maigreur, consiste à les soumettre à une cuisson plus ou moins prolongée dans des vases clos, retenant la vapeur sous une pression sensible. On obtient un résultat analogue en profitant de la chaleur acquise à la maçonnerie d'un four après la cuisson du pain et en conservant alors aux parois la température d'environ 220°. Si les vases enfournés contiennent une quantité de liquide suffisante pour éviter que la dessiccation complète n'ait lieu pendant la coction, une grande quantité de vapeur se forme, remplit et sature l'espace clos pendant toute la durée de l'opération, et c'est sous l'influence de cette vapeur mobile globulaire, qui transmet si facilement la chaleur, que la cuisson s'effectue régulièrement en laissant le tissu musculaire imbibé de liquides.

La cuisson au four d'une foule d'aliments tirés du règne animal et du règne végétal est tellement usitée en Angleterre qu'elle est comptée comme l'une des sources principales des bénéfices que peut offrir la clientèle des boulangers.

Préparation, composition chimique et qualités alimentaires du bouillon.

Parmi les nombreuses préparations alimentaires obtenues des viandes comestibles, il n'en est pas de plus importante chez nous que le bouillon de bœuf : plusieurs savants célèbres, notamment Magendie, Edwards, MM. Chevreul et Liebig, ont étudié sa préparation et ses effets dans l'alimentation de l'homme ; la plupart des chimistes s'en sont occupés ; les données de la science à ce sujet sont consignées dans leurs ouvrages. Nous devions donc une mention spéciale à ce produit, et nous ferons connaître, en les résumant ici, les résultats principaux et les progrès récents dus à ces travaux utiles.

Le bouillon constitue, lorsqu'il est bien préparé, l'un des aliments les plus salubres : il peut communiquer une saveur et un arome des plus agréables à diverses substances très-peu sapides par elles-mêmes, telles que les fécules, le pain, les gruaux, les pâtes, le gluten, et compléter ainsi leurs propriétés nutritives en y ajoutant d'ailleurs, outre son arome, des principes organiques azotés et des substances ou sels inorganiques nécessaires pour l'alimentation. Nous exposerons d'abord les renseignements puisés dans le rapport déjà cité de M. Chevreul.

On a mis à froid, dans un pot de terre vernissé,

$$\left.\begin{array}{l}\text{Viande de bœuf......} \quad 1^{k},4335 \\ \text{Os................} \quad 0\ ,4300\end{array}\right\} 1^{k},8635$$

Sel marin........................ 0 ,0405
Eau (5 litres)................... 5 ,0000;

on a chauffé graduellement jusqu'à l'ébullition, on a écumé, puis on a ajouté :

Légumes........................ 0^{k},3310 ;

le bouillonnement léger a été maintenu sans interruption pendant cinq heures et demie, et l'on a obtenu le résultat que voici :

Bouillon d'excellente qualité...... 4 litres
Bouilli excellent............... 0^{k},8580
Os........................ 0 ,3925
Légumes cuits................ 0 ,3480

Le bouillon avait une saveur et une odeur agréables; il pesait 1103^{gr},5 par litre.

Un litre était ainsi composé :

Eau............................... 985^{gr},600
Substance organique solide (desséchée à 20° dans le vide sec)............. 16^{gr},917
Sels solubles : chlorhydrate, phosphate et sulfate de potasse et de soude... 10 ,724
Sels très-peu solubles : phosphates de chaux et de magnésie............ 0 ,539

$$\left.\begin{array}{l}16^{gr},917 \\ 10\ ,724 \\ 0\ ,539\end{array}\right\} 28^{gr},180$$

$\overline{1013^{gr},780}$

D'après des expériences spéciales, sur les vingt-huit grammes d'extrait total,

10 grammes provenaient du sel employé,
11 ou 12 de la viande,
6 ou 7 des légumes.

En comparant, sous le rapport de leur composition, le bouillon obtenu par la Compagnie hollandaise[1] et vendu dans Paris, avec le bouillon préparé dans l'hôpital du Val-de-Grâce pour les malades et les convalescents, M. Chevreul a trouvé les résultats suivants, qui montrent une grande analogie entre ces deux liquides alimentaires et une légère supériorité dans le bouillon *hollandais* :

	Bouillon hollandais.	Bouillon du Val-de-Grâce.
Eau..........................	991^{gr},300	991^{gr},000
Matière organique soluble dans l'al-cool faible......................	9 ,440	8 ,820
Matière organique insoluble... id..	3 ,123	1 ,515
Sels solubles dans l'eau : hydrochlorate, phosphate, sulfate (traces) de potasse et de soude	8 ,670	9 ,155
Sels insolubles : phosphate de magnésie et de chaux , oxyde de fer.	0 ,467	0 ,510
Total......	1012 gr.	1011 gr.

L'eau de Seine convient beaucoup mieux à la préparation du bouillon que l'eau de puits ; cette dernière rend la viande plus dure, moins sapide et moins odorante.

Généralement, les eaux sont d'autant plus défavorables qu'elles sont plus séléniteuses, c'est-à-dire qu'elles contiennent en plus fortes proportions du sulfate de chaux[2].

L'eau de Seine, dans laquelle on a introduit $\frac{1}{125}$ (ou

1. On emploie les doses suivantes pour préparer ce bouillon :

Eau...............................	2000^{gr}
Viande, bœuf d'excellente qualité....	500
Légumes frais......................	26,8
Oignons brûlés.....................	5,4
Sel...............................	8

2. Cet effet est d'autant plus prononcé que l'on réduit davantage le volume du liquide par une ébullition trop vive, lors même que l'on compense cette évaporation par une addition d'eau de qualité semblable.

8 pour 1000) de sel marin, donne un bouillon plus agréable que l'eau distillée.

On observe des effets analogues de la part des mêmes eaux sur les légumes, et de plus l'influence du sel, qui rend les légumes plus tendres après la cuisson, leur donne plus de saveur et d'odeur en leur enlevant moins de matière soluble que l'eau pure.

Certains légumes assez habituellement employés dans le pot-au-feu dégagent à la coction une odeur désagréable; la vapeur qui s'en exhale contient du soufre, probablement à l'état d'acide sulfhydrique : les choux, les navets, les oignons *brûlés* sont particulièrement dans ce cas[1].

M. Chevreul, en traitant à part dans l'eau la chair musculaire de bœuf, de veau, de mouton, de perdrix, à constaté que les extraits aqueux de ces viandes renferment, dans un état plus ou moins latent, un principe qui distingue chacune de ces viandes et qui développe un arome spécial par la chaleur, lorsque, après avoir étendu ces extraits de treize fois leur poids d'eau, on porte le liquide à la température de l'ébullition. M. Chevreul a découvert en outre dans la décoction de viande un principe organique, cristallisable, insipide, inodore, qu'il a nommé *créatine* (de κρέας, chair).

Ce qui se passe pendant la préparation bien dirigée du

---

1. Tous les légumes ajoutés en trop forte proportion modifient défavorablement la saveur et l'odeur du bouillon et rendent sa conservation beaucoup plus difficile.

En faisant usage de viande fraîche de très-bonne qualité, débarrassée de toutes les masses de graisse faciles à enlever, en dirigeant la coction avec les soins convenables pour maintenir une très-faible ébullition et en supprimant toute addition de légumes, on peut obtenir un excellent bouillon, dont la saveur et l'arome plaisent à tous, et qui me semble, d'après plusieurs épreuves, de nature à obtenir la préférence auprès de la plupart des consommateurs non prévenus.

bouillon est facile à comprendre. La viande, mise dans l'eau froide, laisse dissoudre une partie des principes organiques et salins qu'elle renferme : acide lactique, albumine, hématosine (rouge de sang), créatine, créatinine, acide inosique, principes organiques susceptibles de développer l'arome, phosphates et chlorhydrates de potasse et de soude, etc. Les proportions de toutes ces substances augmentent dans la dissolution à mesure que le séjour dans l'eau se prolonge et que la température s'élève très-doucement jusqu'à l'ébullition, sauf toutefois pour l'albumine, qui cesse de se dissoudre et peut se coaguler vers 52°, ainsi que pour l'hématosine, qui éprouve les mêmes effets vers 70° ; ces deux principes immédiats forment l'écume que l'on enlève lorsque l'ébullition est bien établie[1]. Les légumes frais que l'on ajoute ensuite fournissent, lorsque l'ébullition se manifeste de nouveau, un peu d'écume provenant de l'albumine végétale.

Les écumes ainsi formées séparent du liquide quelques matières terreuses en suspension, provenant du sel marin que l'on emploie ordinairement à l'état brut (sel gris[2]).

A mesure que l'ébullition légère continue, tous les principes de la viande (excepté la fibrine, l'albumine, l'hématosine et les sels très-peu solubles) se dissolvent, ainsi que la gélatine, au fur et à mesure qu'elle se forme par la dissolution du tissu cellulaire et des tendons. Cette

---

1. Cette écume entraîne souvent avec elle le carbonate de chaux, devenu insoluble et précipité par l'effet de l'ébullition ou du dégagement de l'acide carbonique. Il s'opère de cette façon une sorte de clarification du liquide.

2. Le sel brut, que l'on préfère en raison de ce qu'il coûte environ quatre ou cinq centimes de moins par kilogramme et qu'il *sale un peu plus*, donne au bouillon une saveur moins agréable, légèrement âcre, due à la présence du chlorure de magnésium, qui le rend plus *salé* et plus hygroscopique.

température soutenue transforme les principes immédiats qui développent l'arome. Une légère couche de matière grasse, fluidifiée par la chaleur et sortie des tissus adipeux, vient surnager et joue un rôle utile (si elle n'est pas en trop fortes proportions), en ce qu'elle s'oppose à l'évaporation et à la déperdition de l'arome. On enlève d'ailleurs la plus grande partie de cette matière grasse lorsque la décoction est terminée, soit en l'*écrémant*, soit en passant tout le liquide au travers d'un tamis de crin, et en séparant les dernières parties qui pourraient entraîner avec elles la matière grasse.

La portion du bouillon que l'on ne se propose pas de consommer immédiatement doit être refroidie à l'air le plus vite possible ou mise au frais, afin d'éviter, soit une trop forte déperdition de son arome, soit une fermentation qui pourrait le faire *aigrir* si on le laissait dans un endroit chaud.

Pendant la préparation du bouillon, si l'on entretenait une vive ébullition qui produisît beaucoup de vapeur, l'arome se dégagerait en pure perte, au fur et à mesure de sa formation, et le produit obtenu serait d'autant plus détérioré que l'eau de remplissage aurait introduit une nouvelle quantité de sels calcaires, et notamment de sulfate de chaux, toujours nuisible à la bonne qualité du bouillon.

Confection prompte d'un bouillon très-sapide.

M. Liebig indique (*Annales de Chimie et de Physique,* t. XIII, 3e série) le procédé suivant pour obtenir en moins d'une heure un bouillon riche en principes tirés de la viande et doué d'un arome prononcé et très-agréable :

Un kilogramme de viande de bœuf dépourvue de sa substance grasse étant coupé en morceaux très-menus, ou haché, on le délaye dans un litre d'eau froide, on chauffe lentement jusqu'à l'ébullition ; les écumes sont alors enlevées, puis on ajoute le sel, et, au bout de quelques minutes d'une ébullition légère, on obtient un bouillon plus fort et plus aromatique qu'en suivant les procédés usuels.

Ce bouillon, évaporé au bain-marie, donne un extrait d'une consistance molle; 30 grammes de cet extrait, dissous et chauffés dans un litre d'eau, produisent un bouillon doué d'un arome assez agréable et contenant un peu plus de principes sapides que le bouillon ordinaire.

On obtiendrait sans doute un extrait susceptible de se conserver longtemps dans un vase clos, de se transporter sous un petit volume, et de procurer un bouillon plus aromatique encore que par le moyen ci-dessus, si l'on épuisait à froid, par l'eau et par deux ou trois expressions, la viande crue hachée, puis qu'on soumît le liquide à une évaporation rapide dans le vide, après y avoir fait dissoudre la proportion convenable de sel, qui est de 6 à 8 grammes par kilogramme de viande. L'extrait obtenu contiendrait à l'état latent l'arome, qui se développerait seulement lorsqu'on ferait dissoudre cet extrait dans l'eau et chauffer le liquide jusqu'à l'ébullition. L'albumine se coagulerait alors, on l'enlèverait, et l'on aurait en quelques instants un bouillon très-analogue, si ce n'est entièrement semblable, au produit ordinaire préparé avec de la viande fraîche.

A la vérité, par ce moyen, on n'aurait pas extrait de gélatine; mais cette substance, insipide par elle-même, ne paraît pas jouer un rôle important dans la propriété nutritive du bouillon, dont elle ne constitue guère, en général, qu'un dixième, c'est-à-dire de un et demi à deux millièmes du poids du bouillon liquide.

Il résulte des données précédentes que, pour laisser à la viande soumise à la coction dans l'eau la plus grande quantité possible de principes sapides, il faut la plonger en morceaux dans l'eau bouillante, et, par un feu vif, maintenir l'eau à cette température durant quelques minutes. On fera cesser alors l'ébullition, puis on laissera la coction s'achever à la température de 72° environ. Alors la viande cuite aura conservé la plus grande partie de ses principes sapides, parce que la coagulation superficielle et rapide de l'albumine et de l'hématosine aura obstrué les issues entre les fibrilles musculaires, et que, la coagulation de l'hématosine n'ayant pu avoir lieu complétement jusqu'au centre, la chair, tout en éprouvant une coction suffisante, aura conservé une couleur et d'autres caractères analogues à ceux des viandes rôties.

Quant au liquide dans lequel cette cuisson particulière aura été effectuée, il présentera les caractères d'un bouillon faible et peu aromatique : cela est facile à comprendre, puisqu'il contiendra d'autant moins de principes sapides que la viande elle-même en aura retenu davantage.

Altérations spontanées des viandes.

La viande des animaux abattus s'altère d'autant plus vite que la température de l'air est plus élevée et l'humidité plus grande ; des ferments se produisent alors aux dépens de matières azotées modifiées par le contact de l'oxygène de l'air ; une odeur putride annonce les progrès de la fermentation ; diverses mouches ovipares ou vivipares viennent déposer sur la viande des œufs ou des larves ; peu de temps après elle devient la proie des vers, puis ses détritus tombent en putrilage.

Les premiers phénomènes d'une fermentation encore peu sensible diminuent la cohésion ou attendrissent la viande : ils peuvent contribuer à exalter l'arome ou le fumet du gibier ; aussi conserve-t-on parfois, jusqu'au développement de l'odeur légèrement putride, certains animaux, les faisans, par exemple, avant de les soumettre à la cuisson. Rien n'indique, parmi des faits très-nombreux, que dans ce cas les viandes plus ou moins *avancées* aient acquis des propriétés malfaisantes; mais elles peuvent être moins nutritives, et d'ailleurs on est exposé seulement à reconnaître, au moment d'en faire usage, qu'elles ne sont plus mangeables. L'autorité administrative agit donc sagement en prohibant la vente ou en effectuant la saisie des viandes présentées sur les marchés, lorsqu'elles offrent les caractères d'une putréfaction sensible. La chair des animaux forcés à la chasse, ou surmenés et succombant à la fatigue, n'a jamais non plus présenté d'exemple d'insalubrité réelle.

Enfin, chose plus remarquable encore, la viande des animaux malades, atteints même d'affections mortelles, contagieuses ou endémiques, a pu être consommée dans une foule de circonstances par les hommes ou les animaux sans produire aucun effet toxique ou délétère sur les individus qui s'en étaient momentanément nourris.

Huzard a cité le fait, concluant à cet égard, de l'emploi depuis l'an IV d'un très-grand nombre d'animaux, bœufs et vaches, atteints d'une épizootie meurtrière, ou qui avaient succombé à l'épizootie régnante, pour la nourriture des armées de Sambre-et-Meuse, de Rhin-et-Moselle, du Rhin et d'Italie, sans qu'aucune affection particulière en soit résultée parmi les soldats. Pendant les épizooties qui offrirent les plus dangereux caractères, en 1770 et en l'an VI, le nombre des animaux malades livrés aux bouchers fut très-considérable, et cependant les maladies ne se multiplièrent pas plus qu'à l'ordinaire dans la population.

On a vu même des animaux atteints du *charbon* communiquer le virus morbifère aux bouchers qui les avaient dépecés, tandis que les personnes qui consommaient la viande de ces animaux, après l'avoir soumise aux procédés usuels de coction, n'en éprouvaient aucun mal.

Les nombreuses expériences faites à l'école vétérinaire d'Alfort, l'alimentation des porcs avec la chair des chevaux atteints de la morve et du farcin, enfin l'usage alimentaire, parmi le personnel de l'établissement, des produits (sang, viande et lard) de cochons nourris de cette manière, ont également démontré qu'il n'y a aucun danger à introduire directement ou indirectement ces viandes dans le régime des animaux carnivores et omnivores ou des hommes.

Sans doute ces produits ne sont pas doués de toutes les qualités qui rendent l'alimentation agréable, et jamais on ne leur donnera volontairement la préférence ; mais il n'en est pas moins important de savoir que de pareilles viandes, introduites fortuitement dans le régime alimentaire de l'homme, ne l'exposent à aucun danger ; qu'ainsi, tout en veillant autant que possible à ce que les marchands ne puissent porter sur les marchés des viandes d'animaux atteints de maladies, l'administration est assurée que des ventes accidentelles de ce genre ne pourraient compromettre la santé publique.

La sécurité, sur ce point, doit être d'autant plus grande, que c'est toujours à l'état cuit que la chair entre dans notre alimentation, et que, dans cet état, les débris solides (muscles, viscères, organes quelconques, lait ou bouillon) provenant d'animaux atteints de diverses affections contagieuses peuvent être, sans inconvénient, introduits dans les organes digestifs même des herbivores, tandis que de semblables matières, non soumises à la coction, et qui seraient encore inoffensives pour les carnivores et les omnivores (chiens, porcs, poules), seraient susceptibles parfois de transmettre les maladies contagieuses aux herbivores qui les auraient mangées [1].

Insalubrité des viandes cuites altérées spontanément.

Nous venons de démontrer par des faits positifs que les viandes soumises à la cuisson et consommées promptement n'offrent dans l'alimentation aucune propriété délétère, lors même qu'elles ont subi avant leur coction les premiers degrés de la fermentation putride ou qu'elles proviennent d'animaux atteints de maladies *contagieuses* ou *inoculables :* nous avons établi que ces derniers caractères disparaissent après la coction. Il n'en est pas de même de certaines altérations qui peuvent spontanément survenir dans l'état des viandes cuites, imprégnées de jus ou de liquides gélatineux : on a constaté souvent que ces préparations alimentaires, gardées trop longtemps, surtout exposées à l'air humide et chaud, occasionnent des accidents graves chez les personnes qui en ont mangé. Les accidents qui se sont produits dans ces circonstances ont pu faire croire à un empoisonnement par des oxydes ou sels métalliques provenant de la présence du cuivre ou du plomb dans les alliages ou les couvertes (vernis) des vases où les aliments avaient séjourné. Sans doute cette cause possible d'intoxication doit être soigneusement écartée, en évitant de garder ces

1. Les conclusions définitives d'une longue série de recherches expérimentales entreprises depuis 1828 par M. Renault, directeur de l'école vétérinaire d'Alfort, sont : 1° qu'il n'existe aucune raison sanitaire de prohiber l'alimentation des porcs et des poules avec les débris des clos d'équarrissage, quels qu'ils soient : 2° qu'il n'y a aucun danger pour l'homme à manger la chair cuite ou le lait bouilli provenant de bœufs, de vaches, de porcs, de moutons ou de poules affectés de maladies contagieuses, quelle que soit la répugnance bien naturelle que puissent inspirer de pareils produits.

viandes dans des vases de cuivre ou dans des poteries à couvertes plombeuses attaquables ; les précautions indiquées à cet égard par le conseil d'hygiène publique, et rendues, par l'administration supérieure, obligatoires chez les charcutiers et autres marchands de comestibles cuits, sont prudentes et sages : mais, indépendamment de ces causes, en l'absence maintes fois constatée de sels ou oxydes métalliques, les viandes cuites, altérées sans cesser d'être mangeables, ont produit les graves accidents dont nous parlons. La cause réelle paraît devoir en être attribuée aux moisissures, à peine visibles à l'œil nu, qui se développent sur ces viandes, dont les jus, analogues au bouillon, acquièrent facilement, en effet, le caractère acide très-propre au développement de ces petits êtres végétaux, et notamment des champignons, classe qui compte un grand nombre d'espèces vénéneuses[1].

Quoi qu'il en soit de la cause principale des accidents toxiques observés dans ces circonstances, on doit se préoccuper, surtout durant les saisons chaudes, des moyens de s'y soustraire, ce qui est d'ailleurs facile, en évitant de manger des aliments de ce genre, c'est-à-dire des viandes cuites, imprégnées de jus et gardées assez longtemps à l'air pour être devenues sensiblement acides et plus ou moins envahies par des moisissures. Au reste, on peut aisément conserver très-longtemps les viandes crues et cuites, à l'aide des moyens ci-après indiqués.

1. Telle paraît être aussi la cause de la propriété sensiblement toxique observée dans l'application de la saumure ancienne aux préparations alimentaires.

III.

CONSERVATION DES VIANDES.

Abaissement de la température. — Dessiccation. — Bouillon concentré; tablettes de bouillon; bouillon solide de Russie; nouvelles conserves de bouillon, par M. Martin de Lignac. — Meat-biscuit (biscuit-viande) de Gail Bordeu. — Exclusion de l'air ou de l'oxygène libre. — Procédé d'Appert; perfectionnements de MM. Fastier, Chevalier-Appert, Martin de Lignac, Pellier du Mans, etc.

La viande, ses préparations usuelles et certains produits alimentaires qu'on en extrait, peuvent être conservés très-longtemps, si l'on met ces substances dans des conditions telles, que la fermentation ne puisse pas se produire ni les moisissures se développer.

Les conditions principales sont : 1° une très-basse température; 2° ou la dessiccation, c'est-à-dire l'évaporation rapide de la plus grande partie de l'eau; 3° ou l'exclusion de l'air, ou plutôt de l'oxygène libre, sans la présence duquel la fermentation ne peut pas commencer et les végétations cryptogamiques, ou moisissures, ne peuvent pas se développer.

Abaissement de la température.

Chacun connaît les résultats favorables obtenus en été chez un grand nombre de marchands de comestibles par l'emploi de la glace en morceaux mise tout autour des viandes fraîches : gibier, poissons, crustacés (homards, écrevisses, crevettes, etc.). Ce moyen permet de prolonger pendant plusieurs jours la conservation de ces comestibles, soit à l'état cru, soit après une coction préalable. Dans ces circonstances, toutefois, la température n'est guère abaissée que jusqu'à 3 ou 4° au-dessus de zéro : s'il était possible d'abaisser et de maintenir économiquement au-dessous de zéro la température des viandes, on les conserverait très-longtemps ; car beaucoup d'exemples certains ont prouvé qu'à cette basse température la fermentation ne peut commencer. Mais la dépense deviendrait trop forte ; elle dépasserait bientôt la valeur des produits conservés.

Dessiccation.

Les viandes de boucherie, exposées en tranches minces à un courant d'air sec et chaud, perdent assez rapidement la plus grande partie des 77 centièmes d'eau qu'elles renferment, pour ne plus retenir au delà de 5 ou 6 d'eau sur 100 de leur poids ; dans cet état elles se conservent bien. Ce procédé s'applique en quelque sorte naturellement dans les contrées les plus chaudes de l'Amérique méridionale.

On désigne sous le nom de *tasajo* le produit de l'opération décrite par notre confrère, M. Boussingault.

Les quartiers de bœuf sont adroitement découpés, à l'aide d'un couteau mince et bien affilé, en très-minces lanières, longues de 1, 2 et 3 mètres. On saupoudre ces lanières de farine grenue de maïs, afin de faire absorber les sucs épanchés à la superficie de la viande.

Les lanières enrobées de farine sont suspendues à l'air et exposées au soleil sur des traverses horizontales formées de bambous. Chaque soir, lorsque l'on craint la pluie, le tasajo est rentré à couvert ; le matin, on l'expose de nouveau à l'air jusqu'à dessiccation presque complète, c'est-à-dire jusqu'à ce qu'il ne retienne plus que 7 ou 8 centièmes d'eau. 100 parties de viande fraîche donnent environ 26 de tasajo. Ce produit a une couleur foncée, son odeur n'a rien de désagréable ; les lanières ainsi obtenues conservent assez de flexibilité pour être enroulées sous forme de pelotes cylindroïdales. Comprimé de cette façon, le tasajo est moins accessible aux influences atmosphériques et peut se conserver très-longtemps sans altération sensible, pourvu qu'on le maintienne dans des endroits secs.

Dans les contrées aurifères, l'usage du tasajo est très-répandu ; pour les ouvriers nègres et tout le personnel employé dans les mines de la Véga au lavage des minerais d'or et de platine, le tasajo remplace généralement la viande fraîche de bœuf.

Lorsqu'on veut faire cuire convenablement le tasajo, il faut le couper en morceaux et le laisser tremper dans l'eau, qu'il absorbe par degrés en se gonflant. On chauffe peu à peu, avec les précautions que nous avons indiquées plus haut. Le bouillon que l'on obtient ainsi est de bonne qualité ; le bouilli, analogue à celui que donne la chair fraîche, est bien moins tendre cependant. Le tasajo offre sur les extraits de viande proposés autrefois par Proust et recommandés dernièrement par M. Liebig l'avantage d'avoir conservé les matières aromatiques, ou l'arome à l'état latent, pouvant se développer par l'effet de la cuisson, tandis que l'arome développé pendant la confection même du bouillon se perd en très-grande partie, entraîné avec la vapeur d'eau qui se dégage, lorsque l'on rapproche le bouillon en consistance d'extrait.

On pourrait sans doute appliquer, en les perfectionnant, les moyens de fabriquer le tasajo, dans les contrées méridionales de l'Amérique et de la Russie, où l'on perd encore la plus grande partie de la chair des animaux (bœufs et moutons) que l'on abat pour utiliser seulement la peau et la laine. Les procédés de dessiccation, de compression et d'emballage des légumes, que nous décrirons plus loin, appliqués avec quelques modifications au traitement de la viande, permettraient probablement d'obtenir économiquement un nouveau produit alimentaire commercial, facile à conserver et à transporter sous un poids et un volume quatre fois moindre que le poids et le volume de la viande fraîche. Il généraliserait une ressource précieuse dans les voyages, dans les campagnes sur terre et à bord des bâtiments de la marine. Dans ce dernier cas, comme pour les légumes desséchés, l'eau obtenue en distillant l'eau de mer avec 0,2 de son poids de combustible permettrait de profiter aisément de toute l'économie de l'arrimage et du transport.

Bouillon concentré (*portable soup*) et bouillon de gélatine.

En réduisant le bouillon à la consistance d'extrait par une évaporation rapide, on obtient une matière consistante, d'une conservation facile, qui, dissoute dans trente fois son poids d'eau bouillante, reproduit en partie la saveur du liquide dont elle est extraite, moins l'arome cependant, car il s'est dégagé presque entièrement avec la vapeur d'eau. Il s'en faut donc de beaucoup que les produits nommés *tablettes de bouillon* puissent donner un liquide alimentaire aussi agréable que le bouillon ordinaire ; souvent même une altération notable, occasionnée par la chaleur durant la préparation, donne à ces tablettes une odeur désagréable ayant quelque analogie avec celle de la gélatine altérée ou colle forte.

On prépare en Russie un produit de ce genre (*portable soup*, soupe portative ou bouillon concentré) avec le bouillon dans lequel les animaux dépouillés et dépecés ont été soumis à une ébullition qui a facilité l'extraction de la graisse venue à la superficie du liquide. Le bouillon, rapproché en consistance d'extrait, est coulé dans des vases plats où il se prend en masse solide et souple. Ce produit alimentaire, fabriqué en grand, se vend sous la forme de pains circulaires plats, épais de 6 à 8 centimètres. Il est exempt de saveur désagréable, contient la plupart des principes du bouillon, et sert pour faire des potages ou pour animaliser diverses substances alimentaires végétales.

On s'est longtemps efforcé en France, dans des vues philanthropiques, de substituer au bouillon des solutions gélatineuses extraites des os, des rognures de peaux ou des tendons ; mais l'expérience[1] semble avoir démontré que la gélatine, qui est insipide et dont il n'existe que de très-faibles proportions dans le bouillon de viande (2 pour 1000 tout au plus), est dépourvue des principales propriétés alimentaires qui caractérisent les meilleurs produits des animaux. Sous ce rapport, ses caractères sembleraient la rapprocher des sels ammoniacaux. Au même point de vue, on pourrait dire que l'instinct des animaux les guide comme l'expérience a pu diriger l'homme ; car les chiens et les rats, si avides des véritables substances alimentaires, délaissent la gélatine extraite du tissu fibreux des os.

Nouvelles conserves de bouillon par M. Martin de Liguac.

L'auteur de ce procédé remarquable ayant observé que non-seulement la température de l'ébullition, mais aussi l'évaporation poussée au delà d'un certain terme, faisaient perdre au bouillon tout son arome et dévelop-

---

1. Les nombreuses et très-intéressantes recherches expérimentales accomplies par une commission spéciale de l'Académie des sciences semblent n'avoir laissé aucun doute à cet égard. Cette commission était composée de MM. Thénard, Darcet, Dumas, Flourens, Serres, Breschet et Magendie, rapporteur. Voy. les *Comptes rendus*, 2 août 1841.

paient une odeur désagréable de colle forte , parvint à éviter ces inconvénients en opérant de la façon que nous allons décrire.

Dans une chaudière plate, chauffée à la vapeur libre contenue par un double fond, il verse le bouillon préparé avec de la viande de bœuf sensiblement exempte ou débarrassée de tissu adipeux.

Ce bouillon , confectionné avec les soins indiqués plus haut (voy. p. 23), est évaporé à basse température , de 45 à 50°, en accélérant l'opération par une agitation continuelle de la couche peu épaisse de liquide.

Lorsque le volume est réduit au point de marquer 6 ou 7° à l'aréomètre Baumé, on en remplit des boîtes cylindriques en fer-blanc, d'un quart de litre, représentant le produit d'un kilogramme de viande ; on soude une plaque de fer-blanc circulaire sur l'ouverture, qui est de 2 centimètres environ, puis on place les boîtes dans un bain-marie clos, où elles sont chauffées à 105° durant une demi-heure.

Ce bouillon concentré paraît devoir se conserver très-longtemps ; les essais que j'en ai pu faire démontrent qu'au bout de plusieurs mois les boîtes ouvertes offrent un liquide exempt d'altération, qui, étendu de dix ou douze fois son volume d'eau et chauffé à 100°, fournit des bouillons ou potages excellents.

Ce procédé permet d'utiliser les morceaux de viande de quatrième choix ; appliqué dans les contrées où la viande est presque sans valeur, il pourrait concourir à combler les déficits, que l'on éprouve assez généralement depuis deux ans en Europe.

Meat-biscuit (biscuit-viande) de Gail Bordeu.

Cet aliment se prépare au Texas d'après le procédé suivant, de Gail Bordeu : les bœufs, dépouillés et dépecés, sont immédiatement mis dans des chaudières et soumis, avec une quantité d'eau suffisante pour recouvrir tous les morceaux, à une longue ébullition. Le liquide, décanté et débarrassé de la graisse surnageante, est évaporé en consistance sirupeuse. Alors on l'incorpore avec de la farine de froment, en proportion convenable pour former une pâte ferme que l'on étend sous le rouleau ; on perce de petits trous et l'on découpe cette pâte dans les dimensions et les formes ordinaires des biscuits rectangulaires d'embarquement ; puis on fait cuire au four et dessécher ces biscuits ; ils sont alors emballés et livrés en cet état.

L'usage que l'on a fait du meat-biscuit, particulièrement dans la marine américaine et dans les voyages sur terre, paraît avoir donné de bons résultats. Cet aliment est facile à transporter et à conserver. On peut le consommer soit à l'état sec, soit mieux encore en y ajoutant, après l'avoir concassé, de 20 à 30 fois son poids d'eau, du sel et quelques condiments, puis en le soumettant à une ébullition de 25 ou 30 minutes. Nous devons dire toutefois qu'on est allé trop loin lorsqu'on a prétendu que ce biscuit pourrait remplacer le pain et la viande, et qu'un tiers de livre ($0^k, 151^{gr}$) suffirait pour nourrir un homme pendant un jour ; il n'équivaut pas à la viande, car il ne contient de la chair musculaire que la portion soluble dans l'eau bouillante, et les 151 grammes, représentant au plus 180 grammes de pain et 31 grammes d'extrait sec de bouillon, équivaudraient seulement à un quart de la ration en pain et en viande nécessaire à un homme supportant les fatigues du travail ou des voyages. (*Voir plus loin les principes d'une alimentation salubre normale.*)

On a préparé depuis une sorte de biscuit plus nourrissant, en incorporant à la pâte de la viande de bœuf complétement cuite et divisée avec le liquide employé pour la coction.

Ces sortes de biscuits animalisés peuvent être utiles durant les voyages, en offrant un aliment un peu plus riche en matière azotée que le biscuit ordinaire d'embarquement.

Exclusion de l'air ou de l'oxygène libre.

Un des moyens simples de réaliser la conservation de la viande consiste à fouler exactement les viandes cuites, convenablement salées et entourées de substances grasses, dans des intestins de bœufs (dits boyaux insufflés) préparés exprès, liés d'un bout, puis imprégnés d'huile d'olive au moment de les emplir; une deuxième ligature, faite avec soin, peut fermer complétement cette espèce de vase membraneux et en exclure l'air. Le même procédé s'emploie avec avantage pour la conservation du beurre, que l'on coule dans les intestins après l'avoir fait fondre au bain-marie : ce beurre, exactement mis à l'abri du contact de l'air, peut se conserver ainsi très-longtemps exempt de rancidité.

Procédé d'Appert; perfectionnement Fastier.

Cette invention française, admirable par sa simplicité et son efficacité complète, date de 1809 ; longtemps en butte à des objections que plusieurs améliorations récentes ont fait disparaître, ce procédé a rendu les plus grands services à l'économie domestique, à la marine et aux armées en campagne.

Employé sur la plus vaste échelle en Angleterre, en France et chez toutes les nations qui possèdent une marine de quelque importance, il a permis de rendre plus salubre l'alimentation à bord des navires, en assurant la conservation d'une foule d'aliments préparés à terre suivant les meilleures recettes culinaires usuelles ; on a substitué dès lors en partie ces aliments salubres aux différentes viandes salées dont l'usage trop prolongé compromettrait plus ou moins la santé des équipages et des passagers, durant les voyages de long cours.

L'invention d'Appert consiste à éliminer ou plutôt à annihiler l'influence si énergique de l'oxygène de l'air, sans exclure la totalité de ce gaz. En effet, cette exclusion complète est à peu près impossible, et une seule bulle peut suffire pour déterminer la formation des ferments et l'altération d'une masse considérable de substance alimentaire.

Voici par quel moyen ingénieux Appert a tourné cette difficulté qu'il ne pouvait vaincre. Il enfermait les substances alimentaires dans des vases en verre, en grès ou en fer-blanc, qu'il remplissait le plus possible avec ces substances et avec le liquide interposé ; puis il fermait hermétiquement le vase à l'aide de bouchons assouplis ou d'une soudure à l'étain.

Un ou plusieurs vases remplis de cette manière sont alors placés dans l'eau que contient une chaudière ; on élève graduellement jusqu'à 100° la température de cette espèce de bain-marie, dans lequel on maintient une légère ébullition pendant une demi-heure, une heure ou deux heures, suivant que le volume des vases est plus petit ou plus grand.

Le peu d'oxygène resté libre dans l'air enfermé avec les substances alimentaires se combine avec une petite quantité de matières organiques, sous l'influence de la chaleur communiquée jusqu'au centre au travers des parois, et il ne peut plus ensuite agir pour développer les ferments qui produisent l'altération de la substance [1].

1. Les conserves de viande ainsi préparées dans les meilleures conditions peuvent être gardées et transportées sur mer sans alté-

Dans la préparation en grand, on rend les conditions plus favorables encore lorsqu'on peut remplir les vases, qui sont ordinairement cylindriques et en fer étamé, avec la préparation alimentaire, viande cuite ou autre, encore toute bouillante : on place d'abord les morceaux, puis on soude à l'étain le couvercle circulaire, en laissant au milieu un trou dans lequel on puisse introduire la douille d'un entonnoir. Il est facile de remplir complétement alors le vase avec le liquide mis à part ; on soude à l'étain un petit disque en fer-blanc qui ferme le trou ; enfin, on élève et l'on soutient, comme nous venons de le dire, la température à 100° au bain-marie.

M. Fastier a perfectionné encore cette méthode en chauffant les vases avec un bain-marie contenant du sel ou un mélange de sel et de sucre, de façon que la température pût être élevée à 110°. Alors l'ébullition doit avoir lieu dans l'intérieur des vases ou des boîtes en fer-blanc, et la vapeur, à laquelle on a ménagé une issue étroite, maintenue à la partie la plus élevée, entraîne presque tout l'air en se dégageant ; on remplit complétement, puis on ferme toute issue par un grain de soudure. Il est facile de comprendre qu'on peut éliminer ainsi la presque totalité de l'air, et que l'on obtient par là d'autant plus de certitude que les traces d'oxygène libre seront plus vite et plus complétement combinées avec les matières organiques.

M. Vuilliaumetz est parvenu au même résultat, soit en

ration durant plus de vingt années : elles fournissent une alimentation saine et agréable, pourvu qu'elle ne soit pas exclusive et qu'on la varie, ne fût-ce même qu'avec des viandes salées ou fumées de poisson et de bœuf, outre la ration ordinaire de pain et de légumes.

On conserve de la même manière des fruits et des légumes ; on n'est parvenu que dans ces derniers temps à prévenir par ce moyen perfectionné certaines altérations du lait, notamment la séparation d'une partie du beurre.

interposant entre le goulot et le bouchon une petite lame portant une saillie, et en la retirant dès que la vapeur s'échappe avec un léger sifflement, soit en ménageant dans une petite masse d'étain, au milieu du couvercle des boîtes, un petit trou qu'il ferme avec un clou cylindrique en étain, au moment où la vapeur sort abondamment.

Nouveaux procédés de M. Chevalier-Appert et de M. Martin de Lignac.

L'amélioration apportée par M. Fastier remonte à 1839 ; protégée par un brevet, elle s'est peu répandue en France ; on l'exploite en Angleterre. Sans doute, en élevant la température jusqu'à l'ébullition dans l'intérieur des vases, elle assure mieux la destruction des ferments et procure une expulsion complète de l'air, par conséquent de l'oxygène libre ; mais la solution saline, en se concentrant, rend irrégulière l'opération, salit les boîtes, oblige à des précautions qui ralentissent le travail et peuvent rendre le résultat incertain.

M. Chevalier-Appert est parvenu à éviter ces inconvénients en réalisant l'élévation de température, même à un plus haut degré, par une pression correspondante ; il simplifie d'ailleurs l'opération en laissant dans les boîtes le peu d'air qu'on ne peut expulser directement.

Voici comment il opère : les boîtes, préparées, emplies et soudées comme je l'ai dit plus haut, sont immergées, sans précautions spéciales, dans une chaudière contenant de l'eau et susceptible d'être close par un couvercle à boulons et clavettes ; une soupape de sûreté et un manomètre permettent de chauffer sans danger au-dessus de 100°, de régler et de maintenir tout le temps qu'on veut cette température.

Des essais attentifs et nombreux ont démontré à l'inventeur que la température devait être variée suivant le degré d'altérabilité des substances; qu'ainsi l'on devait, afin d'assurer la conservation du bœuf et celle des petits pois, élever la température jusqu'au degré correspondant à la pression de $\frac{1}{2}$ ou $\frac{1}{4}$ d'atmosphère au delà de la pression ordinaire (0,76 de mercure) accusée par le manomètre; tandis que pour les haricots verts la température de 100°, qui correspond à la pression ordinaire, était suffisante.

Quant à la durée du chauffage, elle dépend du volume des boîtes, que l'on peut assortir, et varie d'une demi-heure à deux heures et même plus en raison de la température à l'intérieur et à l'extérieur des boîtes; celles-ci n'ont aucun effort à supporter; on peut les enlever dès que la température s'est abaissée à 100°.

Cette nouvelle méthode, très-expéditive et très-sûre, a permis de préparer en quelques semaines un million de rations qui ont été envoyées à nos armées d'Orient, l'année dernière (1855).

Procédés de M. Martin de Lignac.

Ce sont des perfectionnements remarquables apportés au procédé d'Appert; l'un d'eux a pour but de conserver le bœuf en morceaux assez volumineux, et sans lui faire subir une cuisson préalable. Voici comment on opère :

Dans chaque boîte cylindrique en fer-blanc, de dimensions convenables, on introduit un morceau de chair musculaire crue pesant 10 kilogrammes; les intervalles libres sont remplis avec un bouillon à demi concentré; on ferme et l'on soude le couvercle; les boîtes sont alors plongées dans un bain-marie à fermeture autoclave. On assujettit le couvercle, puis on chauffe pendant deux heures à une température de 108°. Ouvrant alors le robinet d'air, on laisse dégager la vapeur correspondante à l'excès de pression, puis on délute le couvercle.

La température intérieure dans les boîtes étant encore très-élevée, les fonds se trouvent bombés par l'excès de pression ; on fait une ponction sur le fond supérieur de chacune d'elles : l'air et les gaz sont expulsés avec l'excès de vapeur ; on ferme le trou par un grain de soudure, et tout est terminé.

On voit que les conditions de conservation sont remplies. Je dois ajouter que le bœuf, n'ayant pas éprouvé une forte cuisson, est exempt de désagrégation et agréable à manger ; que d'ailleurs, soumis à une coction ménagée dans 4 ou 5 volumes d'eau, il donne un bouilli succulent et un excellent bouillon.

Conserves de bœuf comprimé.

La deuxième invention de M. Martin de Lignac est également très-digne d'intérêt ; elle paraît devoir résoudre le problème de la conservation des viandes sous un volume réduit, car elle leur laisse la propriété de reprendre leur volume primitif et leur qualité alimentaire en s'hydratant. On découpe la viande fraîche en bandelettes épaisses de 2 à 3 centimètres au plus, que l'on étend aussitôt sur des châssis garnis de canevas ou de filets, et placés dans une étuve. Là, sous l'influence d'un rapide courant d'air chauffé seulement à 30 ou 35°, la chair laisse évaporer graduellement une partie de son eau. Lorsqu'elle a perdu ainsi la moitié de son poids (ou 50 d'eau sur 77 qu'elle renferme), on la place dans des boîtes cylindriques en fer-blanc, en l'y comprimant jusqu'à ce que la capacité d'un litre contienne 8 rations représentant 2400 grammes de viande fraîche, et l'on a soin de mettre assez de bouillon à demi concentré pour remplir exactement les vides.

Les boîtes étant en cet état, on les ferme en soudant le

couvercle à l'étain ; elles sont alors placées dans un bain-marie à fermeture autoclave, où la température est portée à 108° environ ; on laisse refroidir au-dessous de 100°, puis l'obturateur est ôté. On peut alors retirer les boîtes et les expédier. La viande ainsi préparée peut être mangée telle qu'elle sort des boîtes, ou chauffée une ou deux heures, à 100°, dans 6 ou 8 volumes d'eau, et fournir un très-bon bouillon. En mai et juin 1855, un million de rations à 70 centimes ont été livrées à l'armée d'Orient.

IV.

DÉBRIS ET DIVERS PRODUITS COMESTIBLES DES ANIMAUX.

Peau et tendons. — Sang. — Œufs. — Propriétés et essai des œufs frais. — Altérations spontanées des œufs. — Moyens de conserver les œufs. — Caviar. — Lait ; son rôle dans l'alimentation : sa composition. — Aspect et constitution physique du lait. — Qualités du lait. — Altérations spontanées du lait. — Moyens d'essayer la qualité du lait. — Lactomètre ou crémomètre. — Galactoscope. — Falsifications du lait. — Influence des chemins de fer sur l'amélioration du lait vendu dans Paris. — Influence des vases où l'on garde le lait. — Conservation du lait, nouveau perfectionnement. — Jonchées.

Peau et tendons.

La peau et les tendons sont formés de tissus qu'une coction assez prolongée dans l'eau peut transformer presque complétement en gélatine ; lorsque cette transformation n'est pas poussée aussi loin, les tissus, gonflés et devenus très-faciles à entamer, surtout s'ils proviennent de jeunes animaux, concourent à l'alimentation des hommes. La peau constitue la plus grande partie de la substance comestible des têtes de veau réservées pour l'alimentation ; quant à celles de ces têtes qui n'ont pas la même destination, on les dépouille afin de laisser à la peau de l'animal toute son étendue et de la livrer ainsi aux tanneurs. Ces derniers en retranchent avant le tannage la portion qui correspondait à la tête; ils la livrent aux fabricants de colle forte ou de gélatine.

Les pieds de veau ou de mouton sont presque tout entiers formés, outre les os, de peau et de tendons; une partie d'entre eux sont réservés pour l'alimentation des hommes : le surplus, souvent très-considérable, est vendu aux fabricants de gélatine et de colle forte. On comprend, au reste, que les tissus animaux de ce genre, ne contenant, pour ainsi dire, qu'un seul principe immédiat, peuvent être plus nourrissants que la gélatine, produit de leur dissolution, sans offrir toutefois des propriétés alimentaires comparables à celles de la viande. En effet, la viande contient, comme nous l'avons indiqué plus haut, un grand nombre de principes immédiats organiques et inorganiques, semblables à ceux qui forment nos propres tissus.

On peut, au reste, employer les parties tendineuses et cutanées, de même que les membranes des vessies natatoires appelées ichthyocolle (colle de poisson) et provenant de certains esturgeons, pour introduire dans les liquides alimentaires quelques centièmes de gélatine susceptibles de les faire prendre en gelée par le refroidissement.

Les gelées de ces différentes provenances, ainsi que les solutions gélatineuses, offrent ce caractère particulier, qu'elles deviennent acides dès les premiers progrès de leur fermentation : elles favorisent ainsi le développement des moisissures et peuvent rendre plus promptement insalubres les substances alimentaires qu'elles environnent. Il sera prudent, en tout cas, d'éviter d'employer pour l'alimentation des hommes les diverses préparations de viandes cuites ou de charcuterie qui présenteraient ces caractères d'acidité et où l'on apercevrait des moisissures plus ou moins abondantes[1].

Sang.

Le sang des divers animaux dont la chair est comestible peut certainement faire partie de nos substances alimentaires. Dans certaines contrées, comme en Suède, on utilise le sang des animaux de boucherie en le faisant entrer dans la confection de pains particuliers. Souvent aussi le sang des oiseaux de basse-cour fait partie des substances alimentaires employées dans les fermes ; enfin, chacun sait que toujours on met à profit le sang des lièvres et celui des cochons, qui diffère du sang des autres animaux par une odeur particulière ou un arome agréable : le sang du porc est plus aisément coagulable; il contient un peu plus de fibrine, et toutefois on ne le consomme en général que mélangé avec des corps gras et des condiments à odeur prononcée, qui modifient ses qualités spéciales.

Quant au sang des animaux de boucherie (bœufs, vaches, veaux, moutons), son odeur et sa saveur sont sensiblement désagréables, et l'on n'en fait un usage alimentaire ni dans les villes ni dans la plupart des campagnes, en Europe.

Les applications qu'on a tenté d'en faire pour la nourriture des animaux n'ont pas eu de résultats favorables, du moins lorsqu'on l'employait en fortes proportions. J'ai moi-même essayé de donner comparativement la

---

1. Il semble que la chair de tous les animaux pourrait servir à la nourriture de l'homme ; cependant quelques-uns sont dans un état tel de maigreur, et leur fibre musculaire est si tenace, qu'elle serait à peine mangeable ; d'autres, comme la fouine, exhalent une odeur tellement forte, qu'il serait difficile de vaincre la répugnance qu'elle inspire.

viande et le sang en égales proportions dans les rations alimentaires des cochons, et le sang a fait dépérir les animaux qui s'en nourrissaient dans des conditions où la chair musculaire engraissait des animaux semblables; il semble que ce liquide, qui contient des aliments incomplétement élaborés en même temps que des excrétions prêtes à être éliminées de la circulation, ne puisse, en effet, réaliser les bonnes conditions d'un aliment normal.

Œufs.

Un assez grand nombre de chimistes et de physiologistes se sont occupés de la composition des œufs, de leur conservation et des phénomènes de l'incubation; on peut citer notamment Réaumur, Parmentier, Cadet, de Vaux, Bonnemain, Prout, Vauquelin, Proust, MM. Prevost et Dumas, Gobley, Lecanu, Baudrimont, Martin Saint-Ange, Valenciennes, Frémy; j'ai eu moi-même l'occasion de faire quelques recherches sur les moyens d'essai, les propriétés alimentaires et les procédés de conservation des œufs.

Ce sont les œufs de poule qui ont principalement fait l'objet de ces études et qui s'emploient le plus généralement pour la nourriture de l'homme. Il est évident que cette substance alimentaire contient tous les principes indispensables à la formation des tissus des animaux, puisqu'elle suffit, sans autre aliment externe, à l'évolution du germe, qui, par degrés, se transforme en un petit animal représentant dans sa composition les muscles, les tendons, les os, la peau, etc. Dans ces espèces, une partie des phosphates de chaux et de magnésie est fournie pendant l'incubation par la coquille. On trouve, en effet, dans l'œuf, des substances azotées (membranes, albumine, vitelline, extrait de viande, matière colorante jaune); des matières grasses (margarine , oléine , cholestérine , etc., acides margarique et oléique) ; une matière sucrée , du soufre, du phosphore et des sels minéraux (phosphate de chaux et de magnésie , chlorure de sodium et de potassium, carbonate de soude).

Le blanc de l'œuf est formé d'albumine (12,5 ou 13 pour 100) dissoute et enfermée dans des cellules à très-minces parois ; cette sorte de tissu donne au blanc d'œuf une consistance gélatiniforme, qu'on fait disparaître à l'aide de l'eau et d'un battage qui déchire les cellules.

Le jaune se compose de matières grasses en émulsion dans la matière azotée (vitelline et extrait de viande), tenues en dissolution avec les substances salines dans l'eau, qui forme 51,2 pour 100 du poids total, quand les œufs sont frais.

Le poids moyen d'un œuf de poule est de 55 à 60 grammes, répartis de la manière suivante : coquille, 6 grammes ; blanc, 36 grammes ; jaune, 18 grammes.

Propriétés et essai des œufs frais.

Les œufs exposés à l'air libre laissent évaporer au travers de leur coquille une quantité d'eau que l'on évalue, en moyenne, à 3 ou 4 centigrammes par jour ; leur densité diminue donc et peut servir d'indice pour apprécier leur état plus ou moins récent [1].

Si l'on ajoute dans de l'eau assez de sel, environ

---

1. Pendant qu'une poule couve, ses œufs perdent par l'évaporation à peu près dix fois plus dans le même temps, c'est-à-dire environ 15 ou 16 pour 100 de leur poids, en 21 ou 22 jours que dure l'incubation. La déperdition , dans ce cas. n'est pas seulement due à l'évaporation de l'eau, mais encore à une véritable respiration, qui transforme une petite quantité de la matière organique en eau et en acide carbonique, comme dans l'acte ordinaire de la respiration des animaux. (Voy. plus loin.)

10 pour 100, pour qu'un œuf récemment pondu, mais refroidi, ait à très-peu de chose près la même densité, de sorte qu'il plonge très-lentement jusqu'au fond d'un vase contenant cette solution, on comprend que les œufs moins frais ou qui auront perdu en huit jours, par exemple, 24 ou 30 centigrammes d'eau nécessairement remplacés par un égal volume d'air, seront spécifiquement plus légers et surnageront dans le même liquide. On pourrait probablement apprécier l'état plus ou moins ancien des œufs, soit d'après leur saillie au-dessus du liquide, soit en employant des solutions graduellement moins chargées de sel : l'œuf qui ne s'enfoncerait que dans la solution la plus faible serait le plus ancien.

Les résultats varieraient suivant que les œufs auraient été gardés en caisses closes ou à l'air libre, et suivant que l'air se serait trouvé plus ou moins sec ou humide. On n'obtient donc ainsi que des indications approximatives ; mais elles suffiraient généralement pour distinguer les œufs bien frais de ceux qui auraient été gardés un certain temps.

Lorsqu'on plonge subitement un ou plusieurs œufs frais dans une grande quantité d'eau en pleine ébullition, la coquille se fend, parce que, complétement remplie, elle cède à l'effort du liquide interne qui se dilate par la chaleur. Dans un petit volume d'eau bouillante, le même phénomène ne se produit pas, par la raison que la température de l'eau, abaissée par le contact des œufs, s'élève assez lentement pour laisser suinter une petite quantité du liquide à mesure que son volume s'accroît. On comprend que les œufs moins frais seront moins sujets à se casser dans cette circonstance, parce que l'air qu'ils contiennent se comprime aisément et empêche la plus grande partie de l'effet qu'aurait produit la dilatation du liquide interne.

Pendant la coction de l'œuf, l'eau ambiante dissout une petite quantité de l'albumine et des sels qui sortent au travers de la coquille, en même temps qu'une portion de cette eau s'insinue à l'intérieur par double voie d'exosmose et d'endosmose ; il convient donc d'éviter, pour cette coction, l'emploi d'une eau ayant une odeur ou une saveur désagréable ou contenant quelque substance insalubre.

Altérations spontanées des œufs.

L'air qui s'introduit par les pores de la coquille est une des causes ordinaires des altérations lentes qu'éprouvent les œufs, par suite sans doute d'un léger mouvement de fermentation : lorsque la coquille a été accidentellement brisée sur un point, la membrane interne déchirée et quelques cellules du blanc d'œuf rompues, l'altération fait des progrès d'autant plus rapides que la température extérieure est plus élevée ; souvent alors une fermentation putride se prononce, et le soufre, dans ce cas, s'unit à l'hydrogène de l'eau, en même temps que l'oxygène de son côté détermine la formation du ferment et excite son action. Telle est l'origine de la production de l'hydrogène sulfuré ou acide sulfhydrique, et de l'odeur infecte des œufs qui se putréfient.

Moyens de conserver les œufs.

Les meilleurs procédés de conservation reposent sur l'exclusion de l'air aussi complète que possible. Il faut donc agir sur des œufs très-frais, et par conséquent remplis le plus possible du fluide albumineux.

Plusieurs observateurs se sont accordés à dire que, toutes choses égales d'ailleurs, les œufs non fécondés (ou sans *germes*) se conservent plus facilement que les autres.

Afin d'éviter l'introduction de l'air au travers de la coquille, on peut la rendre imperméable en l'enduisant d'une couche de quelque substance grasse (suif de veau, huile d'olive, mélange d'huile et de suif, ou mieux d'huile et de cire) légèrement chauffée ; on s'est également servi d'une solution visqueuse de gomme[1] ou même d'un vernis à l'esprit-de-vin. La plupart de ces procédés seraient dans beaucoup de cas trop dispendieux.

Un procédé plus économique, souvent employé avec succès, consiste à plonger les œufs, le plus tôt possible après qu'ils sont pondus, dans de l'eau saturée de chaux (qui n'en contient, comme on le sait, que $\frac{1}{500}$ environ de son poids) et à garder les vases ainsi remplis dans une cave dont la température change peu. On voit ici que l'air ne peut s'introduire dans les œufs, parce qu'ils sont pleins ; que d'un autre côté la chaux obstrue en partie les pores de la coquille, outre que, en raison de sa propriété antiseptique, la chaux dissoute s'oppose à la putréfaction de l'eau elle-même.

Peut-être réussirait-on mieux encore en ajoutant au lait de chaux deux ou trois centièmes de sucre, qui rendraient soluble une plus grande proportion de chaux combinée à l'état de sucrate.

Un procédé analogue a été proposé récemment : il consiste à laisser les œufs immergés dans une solution contenant 10 pour 100 de sel marin ; la solution saline s'introduit au travers de la coquille jusqu'à la matière organique, et la rend moins altérable. Au bout de quelques heures, les œufs peuvent être mis à l'air ; leur coquille se

---

1. Il est probable qu'une solution chaude de gélatine légèrement sirupeuse rendrait suffisamment imperméable, en se desséchant, la coquille des œufs que l'on voudrait conserver.

dessèche, mais le sel que contenait la solution absorbée y reste partiellement interposé.

Caviar.

On donne ce nom à un aliment assez grossier que l'on prépare avec les œufs des poissons, et plus particulièrement avec ceux que l'on extrait des esturgeons, animaux dont on obtient en même temps la colle de poisson (vessie natatoire) préparée et desséchée pour le commerce. La colle de poisson, connue également sous le nom d'ichthyocolle, s'emploie dans la clarification des vins blancs, de la bière, et pour la confection des gelées alimentaires. Le caviar n'est guère consommé qu'en Russie, où il se vend en quantités très-considérables; on le voit sur les marchés amoncelé en tas souvent fort volumineux. Il concourt à fournir une partie de la substance azotée utile pour l'alimentation des hommes.

C'est un aliment grossier, mais salubre, et il est même regrettable qu'une grande partie des classes malheureuses de la population n'en puisse faire un usage habituel pour compléter la qualité nutritive des produits végétaux qu'elles consomment en général trop exclusivement[1].

Lait; son rôle dans l'alimentation; sa composition.

L'étude des propriétés du lait a été l'objet de travaux nombreux de la part des chimistes. On peut citer, par

1. En 1828, les pêcheries du Volga et de la mer Caspienne ont occupé 9141 hommes, dont 8887 à la pêche et 254 à la chasse des phoques. Ils ont pris 43 033 esturgeons, 633 174 sevriougas, 23 069 belougas, 8335 soudaks, 98 384 phoques, outre les carpes, les stirlets, les truites, les silures, les belougas bâtards et les menus poissons à saler. On a extrait de ces poissons : 369 516 kilogr. de caviar, 19 600 kilogr. d'ichthyocolle (colle de poisson), et 19 328 de *nerfs* (tendons), substance propre à la fabrication de la gélatine.

ordre chronologique, Schéele, Parmentier et Deyeux, Bouillon-Lagrange, Berzélius, Braconnot, Lecanu, Henry et Chevalier, Payen, Lassaigne, Boussingault et Lebel, Péligot, Donné, Quevenne, Simon, Boutron et Frémy, Boussingault, Dumas et Payen, Hailden, Boussingault, Dumas, Becquerel, Vernois, Doyère.

Le lait des animaux, considéré d'une manière générale, constitue évidemment un aliment complet, puisque, durant un temps plus ou moins considérable, qui dans certaines circonstances se prolonge au delà d'une année, ce liquide alimentaire suffit à la nourriture exclusive des enfants ou d'un jeune animal.

Quant au lait de vache, dont nous devons nous occuper plus particulièrement ici, puisque c'est celui dont la consommation est la plus considérable comme substance alimentaire, sa composition, rapprochée d'ailleurs de la composition du lait de femme, permet de comprendre le rôle important qui lui est dévolu, et cette composition même fournit des indices sur la nature des substances (ou de leurs équivalents) qui doivent entrer dans la ration alimentaire de l'homme.

On trouve dans le lait de la femme et dans le lait de la vache, comme dans celui des chèvres, des brebis et des ânesses, qui parfois peut s'y substituer :

1° De l'eau, qui fait également partie de tous nos aliments, de nos tissus, de nos sécrétions et de nos excrétions ;

2° Des substances azotées ayant la même composition élémentaire que nos propres tissus et devant concourir à leur formation ou à leur entretien en se transformant et en s'organisant, après avoir été plus ou moins modifiées par suite des actes de la digestion, tandis qu'une autre partie fournit la portion azotée des excrétions ;

3° Une matière sucrée (le *sucre de lait*, appelé aussi

lactose ou *lactine*), qui, dans l'acte respiratoire, modifiée d'abord, se détruit ou plutôt éprouve une combustion lente au contact de l'oxygène de l'air amené dans le poumon, et produit ainsi de la chaleur qui entretient la température convenable dans le sang ;

4° Une substance grasse (le beurre), qui peut, suivant les circonstances, éprouver aussi les phénomènes de la combustion lente, ou participer à la formation des matières grasses, indispensables, en certaines proportions, pour remplir nos tissus adipeux ;

5° Une matière colorante jaune et une substance colorable en rouge, qui contribuent à entretenir la coloration de nos propres organes ;

6° Des substances aromatiques, qui peuvent stimuler l'appétit en rendant l'alimentation plus agréable au goût ;

7° Des sels calcaires et magnésiens, qui servent à constituer notamment la partie minérale solide des os ;

8° Des sels alcalins, qui se rencontrent dans tous les liquides de l'économie animale, qui concourent à la sapidité des aliments, et dont un certain excès, utile pour cette dernière fonction, est éliminé journellement par les excrétions ;

9° De petites quantités d'oxyde de fer ;

10° Des traces de soufre.

Le fer et le soufre se retrouvent, en effet, dans le sang et dans les tissus organiques des hommes.

Voici dans quelles proportions ces matériaux organiques et inorganiques de l'alimentation se rencontrent, en moyenne, dans le lait de la femme et de plusieurs animaux herbivores[1].

---

1. Le lait des carnivores en diffère généralement par l'absence du sucre de lait et par une plus forte proportion de matières grasses.

COMPOSITION DU LAIT.	FEMME.	VACHE.	CHÈVRE.	BREBIS.	ANESSE.	CAVALE.
Eau..........................	89,54	86,40	85,60	82	90,50	89,33
Substances azotées (caséine, albumine, matière soluble dans l'alcool).............	3,20	4,30	4,50	8	1,70	1,62
Lactose (sucre de lait ou lactine)...........	3,71	5,20	5,80	4,50	6,40	8,75
Beurre (ou matières grasses).............	3,34	3,70	4,10	6,50	1,40	0,20
Substances : colorante, colorable, aromatique.......................	traces.	traces.	traces.	traces.	traces.	traces.
Sels peu solubles : phosphates de chaux, de magnésie, de fer, chaux combinée à la caséine......................	0,15	0,25	*	*	*	*
Sels solubles { Chlorure de potassium..... Sel marin (ou chlorure de sodium).. .... Phosphate de soude et soude................	0,06	0,45	**	**	**	**
	100,00	100,00	100,00	100,00	100,00	100,00

* Les sels insolubles ont été pesés avec les matières azotées : ils formaient de 1,5 à 2,5 pour 1000.

** Les sels solubles ou alcalins sont restés avec la lactose : ils formatent de 1 à 2 pour 1000.

A l'inspection de ce tableau, il est facile de classer les produits en trois groupes ; car on remarque une grande analogie :

1° entre le lait de l'ânesse et celui de la cavale ;

2° entre le lait de la chèvre et celui de la brebis ;

3° enfin, entre le lait de la vache et celui de la femme.

Le premier groupe comprend deux laits des plus faibles, surtout en substances azotées et grasses, tandis que le sucre de lait y domine.

Dans le deuxième groupe, le lait de la brebis se montre le plus riche de tous ; le lait de la chèvre s'en rapproche beaucoup, et tous deux sont caractérisés par l'abondance des substances grasses (beurre) et des matières azotées : ce sont ceux qui, sous ce rapport, sont doués des plus fortes propriétés nutritives.

Quant au troisième groupe, l'analogie très-grande que l'on observe entre le lait de la vache et celui de la femme explique la substitution de l'un à l'autre pour la nourriture des enfants. Cependant le premier est plus riche en substance solide totale, et dans le lait de la femme la proportion de matière grasse est sensiblement plus forte, tandis que la lactose, les substances azotées et salines sont en proportions un peu moindres, relativement à la quantité totale de la matière sèche contenue dans les deux liquides. Ces différences ne doivent pas toujours être négligées dans la transition souvent délicate de l'un de ces deux aliments à l'autre, surtout lorsqu'il s'agit d'enfants faibles.

Au surplus, la composition et les qualités du lait varient d'une manière notable, suivant le régime alimentaire des nourrices et des vaches laitières, ainsi que nous le démontrerons plus loin.

Aspect et constitution physique du lait.

Chacun connaît l'aspect particulier du lait. Son opacité et sa blancheur un peu jaunâtre sont dues aux nombreux globules butyreux disséminés en une sorte d'émulsion dans la masse du liquide légèrement mucilagineux qui tient en dissolution la presque totalité des autres substances.

On peut obtenir, en effet, une émulsion douée de l'apparence laiteuse, en broyant dans un mortier des amandes, en les délayant ensuite avec un liquide gommeux ou sucré, et en passant l'émulsion au travers d'un tamis.

Ici l'huile d'amandes, réduite en minimes globules ou émulsionnée, produit un effet analogue à celui des globules butyreux : les uns et les autres rendent le liquide opaque, parce que la lumière est déviée par ces globules, doués, en effet, d'une réfraction différente de celle de l'eau, plus différente encore de celle du liquide interposé, qui est lui-même plus pesant que l'eau. Sous le microscope, on peut voir, entre deux lamelles de verre, une couche extrêmement mince de lait, d'un dixième de millimètre. Alors on distingue parfaitement les globules arrondis et diaphanes de la matière butyreuse, nageant au milieu du liquide aqueux doué d'une légère viscosité, également translucide, qui tient dissoutes ou très-divisées les matières azotées, salines et sucrées.

Qualités du lait.

On considérait autrefois le lait comme naturellement caractérisé par une acidité légère; j'ai reconnu, en décembre 1827, une alcalinité très-prononcée dans le lait de femme, et ce fait a été depuis lors vérifié très-fréquemment; depuis lors aussi, on a observé l'état alcalin du lait de plusieurs autres animaux, et l'on admet aujourd'hui qu'une alcalinité très-légère, ou du moins une neutralité complète, est propre également au lait de vache au moment où on l'extrait; enfin que l'acidité qui se prononce plus ou moins vite dans ce dernier liquide dépend de la formation d'une petite quantité d'acide lactique. Cette propriété d'ailleurs peut être modifiée comme toutes les autres, ainsi que les proportions des principes constituants, par la nourriture, le repos continuel, le travail ou l'exercice imposés aux animaux, suivant leur état de santé et suivant l'âge du lait; il varie encore du commencement à la fin de chaque traite : ce que nous allons en dire sous ce rapport est relatif aux vaches, et s'appliquerait également, sauf quelques modifications légères, aux chèvres, aux brebis et aux ânesses.

Le lait subit, au moment où la vache met bas, des changements notables qui persistent durant quelques jours et altèrent ses propriétés : utile alors au jeune animal qu'il doit d'abord purger et nourrir en même temps, il ne devient convenable à l'usage alimentaire des hommes qu'après cette époque; en effet, non-seulement, pendant ces premiers jours, le lait offre une saveur fade, est plus alcalin et légèrement purgatif, mais encore, contenant plus d'albumine que de caséine, il se coagule et *tourne* par la chaleur de l'ébullition. Des altérations notables, et qui produisent des effets du même genre, ont lieu par suite de certaines maladies des vaches laitières.

Des différences très-sensibles dans la qualité ont été remarquées entre le lait qu'on obtient au commencement d'une traite et celui qu'on obtient à la fin : ce dernier contient toujours plus de crème ou de beurre, au delà du double quelquefois ; nous avons même trouvé jusqu'à quatre fois plus de beurre dans le dernier lait extrait. Quevenne a constaté, sur cent volumes, au commencement de la traite, cinq de crème ; au milieu de la traite, quinze ; à la fin, vingt et un. Aussi réserve-t-on, dans certaines laiteries, le dernier lait des traites pour le mêler à la crème ; il constitue une sorte de crème légère, la plus fraîche que l'on puisse obtenir ; il pourrait servir à la confection de fromages d'excellente qualité. Ces différences entre le lait au commencement et à la fin d'une traite sont d'autant plus grandes qu'il a séjourné plus longtemps dans les mamelles[1].

Lorsque les vaches sont maintenues toute l'année à l'étable, on n'en obtient du lait de très-bonne qualité qu'au moyen d'aliments variés, et en excluant d'ailleurs de leur nourriture les produits doués d'une odeur désagréable, tels que les choux, les navets, les poireaux, les oignons. Les soins relatifs à la propreté comme à la bonne santé et à la tranquillité des animaux ont une influence favorable sur la qualité du lait.

Sous ces différents rapports, les prairies naturelles, fertiles, dont les plantes herbacées sont fines et variées, où les vaches tranquilles paissent en liberté, offrent les meilleures conditions pour obtenir un lait riche, doué d'un arome très-agréable, et dont tous les produits, crème, beurre et fromage, participent de ces excellentes qualités alimentaires.

---

1. Il est facile d'en deviner la cause, puisque l'orifice des mamelles de la vache, étant à la partie inférieure, doit soutirer d'abord le liquide dépourvu de la portion crémeuse, plus légère, graduellement montée à la surface. Cette disposition est changée lorsque le veau en tétant donne fréquemment des coups de tête : les secousses qui en résultent doivent certainement rendre le lait plus homogène et faciliter son écoulement.

Altérations spontanées du lait.

Parmi les substances qui composent le lait, toutes celles qui sont dissoutes (caséine, albumine, sels) en augmentent le poids ou la densité; les matières grasses, au contraire, sont plus légères que l'eau et tendent à rendre le lait moins lourd ou moins dense; mais, en raison même de leur légèreté spécifique, elles commencent à s'élever à la superficie du lait dès que ce liquide est en repos, et entraînent avec elles une partie de la caséine contractée, qui constitue une sorte de réseau entre les globules butyreux. Ce mélange forme une couche superficielle plus ou moins épaisse et compose la crème.

Au fur et à mesure que la crème se sépare dans un vase transparent, on peut distinguer la couche supérieure qu'elle forme, et qui est plus opaque et d'une nuance plus jaunâtre que le liquide sous-jacent; celui-ci, plus translucide, présente une teinte blanche légèrement bleuâtre, et retient encore une partie des globules butyreux.

En même temps que la séparation purement mécanique s'effectue, il se forme un peu d'acide lactique, par suite d'une fermentation spéciale; l'acidité augmente d'autant plus vite que la température est plus élevée : arrivée à un certain point, elle détermine la coagulation de la caséine. Le coagulum ou caillé enferme toutes les matières en suspension, laissant le sérum ou le *petit-lait* limpide sortir graduellement de la masse gélatiniforme.

En hiver, le lait reste souvent liquide et la crème continue de monter durant trente-six ou quarante-huit heures, et même davantage, tandis qu'en été, au bout de vingt ou trente heures ordinairement, le lait se prend en masse.

On peut déterminer en quinze ou vingt minutes la coagulation du lait même récemment extrait, en y ajoutant une quantité minime de *présure*[1] à la température de 25 à 30°; c'est même le moyen qu'on emploie pour fixer toute la substance butyreuse dans le caillé et obtenir les meilleurs fromages. Les acides, l'alun et différents sels peuvent coaguler le lait, surtout à l'aide de l'ébullition. Le lait se coagule encore sous l'influence du tanin, de l'alcool et de l'esprit de bois.

Moyens d'essayer la qualité du lait.

Un des moyens les plus simples que l'on emploie presque toujours pour s'assurer que le lait ne provient pas de vaches atteintes de certaines maladies (comme la *cocotte*) ou tout récemment vélées, ou qu'il n'est pas extrait depuis trop longtemps, consiste à le faire bouillir : dans les trois conditions ci-dessus indiquées, il *tourne* ordinairement, c'est-à-dire qu'il se sépare en grumeaux ou se caille en partie.

Le lait de bonne qualité doit bouillir sans changer d'aspect : en s'évaporant il produit des pellicules qui se forment de nouveau à mesure qu'on les enlève; on nomme *frangipane* cette sorte de lait solidifié. Le procédé le plus exact pour constater la qualité du lait consiste à en évaporer, sur une assiette chauffée par la vapeur d'une petite marmite, une faible quantité pesée ou mesurée d'avance, un décilitre ou un demi-décilitre, par exemple. On pèse le résidu sec, et on connaît immédiatement le poids total des matières solides; on lave ces matières dans un tube

---

1. La présure s'obtient en ouvrant l'estomac (*caillette*) d'un veau nourri de lait : on retire les grumeaux pour les laver, on les remet avec un peu de sel dans la caillette, qu'on laisse dessécher afin de s'en servir au besoin. En faisant macérer un morceau de cette préparation dans un liquide acidulé (petit-lait aigre ou vinaigre alcoolisé), on obtient la présure liquide, dont une cuillerée suffit pour faire cailler 15 litres de lait.

avec de l'éther, jusqu'à épuisement ; les solutions, versées dans une petite capsule, s'évaporent spontanément et laissent un résidu contenant tout le beurre, que l'on fait fondre et sécher en le chauffant à 100 ou 110⁰ : son poids indique la proportion de la matière grasse ou du beurre dans le lait essayé. On peut même se borner à faire sécher le résidu non dissous par l'éther et à le peser ; la différence de poids indique la quantité de beurre enlevée par l'éther. Cette partie que l'éther n'a pas dissoute contient les sels et la lactose, que l'on extrait par un lavage à l'eau : il faut délayer à l'eau froide, faire bouillir et filtrer après le refroidissement ; on fait dessécher le résidu non dissous, et la diminution de poids que l'on constate encore cette fois indique la quantité de lactose et de sels solubles retenant un peu de matière azotée. Enfin le poids du résidu lui-même représente la caséine et les sels insolubles. Cette méthode, fort simple pour un chimiste, est trop compliquée pour la plupart des consommateurs : deux autres procédés beaucoup plus faciles peuvent donner à cet égard des indications suffisantes.

Ces deux procédés reposent sur le fait suivant, que, pour une vache exempte de maladie, à part l'arome et la saveur du lait, dont chacun peut s'assurer par la dégustation, la qualité est d'autant meilleure que la proportion de crème ou de matière grasse est plus considérable.

D'ailleurs, parmi les fraudes ou falsifications exercées sur le lait, on n'a jamais constaté jusqu'ici, l'addition d'une matière grasse quelconque.

Lactomètre ou crémomètre.

Pour l'appréciation de la crème, l'ustensile le plus simple, le lactomètre, inventé par Banks en Angleterre, usité d'abord en Amérique, puis introduit en France par M. de Valcourt, consiste en un tube de verre, à pied, ayant un diamètre intérieur de quatre centimètres; sa hauteur est d'environ dix-sept centimètres. Un trait circulaire de niveau, gravé à la pointe du diamant, indique sur le tube la capacité de deux décilitres. Au-dessus de ce trait on a gravé trente petites lignes comprenant, entre chacune de ces divisions, un centième de la capacité totale depuis le fond du vase jusqu'au trait supérieur marqué zéro; on remplit le tube jusqu'à ce trait avec le lait qu'on veut essayer, puis on le laisse en repos pendant vingt-quatre heures. La crème montée peu à peu forme alors une couche distincte qui tranche et marque nettement, par sa couleur jaunâtre et son opacité, la limite où s'arrête le liquide sous-jacent un peu translucide, et dont la teinte est d'un blanc légèrement bleuâtre. C'est à cette limite, ligne de démarcation où la crème s'arrête, qu'on observe le chiffre indiquant l'épaisseur de cette couche de crème. Si, par exemple, dans l'essai comparatif de deux sortes de lait mises en même temps dans deux tubes semblables, on lit pour l'une le chiffre 10 correspondant à la ligne de démarcation, et pour l'autre le chiffre 15, on en devra conclure que le premier lait a laissé monter une couche de crème épaisse des dix centièmes du volume du lait employé, et que le deuxième a donné dans les mêmes circonstances une épaisseur de crème égale aux 15 centièmes du volume total du lait versé dans le lactomètre.

Ces sortes d'essais sont utiles dans les établissements où la consommation du lait a quelque importance; on y a recours aussi dans les fermes, afin de comparer la qualité du lait de différentes vaches ou l'influence de certaines rations alimentaires sur la qualité du lait des mêmes animaux. Le prix peu élevé de ces ustensiles (8 ou 9 francs la douzaine) permet d'en avoir plusieurs et de faire la plupart des essais d'une manière comparative.

On pourrait prendre pour base des marchés relatifs aux fournitures de lait les quantités de crème que l'on en obtiendrait ; le nourrisseur trouverait aussi de l'avantage à employer les moyens convenables pour augmenter, par des soins et des rations appropriées, la proportion de la crème dans les produits de ses étables, plutôt que de les affaiblir par certains mélanges.

Galactoscope de M. Donné.

On nomme ainsi un ustensile qui permet d'apprécier aisément et bien plus rapidement encore que le précédent la qualité butyreuse du lait. La construction de cet ustensile repose sur le principe suivant : le lait est d'autant moins translucide que les globules qui, en effet, comme nous l'avons dit, troublent sa transparence, sont plus nombreux. Il suffit donc d'apprécier le degré d'opacité du lait pour déterminer en même temps la qualité crémeuse ; le lait le plus riche en matière grasse sera donc celui dont la couche la plus mince pourra intercepter le passage d'une lumière d'égale intensité.

Le galactoscope, qui réalise ces conditions, est un petit tube cylindrique très-court terminé par une lame de verre ; un deuxième cylindre, terminé par une lame semblable, entre à vis dans le premier, de sorte que les deux lames diaphanes peuvent être, à volonté, mises en contact ou écartées plus ou moins l'une de l'autre ; un petit entonnoir fixé sur le côté cylindrique correspond par le bout de sa douille à l'intervalle entre les deux lames de verre.

Voici comment on opère avec cet ustensile : les deux lames étant d'abord rapprochées jusqu'au contact, on ro verse quelques gouttes de lait dans le petit entonnoir, de manière à le remplir à moitié ; tournant alors le cylindre intérieur, on écarte un peu les deux lames, et aussitôt le lait s'insinue entre elles. Cette mince couche de lait, que l'on augmente très-graduellement en tournant le cylindre à vis, intercepte bientôt complétement la lumière d'une petite lampe ou d'une bougie placée en face des deux lames, à un mètre de distance. Dès que la lumière disparaît ainsi, on tourne lentement en sens contraire jusqu'à ce que la lumière commence à poindre de nouveau ; on examine alors le degré qui indique l'écartement entre les lames. Plus cet écartement est faible, plus le lait essayé est riche ; car il contient un plus grand nombre des globules butyreux qui causent son opacité.

D'après les essais de M. Bouchardat, un lait qui exige au galactoscope un écartement indiqué par 27° contient, pour 100 parties, 3,527 de beurre ; 100 parties d'un autre lait, marquant dans les mêmes conditions 31°, ne donneront par l'analyse que 2,89 de beurre.

Voici les relations que l'on a observées entre les degrés du galactoscope et les quantités de crème sur 100 parties :

Dégrés du galactoscope.	Quantités de crème pour 100.
De 40 à 35°	5 (lait faible).
De 35 à 30	5 à 10 (lait ordinaire).
De 30 à 25	10 à 15 (bonne qualité).
De 25 à 20	15 à 20 (très-riche).
De 20 à 15	(excessivement butyreux, dernière partie de la traite).

Ces deux moyens, sans être d'une exactitude complète, en raison de la difficulté qu'on éprouve à rendre toutes les conditions de l'essai bien égales, en raison aussi des variations naturelles qui se manifestent dans le lait, suivant l'état des animaux et la nourriture qu'on leur donne, peuvent cependant guider dans le choix ou l'appréciation du lait, et aider à découvrir certaines fraudes ou altérations dont il nous reste à parler.

On se sert dans quelques villes tout simplement d'un aéromètre ordinaire de Baumé, pour vérifier la qualité du lait; ce moyen peut suffire lorsque les mélanges habituels consistent dans une addition d'eau sans écrémage préalable, et c'est le cas le plus général dans certaines localités.

Falsifications du lait.

L'attention publique a été souvent préoccupée des inconvénients ou des dangers qui, disait-on, pouvaient résulter de certaines falsifications pratiquées dans le commerce du lait; on a prétendu et publié même qu'il se fabriquait, dans la vue de bénéfices exagérés, des liquides n'ayant du lait que l'apparence et le nom; qu'ainsi on parvenait à imiter cette apparence à l'aide de certaines émulsions huileuses ou amylacées, ou même en divisant dans l'eau des cervelles d'animaux morts de maladie ou de chevaux abattus. Mais les nombreuses recherches des membres du conseil d'hygiène publique et de salubrité dans le département de la Seine, et les expériences plus récentes faites à Londres, où les mêmes bruits s'étaient répandus, n'ont pas justifié de pareilles craintes.

En France comme en Angleterre, les fraudes sur le lait se sont généralement bornées aux quelques pratiques suivantes :

Le plus ordinairement, on écrème le lait de la veille, afin de vendre à part la crème à un prix plus élevé; parfois on mêle le lait écrémé avec le lait qu'on vient de traire, et l'on ajoute au mélange la moitié de son volume d'eau, et même davantage.

Il est arrivé souvent aussi que, pour dissimuler la

nuance bleuâtre que donne l'addition de l'eau et l'enlève-ment d'une partie de la crème, on ajoutait une matière colorante : de l'extrait brun de chicorée, du caramel, de la teinture de pétales de souci. On peut constater l'addi-tion de ces matières colorantes en faisant cailler et égoutter sur une toile le lait soupçonné : le sérum limpide que l'on obtient renferme la matière colorante, et sa nuance jaune trahit la falsification[1]. Les trois moyens d'essai que nous avons indiqués ci-dessus peuvent déce-ler les fraudes dont les principaux effets sont d'amoin-drir les proportions de crème et même de diminuer, par-fois de la moitié, la quantité de substance solide contenue dans le lait normal. Jusqu'à un certain point, des varia-tions analogues peuvent bien résulter naturellement de traites fractionnées, dont on mettrait à part les dernières parties, qui sont les plus riches pour les ajouter à la crème ; mais un pareil fractionnement, étant nécessaire-ment fait à dessein, n'en constituerait pas moins une fraude, et, dans ce cas encore, il est très-probable que le fraudeur ne s'en tiendrait pas là, mais qu'il ajou-terait de l'eau au lait affaibli ainsi obtenu.

Influence des chemins de fer sur l'amélioration du lait vendu dans Paris.

Jusque dans ces derniers temps, les mélanges d'eau avec le lait semblaient en quelque sorte excusés par la nécessité d'abaisser le prix de revient à un taux qui per-

---

1. On a essayé en outre de falsifier le lait vendu dans Paris en y ajoutant, non pas de l'eau simple, mais une solution un peu muci-lagineuse, soit de dextrine, soit de son bouilli dans l'eau et passé au tamis ; mais ces falsifications, si faciles à découvrir au moyen de l'iode, qui donne une coloration violette au mélange (ou mieux en-core au petit-lait qu'on en extrait par la coagulation à l'aide du vi-naigre et de l'ébullition), ont été bientôt signalées et punies, et les fraudeurs ne les ont plus renouvelées.

mît de suivre le cours établi et de satisfaire sur ce point aux exigences des consommateurs : il est certain, en effet, qu'un grand nombre de *laitiers* vendaient le lait dit ordinaire au-dessous du prix auquel ils achetaient le lait pur chez les nourrisseurs ; l'addition de l'eau compensait pour eux la différence et devait en outre couvrir les frais de ce commerce et donner des bénéfices. On ne pouvait donc raisonnablement exiger du lait pur à moins de le payer à un prix plus élevé que le cours général de la vente publique dans la ville. C'était le parti que devaient prendre les consommateurs qui tenaient à recevoir du lait exempt de tout mélange, tel que l'ont toujours fourni directement et dans ces conditions loyales plusieurs nourrisseurs de Paris.

Aujourd'hui, les conditions du commerce se sont heureusement modifiées sur ce point, et l'on peut exiger, aux prix habituels, du lait non étendu d'eau. En effet, les transports, devenus plus économiques et surtout plus rapides au moyen des chemins de fer, ont permis d'expédier vers les centres de grande population, à Paris par exemple, le lait qui se produit sur un rayon quatre ou cinq fois plus grand et dans des conditions meilleures et plus économiques. Aussi les marchands de lait peuvent-ils obtenir le lait pur à des prix plus bas de moitié, et la vente de ce produit non mélangé leur offre-t-elle des bénéfices suffisants. Par suite de ce nouvel état des choses, l'administration qui veille à la salubrité publique se montre plus sévère dans la répression des abus, et déjà la qualité du lait s'est améliorée sous ces influences[1].

1. On vend dans Paris, au prix de 40 c. le litre, du lait pur que plusieurs nourrisseurs, propriétaires de grandes vacheries bien disposées, font distribuer aux heures de chaque traite ; ils entretiennent aussi des ânesses et des chèvres, qu'ils envoient parfois à domicile

Influence des vases où l'on garde le lait.

On peut se servir sans craindre aucun inconvénient de vases en poterie de grès, en faïence, en porcelaine, etc., en verre, en fer-blanc, ou mieux encore en cuivre étamé ; les vases en laiton, tenus parfaitement propres, s'emploient également sans danger, ainsi que les vases de zinc, pourvu qu'on n'y laisse pas séjourner le lait assez longtemps pour qu'il prenne un caractère prononcé d'acidité : car alors le métal pourrait s'oxyder et formerait bientôt des sels doués de propriétés délétères. Il paraît donc généralement préférable d'éviter l'emploi des vases en cuivre, en laiton ou en zinc, et de s'en tenir à l'usage des vases qui ne laissent aucune chance d'introduire des causes d'insalubrité.

Conservation du lait.

Nous avons vu que généralement les altérations spontanées du lait commencent par la formation de ferments

pour subvenir aux nécessités de certains régimes alimentaires conseillés par les médecins.

Une seconde qualité de lait arrive par les chemins de fer chez les marchands en gros, de distances qui s'étendent dans un rayon de 60 à 80 kilomètres autour de Paris ; il est distribué chez les crémières, qui le revendent 30 ou 40 c. au détail.

La troisième qualité, livrée aux consommateurs par les laitières établies momentanément tous les matins sous des portes charretières, à l'entrée de quelques passages, etc., provient en général des vacheries ordinaires situées dans Paris et dans la banlieue. On vend ce lait 20 c. le litre ; il contient une proportion d'eau variable entre 25 et 33 et jusqu'à 40 pour 100 ; en général, on l'a écrémé en partie avant d'y mêler l'eau, et l'on vend à part la crème délayée avec moitié de son volume de lait pur : depuis quelque temps, toutefois, l'attention des tribunaux a été éveillée sur ce point ; plusieurs condamnations sévères ont atteint les falsificateurs, notamment des fournisseurs d'établissements publics, et ces mélanges sont devenus moins habituels.

sous l'influence de l'oxygène ; il résulte de ce fait que, pour préserver le lait de ces altérations, il faut prévenir l'action de l'oxygène ou détruire les ferments : ce dernier effet est obtenu au moyen de l'ébullition, et l'ébullition répétée chaque jour prolonge la conservation du lait, d'après les expériences de Gay-Lussac.

Mais ce moyen serait insuffisant et trop dispendieux dans la plupart des cas.

En général, on retarde le développement de la fermentation du lait en abaissant sa température aussitôt que la traite est opérée : c'est dans cette vue qu'on plonge alors les vases dans de l'eau de puits ou de source, et mieux encore dans une auge où cette eau fraîche se renouvelle.

Un procédé qui donne des résultats favorables en empêchant la fermentation, au moins pendant la durée des transports, consiste à maintenir les vases complétement remplis, et à rendre la température aussi basse que possible à l'aide de fragments de glace placés dans un cylindre adapté au couvercle et plongeant dans le vase. On profite d'ailleurs, en été, pour effectuer ces transports, de l'abaissement de température qui a lieu durant les nuits. On prévient généralement l'effet d'une acidité développée spontanément en ajoutant au lait, avant d'en remplir les vases, environ 1 gramme de bicarbonate de soude pour deux ou trois litres.

Le procédé d'Appert, décrit plus haut, et qui réussit en tant d'occasions, peut également s'appliquer au lait ; mais il est difficile de prévenir, durant un voyage prolongé, l'agglomération partielle de la substance grasse, et le lait, dans ce cas, privé d'une partie notable de ses globules butyreux, ressemble au lait écrémé.

Nouveau perfectionnement du procédé Appert.

M. Mabru est parvenu dernièrement à éviter la séparation du beurre par une disposition ingénieuse qui supprime tout battage : il surmonte des bouteilles ordinaires à vin d'un petit ajutage en plomb ou en étain, formant deux entonnoirs réunis par une douille commune. La bouteille étant remplie de lait ainsi que la moitié de l'entonnoir supérieur, on élève la température jusqu'à 100° dans un bain-marie d'eau ; les gaz se dégagent par l'entonnoir, qui reçoit le lait augmenté de volume par la chaleur ; au bout d'une demi-heure environ d'immersion dans l'eau froide, on presse fortement la douille pour la fermer en la coupant, et l'on y ajoute un grain de soudure à l'étain qui assure la fermeture hermétique.

Les choses ainsi disposées, on comprend que la bouteille est complétement remplie ; aucun ballottage n'est possible, et la conservation se trouve assurée.

MM. Braconnot, Grimaud et Calais, de Villeneuve, et M. Robinet ont indiqué des moyens de conserver le lait réduit en tablettes, en pâte sucrée ou bien en sirop.

Plusieurs personnes ont essayé de dessécher le lait en grand ; mais le succès de leurs procédés n'est pas bien constaté. Au contraire, la conservation du lait concentré est devenue pratique et facile à réaliser à l'aide des nouveaux procédés dus à M. Martin de Lignac.

Voici comment il procède : d'abord il s'assure des fournitures de lait provenant de vaches bien saines, nourries sur des prairies naturelles et dans de bonnes conditions.

Aussitôt obtenu, le produit des traites est chauffé au bain-marie dans des chaudières à fond plat et très-peu profondes. On ne met qu'une couche d'un centimètre d'épaisseur sur le fond de la chaudière, et l'on ajoute environ 60 grammes de sucre blanc par litre de lait.

Cette solution est continuellement agitée avec une spatule ou palette en bois, pendant tout le temps que dure l'évaporation, c'est-à-dire jusqu'à ce que le lait soit réduit au cinquième de son volume primitif.

Alors on en remplit des boîtes cylindriques en fer-blanc, que l'on tient immergées pendant trente minutes dans un bain-marie chauffé à 105°[1]. Avant de retirer ces vases du bain, on ferme avec une goutte de soudure le petit trou qui a servi d'issue à l'air et à la vapeur. Chaque vase, ainsi fermé, est retiré du bain et réservé pour les expéditions lointaines ou pour les approvisionnements.

Lorsqu'on veut se servir de ces conserves, on ouvre la boîte : la substance s'y trouve dans un état pâteux, d'un blanc jaunâtre un peu translucide; on en délaye la quantité que l'on doit consommer dans cinq fois son volume d'eau tiède; le liquide reprend à l'instant l'aspect laiteux primitif; on peut le faire chauffer jusqu'à l'ébullition, y ajouter la dose ordinaire d'infusion de thé ou de café, et obtenir ainsi une préparation salubre et agréable. Dans chaque boîte entamée, la substance peut aisément se conserver pendant dix jours, et même plus longtemps. sans altération, surtout si l'on en prend chaque jour une portion, ce qui permet de renouveler la superficie.

Le lait préparé suivant l'ancienne méthode Appert coûtait de 1 fr. 20 à 2 fr. 25 le litre ; la boîte d'un demi-litre que M. Lignac livre au prix de 2 fr. 50 donnant trois litres de lait, chaque litre ne revient qu'au tiers de ce prix, c'est-à-dire à 83 centimes tout sucré.

---

1. Cette température du bain-marie peut être aisément obtenue, à la condition de faire dissoudre dans ce bain 150 grammes de sel et 150 grammes de sucre ou de glucose (sirop de fécule) par litre d'eau, ou mieux, lorsqu'on opère en grand, à l'aide d'une chaudière auto-clave qui sert de bain-marie, et dont on élève la température au degré correspondant à un quart d'atmosphère de pression en excès sur la pression ordinaire.

L'usage que l'on fait depuis plusieurs années de ces conserves de lait dans la marine a démontré qu'elles sont préférables à toutes les autres préparations essayées jusqu'à ce jour.

On parviendra probablement à les améliorer encore en effectuant l'évaporation dans le vide, à l'aide d'un agitateur mécanique : il ne serait plus nécessaire de chauffer autant ni aussi longtemps, et une température de 45 à 60° suffirait ; elle serait communiquée à la chaudière à fond plat, étamée ou argentée, par une double enveloppe où circulerait l'eau chaude ou la vapeur, et on pourrait effectuer l'opération en dix ou quinze minutes. Un appareil de ce genre, analogue à ceux qui servent à concentrer les sirops, permettrait d'éviter la saveur de lait cuit que présentent les conserves préparées à la température de l'ébullition, saveur très-sensible, surtout lorsqu'on consomme le lait sans y ajouter une substance aussi aromatique que le thé ou le café.

Jonchées.

On peut conserver deux jours en été et trois ou quatre jours en hiver le lait de brebis, tout en lui donnant par le procédé suivant une consistance crémeuse agréable : d'abord on le passe au tamis ; on en fait bouillir la moitié en y ajoutant une feuille de laurier pour cinq litres ; on mêle ensemble le lait chaud et la portion gardée froide. Lorsque le mélange n'est plus que tiède, c'est-à-dire à la température de 30 à 33°, on y ajoute pour dix litres une cuillerée de présure liquide que l'on y délaye rapidement, et l'on distribue aussitôt le liquide dans de petits pots contenant chacun un décilitre, puis on le laisse en repos : au bout de deux ou trois heures, il acquiert la consistance voulue. On vend 10 centimes le contenu de chaque pot, ce qui représente 1 franc pour le prix obtenu d'un litre de lait.

Le transport de ces pots de crème s'est fait primitivement à l'aide de paniers de jonc : de là le nom de *jonchée*, que l'on donne au produit.

Nous avons dit que le lait forme un aliment complet : dans le jeune âge, il peut, comme les œufs, suffire aux premiers développements des animaux ; cependant le caséum du lait et l'albumine des œufs, qui représentent la plus grande partie de la substance azotée dans chacun de ces aliments, ont des propriétés différentes sous le rapport de la nourriture, et ces propriétés spéciales doivent en certaines occasions décider la préférence. Nous indiquerons ces motifs de la substitution de l'albumine au caséum en traitant, plus loin, de l'alimentation salubre et des différents régimes alimentaires[1].

V.

SUBSTANCES GRASSES ALIMENTAIRES PROVENANT DES ANIMAUX.

Beurre. — Altérations spontanées du beurre. — Moyens de conservation. — Beurre fondu et graisse. — Falsifications du beurre. — Huiles d'olive, d'œillette, de noix. — Altérations naturelles ou spontanées des huiles. — Composition de l'huile d'olive. — Falsifications. — Moyens d'essai. — Huile de pieds de bœuf et de mouton. — Rôle des matières grasses dans l'alimentation.

Beurre.

Cette substance grasse, l'une des plus usitées dans les diverses préparations alimentaires, peut être facilement extraite de la crème ou du lait au moyen d'un battage énergique plus ou moins prolongé, qui, dans quelques grandes fermes, chez nous, et plus généralement en

1. Voy. aussi *Journal de chimie médicale*, tomes VI et VII.

Angleterre et en Écosse, se pratique au moyen de machines mues par des chevaux ou par la vapeur.

Le beurre, à l'état frais, tel qu'on l'obtient directement et qu'on le consomme le plus ordinairement comme substance alimentaire, participe des qualités du lait ou de la crème dont il provient[1]. Cela est facile à comprendre, car il conserve une partie de la matière aromatique, dérivée principalement des herbes ou des fourrages et plus ou moins modifiée dans l'organisme des différentes bêtes laitières. Cet arome léger, qui distingue le lait obtenu sur les bons pâturages, reste fixé dans le beurre, où se trouve toujours interposée d'ailleurs une petite quantité de sérum, de substance caséeuse, et d'acide participant aussi de la saveur agréable du lait de bonne qualité. Beaucoup de personnes ont pu remarquer combien le goût du beurre varie suivant les pâturages, les localités, les saisons et les espèces animales. Dans certaines contrées, on obtient un beurre délicat, crémeux, doué d'un bouquet agréable; souvent, dans le voisinage même de ces contrées, le beurre offre des caractères tout différents : plus consistant, doué d'une odeur graisseuse et d'une teinte blanchâtre, son aspect et sa saveur ont quelque chose de peu agréable ou même de repous-

---

1. Suivant Berzélius, la crème provenant du lait de vache contient, pour 100 :

Beurre obtenu par le battage...................... 4,5
Caséum (retenant de 0,5 à 1 de beurre) obtenu du lait
    de beurre... 3,5
Petit-lait ou sérum................................. 92

Dans les exploitations rurales, le lait de beurre, ainsi que le petit-lait qui s'écoule du lait caillé, sert de breuvage et d'aliment pour les hommes, les femmes et les enfants. L'excédant, après cette consommation, s'emploie dans la nourriture des cochons. En Hollande, on fait usage du petit-lait en guise d'eau dans le pétrissage de la pâte destinée à faire le pain; s'il provient du lait battu frais, on en peut faire un fromage en le concentrant en pâte.

sant. Les beurres colorés naturellement d'un jaune très-légèrement orangé sont en général les meilleurs. Mais on ne peut se fier à cet indice : car, dans le but de flatter l'œil des consommateurs, on modifie la nuance au moyen de certaines substances colorantes jaunes, ajoutées dans la baratte.

Le beurre, complétement lavé à diverses reprises, puis desséché au bain-marie, de même que le beurre fondu, écumé et décanté, ne contient plus guère que des matières grasses ; il a perdu en très-grande partie la saveur agréable qui caractérisait le produit des meilleures provenances ; c'est alors aussi que les différentes qualités se rapprochent, sans toutefois se confondre[1].

Altérations spontanées du beurre.

Exposé à l'air, le beurre récemment obtenu s'altère promptement à sa superficie : sa nuance se fonce, il acquiert une odeur spéciale rance et un goût âcre plus ou moins prononcé. Ces changements, beaucoup plus rapides durant les chaleurs de l'été, sont dus à l'action de l'oxygène de l'air, qui détermine la formation des ferments : sous l'influence de ces ferments, la substance grasse

---

1. Dans cet état, le beurre offre encore une composition assez complexe : M. Chevreul y a découvert cinq substances grasses appelées *margarine, oléine, butyrine, caprine, caproïne*, formées elles-mêmes d'autant d'acides gras unis à la glycérine (matière organique soluble). Ces trois dernières renferment chacune un acide gras, butyrique, caprique, caproïque, volatil et odorant lorsqu'il est mis en liberté, tandis que les deux premières sont constituées par l'union de la glycérine avec les acides margarique et oléique, fixes et inodores. D'après les analyses immédiates faites par MM. Chevreul, Bromeïs et Heintz, le beurre contiendrait les neuf corps gras suivants : oléine, stéarine, palmitine, butinine, butyrine, caprine, caproïne, capryline, myristine. Il retient en outre des proportions variables des autres principes immédiats du lait : caséine, albumine, lactose (ou sucre de lait), matières aromatiques, ferment, etc.

neutre se décompose ; les acides gras mis en liberté occasionnent une partie du changement si défavorable à la saveur de la substance alimentaire ; les acides gras volatils, à odeur forte, et quelque autre produit d'oxydation, déterminent la rancidité, dont chacun connaît les inconvénients.

Moyens de conservation.

Les différents procédés sur lesquels se fonde la conservation du beurre ont pour premier principe l'exclusion de l'air ou des ferments, parfois de ces deux agents, et, en outre, l'abaissement de la température.

On parvient, en effet, à prolonger la conservation du beurre frais, en le maintenant bien foulé dans de petits vases, et recouvert de quelques centimètres d'eau. L'eau, préalablement soumise à l'ébullition et refroidie, assure un peu plus longtemps l'effet utile ; en renouvelant cette eau chaque jour, et en l'entretenant en couche assez épaisse, on conserve facilement pendant huit ou douze jours le beurre frais, que l'on doit d'ailleurs consommer par couches horizontales qui renouvellent chaque fois la superficie.

M. Bréon est parvenu à perfectionner ce procédé et à l'appliquer aux opérations commerciales : il lui a suffi pour cela de substituer à l'eau simple de l'eau très-légèrement acidulée, soit au moyen d'un mélange qui consiste en six grammes d'acide tartrique et six grammes de bicarbonate de soude par litre, soit avec trois grammes environ d'acide acétique ou tartrique.

La motte de beurre, entourée de ce liquide, qui ne forme guère plus d'un ou deux dixièmes du volume total, est renfermée dans un vase cylindrique en fer-blanc, dont on soude le couvercle.

Au bout de deux mois, par une température de 15 à 20°, le beurre ainsi préparé avait conservé toute sa fraîcheur. S'il ne s'agissait que de garder ce produit sans le transporter, on pourrait se servir d'un vase en poterie ou en verre, dont on fermerait exactement le couvercle, en collant une ou deux bandes de papier sur le joint.

On peut garantir plus longtemps le beurre fin d'altération spontanée, en lui enlevant le plus possible, par des lavages à l'eau fraîche renouvelés, les parties laiteuses interposées ; mais alors la saveur agréable particulière au beurre frais diminue. On pétrit ensuite le beurre bien égoutté avec quatre ou huit pour cent de son poids de sel blanc et sec en poudre fine. On le foule alors exactement, et de façon à éviter les vides où l'air se logerait, dans des pots en grès neufs ou parfaitement propres ; on recouvre la superficie d'une rondelle de linge à tissu clair, sur laquelle on place une couche de sel blanc dépassant un peu les bords ; on recouvre le tout avec une toile serrée, qu'on assujettit avec une ligature.

Lorsque l'on entame un de ces pots, après avoir enlevé la couche superficielle de sel marin, on doit avoir le soin de prendre le beurre par couches horizontales, qu'on recouvre d'eau comme nous avons dit pour le beurre frais, afin d'éviter le contact de l'air.

En Écosse, on ajoute à la salure une petite quantité (un tiers ou un quart) de sucre, ce qui permet de diminuer la dose de sel, et laisse au mélange une saveur plus douce.

Beurre fondu et graisse.

Une des anciennes méthodes usitées pour la conservation du beurre consiste à le faire chauffer à feu nu, ou mieux encore au bain-marie, à la température voisine de l'eau bouillante (100°), jusqu'à ce que l'air interposé, se dégageant, ait amené à la superficie une partie de la matière caséeuse coagulée, qu'on enlève à l'écumoire, tandis que l'eau et le surplus des matières azotées se déposent au fond du vase. On voit que, par ce moyen, l'eau, les ferments et l'air se trouvent éliminés; si alors on décante le beurre liquide pour en remplir des vases en grès très-propres et secs que l'on recouvre, après qu'il est figé, d'une couche de sel, puis d'un couvercle fermant bien, ou d'un parchemin tendu par une ligature solide, on aura satisfait aux conditions d'exclusion de l'eau, de l'oxygène de l'air et des substances azotées, agents principaux de la fermentation qui ferait rancir le beurre. On parvient aisément par ce moyen à conserver d'une année à l'autre le *beurre fondu*. Ce beurre est propre à diverses préparations culinaires faites à chaud, mais sa saveur est bien moins agréable que celle du beurre frais ou légèrement salé, que l'on préfère à juste titre lorsqu'on se propose de le consommer sans le faire chauffer.

Falsifications du beurre.

Les beurres sont bien plus fréquemment dépréciés en raison de la qualité inférieure du lait ou de la crème d'où ils sont extraits que par toute autre cause; et nous avons dit plus haut, en parlant du lait, les circonstances relatives à la nourriture, aux races des vaches, à l'état de santé de ces animaux, qui exercent les principales influences à cet égard.

Une autre altération en quelque sorte naturelle du beurre dépend de la fermentation spontanée du sérum interposé dans la crème et dans le beurre, ou même des végétations ou moisissures développées, soit dans ces matières, soit plus particulièrement dans les barattes où le battage s'opère, et qui, pendant les intervalles entre les opérations, restent humides et imprégnées de liquides chargés de substances organiques.

A l'aide des soins convenables de nettoyage, on parvient à éviter ce dernier effet, qui pourrait communiquer au beurre une saveur de *moisi* fort désagréable.

Cependant certaines fraudes ont parfois été pratiquées sur le beurre; il peut être utile de les signaler, en indiquant les moyens de les reconnaître.

On a trouvé des mottes plus ou moins volumineuses, dont toute la superficie offait une couche peu épaisse de beurre frais et de très-bonne qualité, tandis qu'à l'intérieur la plus grande partie de la masse était d'une qualité inférieure, quelquefois plus ou moins rance. Pour découvrir cette fraude, il suffit de prendre l'échantillon avec une sonde que l'on fait pénétrer jusqu'au centre de la motte, puis de déguster surtout la portion qui se trouve près du bout de la sonde, car c'est celle qui correspond au centre de la masse sondée.

On a quelquefois rencontré des beurres mélangés avec de la pomme de terre cuite écrasée et passée au travers d'un tamis métallique. Cette sorte de falsification est facile à constater : il suffit, en effet, de remplir aux deux tiers, avec le beurre soupçonné, une éprouvette ou un tube en verre fermé d'un bout.

On place ce tube dans une cafetière remplie d'eau ou dans tout autre vase facile à échauffer ; on chauffe peu à peu l'eau de ce bain-marie jusques à 50° : à cette température, que l'on doit soutenir, le beurre devient complétement liquide, et bientôt la pulpe de pomme de terre se précipite au fond du vase, comme le ferait d'ailleurs toute autre substance étrangère, telle que la craie ou la fécule, plus lourde que la matière grasse liquéfiée.

Le volume occupé au fond du vase par la pomme de terre précipitée ainsi donne une idée de la proportion qui se trouvait dans le mélange ; on pourrait la déterminer exactement en décantant le beurre liquide, puis en délayant le dépôt dans l'essence de térébenthine, qui dissoudrait le beurre et laisserait la pomme de terre intacte : celle-ci pourrait être recueillie sur un filtre, ou dans une chausse de laine au travers de laquelle l'essence, entraînant le beurre dissous, passerait facilement.

On séparerait d'une manière plus simple encore les matières plus lourdes que le beurre, en le faisant fondre dans de l'eau tiède (ou maintenue à 50° environ, au bain-marie, pendant une heure) ; on laisserait refroidir en repos. Les matières plus lourdes étant alors tombées au fond de l'eau, il serait facile de les reconnaître, et la perte de poids que le beurre aurait éprouvée indiquerait la proportion de matières étrangères que renfermait le mélange.

Les mêmes moyens pourraient être employés avec succès pour constater la présence des matières étrangères semblables, qui parfois ont été mélangées avec de la graisse de porc ou quelques autres substances grasses comestibles.

Huiles d'olive, d'œillette, de noix.

L'huile d'olive bien préparée, extraite à froid et sans fermentation, est sans contredit la meilleure des huiles comestibles.

Suivant que les olives, fruits de l'*olæa europea* (ἐλαία), étaient plus ou moins mûres au moment de la récolte, la couleur et l'odeur de l'huile varient.

Les olives dont la maturité est incomplète donnent une huile légèrement verdâtre et douée d'une odeur de fruit prononcée ; quelques consommateurs la préfèrent.

L'huile provenant d'olives parvenues au terme de la

maturité convenable est jaune, douée d'une saveur douce, agréable; son odeur est à peine sensible.

L'huile d'olive du midi de la France, de la Provence notamment, offre en général les meilleures qualités comestibles. Elle est préférée, à juste titre, aux huiles des diverses autres provenances, à celles d'Italie, d'Espagne, de Grèce et des côtes d'Afrique. Cependant les olives récoltées dans certaines localités de l'Algérie, dont la température diffère peu de celle des environs d'Aix (Bouches-du-Rhône), donnent actuellement des huiles de très-bonne qualité.

Toutes choses égales d'ailleurs, l'huile de la meilleure qualité est celle qu'on obtient de la première expression à froid ; on la désigne sous le nom d'*huile vierge*. La seconde expression, qui s'opère à chaud, fournit une huile moins agréable au goût, moins fluide et plus disposée à devenir rance ; on en consomme une partie pour graisser les laines et pour adoucir les frottements dans les machines, ou pour la fabrication du savon.

Deux autres sortes sont obtenues, l'une en soumettant les tourteaux ou marcs au *rebroyage* et à la presse : on la nomme huile de *récense* ou *huile lampante*, et on l'emploie dans la fabrication des savons. L'autre, extraite des olives qui ont subi une fermentation plus ou moins forte, se nomme *huile tournante ;* on peut la faire entrer dans la composition des savons, ou s'en servir dans la teinture du coton en rouge d'Andrinople.

Des qualités inférieures dans ces diverses préparations résultent de l'emploi d'olives trop mûres, plus ou moins détériorées par les attaques des insectes, par la *pourriture*, ou par un chauffage trop énergique.

Altérations naturelles ou spontanées des huiles.

Nous venons d'indiquer les altérations plus ou moins graves qui tiennent à certaines circonstances relatives à la récolte, à la fabrication et au fractionnement des produits qui fournissent les différentes sortes d'huiles ; les autres altérations naturelles dépendent, en général, du temps et de l'action de l'air atmosphérique que les huiles absorbent à la longue, et qui les rendent plus visqueuses ou moins fluides. Dans ces conditions, l'oxygène de l'air absorbé détermine la formation d'un ferment en agissant sur la matière azotée contenue en minime proportion dans l'huile ; une sorte de fermentation, ainsi excitée, produit la rancidité, qui augmente graduellement. On comprend donc sans peine la cause de l'altération spontanée des huiles et la défaveur qui s'attache aux produits les plus anciens ; les huiles dites de l'année ou de la dernière récolte sont généralement meilleures et justement préférées.

Composition de l'huile d'olive.

L'huile obtenue dans les meilleures conditions renferme deux matières grasses unies ensemble : l'oléine, qui est fluide aux températures ordinaires, et la margarine, qui est solide ou consistante dans les mêmes circonstances. L'ensemble peut prendre une consistance de graisse à la température de 6 ou 8° au-dessus de zéro. Cette huile contient, en outre, une matière colorante jaune, une substance aromatique, des traces de matières azotées neutres.

La composition chimique des huiles d'olive plus ou moins altérées est presque la même ; cependant elles diffèrent par l'altération même des matières azotées, la disparition partielle de l'arome, la présence de principes à odeur désagréable, enfin par les caractères principaux de la rancidité et d'une acidité notable.

Falsifications.

On falsifie le plus ordinairement l'huile d'olive en la mélangeant avec l'huile de pavot ; cette huile de graines, plus connue sous le nom d'huile d'œillette, est l'une de celles que l'on se procure le plus facilement, à bon marché, dans le commerce, et qui ont le moins de saveur caractéristique. On se sert parfois aussi, pour ce mélange, des huiles récentes de navette, de faîne, de noix et de sésame. Aucune de ces huiles n'est assimilable à l'huile d'olive, ni pour l'arome ni pour la saveur; elles ont d'ailleurs l'inconvénient de rancir plus vite, et alors de communiquer au mélange un goût désagréable très-prononcé.

Moyens d'essai.

Le moyen le plus simple et souvent le meilleur consiste dans l'appréciation attentive et comparée, s'il se peut, avec une bonne qualité d'huile pure, de l'odeur et de la saveur de l'huile soupçonnée. Les personnes exercées à cette sorte de dégustation ne s'y trompent guère.

Les procédés scientifiques imaginés par les chimistes sont pour la plupart trop compliqués pour devenir usuels; quelques-uns cependant sont d'un usage facile. L'un des plus simples consiste à soumettre l'huile au refroidissement : en effet, l'huile d'olive pure devient blanchâtre, opaque et consistante à une température de 6 à 8° *au-dessus de zéro*, tandis que l'huile d'œillette ne se congèle, en prenant un aspect et une consistance semblables, qu'à une température plus basse de 15 ou 20°, c'est-à-dire seulement de 8 à 12° *au-dessous de zéro*. Les mélanges des deux huiles, selon les diverses proportions, se congèlent à des températures intermédiaires qui peuvent donner des indices. A la vérité, lorsque la proportion d'huile d'œillette est faible dans le mélange, on ne peut plus se fier à cet essai.

M. Lefebvre, en se fondant sur ce fait que l'huile d'olive est plus légère que les huiles avec lesquelles on la mélange, a construit un aréomètre qui indique les fraudes. Il n'est pas plus difficile d'en faire usage que des aréomètres spéciaux si usuels, qui servent à reconnaître la force ou la densité des alcools, de l'ammoniaque, des sels, des acides et des sirops. M. Lefebvre a même reconnu qu'un mélange d'huile d'olive et d'huile d'œillette, abandonné au repos pendant huit ou dix jours, laisse les deux huiles se séparer sensiblement : la plus lourde, ou l'huile d'œillette, occupe le fond du vase, tandis que l'huile d'olive, plus légère, surnage. On pourrait donc, en opérant ainsi à la température où ces huiles restent fluides, soutirer à part un échantillon de l'huile de la partie inférieure, et un autre échantillon de l'huile surnageante, et soumettre ensuite les deux échantillons à un refroidissement de 6° au-dessus de zéro [1]; on remarquerait dans une des huiles les signes de la congélation, tandis que l'autre resterait fluide.

Les densités des huiles d'olive et d'œillette étant de 917 et 925 (c'est-à-dire que 1 litre de la première pèse

---

1. Il est très-facile de faire cet essai : en hiver, l'eau exposée à l'air extérieur est souvent à une température égale ou inférieure à 6 degrés. Un mélange de cette eau avec de l'eau à 12 ou 15°, telle qu'elle se trouve dans l'intérieur des habitations, donne bientôt la température voulue ; en été, un morceau de glace suffirait pour abaisser à 6° la température de 16 à 22° que l'eau offre ordinairement. On plongerait ensuite dans cette eau les deux échantillons d'huile, contenus chacun dans un petit tube en verre.

917 grammes, et que 1 litre de la seconde pèse 925 grammes, tandis que 1 litre d'eau pèse 1000 grammes), M. Lefebvre construit son *oléomètre* (aréomètre à huile) de manière que, pour la température de 15° du thermomètre centigrade, l'instrument plongé dans l'huile d'olive marque 17°, et que, plongé dans l'huile d'œillette, il marque 25° ; la différence entre les deux degrés étant 8, M. Lefebvre en conclut que, si l'huile est mélangée d'œillette, 18° (ou 1 degré de plus que 17) indiqueront le mélange de $\frac{1}{8}$ d'œillette ; 19° (ou 2° de plus que 17) indiqueront $\frac{2}{8}$ ou $\frac{1}{4}$; 20° (ou 3° au delà de 17), $\frac{3}{8}$; enfin 21° (ou 4° de plus que 17) signaleront la présence de $\frac{4}{8}$, ou le mélange de 50 pour 100 d'huile d'œillette.

Si le mélange qui a pour base l'huile de sésame, moins lourde que l'huile d'œillette, marque 23 (ou 923), la différence entre 17 et 23 serait 6 ; en sorte que 1 degré au-dessus de 17 indiquerait le mélange de $\frac{1}{6}$; 2 degrés représenteraient $\frac{2}{6}$, 4°, $\frac{4}{6}$, etc.

L'huile de l'arachide (*arachis hypogea*), ayant la même densité que l'huile d'olive, ne peut être reconnue par ce moyen. On distingue son mélange à la saveur de haricot qu'elle répand dans la bouche, à la limpidité qu'elle conserve dans les couches supérieures du liquide, tandis qu'un dépôt grumeleux se forme lorsque sa température est abaissée à 6° au-dessus de zéro. Dans les mêmes circonstances, l'huile d'olive pure se prendrait en masse blanchâtre opaque.

Huile de pied de bœuf et de mouton.

Sous ce nom, on désigne l'huile que l'on extrait, au moyen de l'ébullition dans l'eau, des tissus adipeux contenus dans les os de la jambe et du pied des bœufs et des moutons. Cette huile peut être chauffée plus longtemps et un plus grand nombre de fois que les autres sans être altérée sensiblement : aussi est-elle très-avantageusement employée pour faire les fritures, lorsqu'elle a été soigneusement préparée avec des *abats* bien frais.

Effet des matières grasses dans l'alimentation.

La présence des matières grasses dans nos aliments contribue à rendre leur saveur plus agréable, leur consistance moins ferme et parfois émulsive. Dans l'acte de la digestion, émulsionnées d'abord par un liquide spécial (le suc pancréatique), elles éprouvent une sorte de combustion humide qui produit de l'eau, du gaz acide carbonique, et fournit en même temps de la chaleur utile à l'entretien de la température du corps. Une partie de ces matières concourt à former la sécrétion des substances grasses modifiées qui entretiennent ou accroissent les dépôts contenus dans nos tissus adipeux. Enfin, dans une foule d'opérations culinaires, l'emploi des substances grasses (beurre, huiles végétales et animales, saindoux, etc.) est utile, en outre, pour prévenir une adhérence aux parois des vases qui déterminerait une sorte de caramélisation, ou ferait, comme on le dit vulgairement, *brûler* les mets[1].

Conserves à l'huile.

L'huile d'olive s'emploie avec succès pour conserver différentes substances comestibles qu'elle préserve du contact de l'air : les olives, le thon, les sardines par exemple.

1. Voy., chap. XVI, la théorie de l'alimentation normale et le complément relatif au rôle des matières grasses dans l'alimentation de l'homme et de différents animaux.

On assure mieux encore la conservation en traitant ces préparations suivant la méthode d'Appert perfectionnée.

Sardines.

Une des plus importantes parmi ces préparations alimentaires a pour but d'utiliser le produit des pêches très-abondantes de sardines, qui occupent des milliers de personnes sur les côtes de nos départements de l'ouest. C'est une industrie très-digne d'intérêt, surtout en ce moment où la production générale des subsistances se trouve au-dessous des besoins de la consommation, et détermine l'élévation graduelle des prix.

Voici comment on procède à la préparation des *sardines à l'huile*.

Aussitôt que les produits de la pêche arrivent, on enlève les têtes et les intestins, puis, sans perdre de temps, on les saupoudre de sel (de 8 à 12 kilog. pour 1000 sardines, suivant la grosseur); une ouvrière peut en traiter ainsi un millier par heure. Après un contact de douze heures avec le sel, on procède au lavage, qui se fait de préférence avec l'eau de mer [1].

Les sardines sont aussitôt soumises au séchage, étendues sur des claies ou des grillages en fil de fer, soit à l'air libre, si le temps le permet, soit dans des étuves à courants d'air chaud activés par une ventilation.

On soumet alors les sardines à la cuisson; les nouveaux moyens en usage consistent à les disposer debout sur des grils, afin de les immerger simultanément dans l'huile chauffée à 230°, deux ou trois minutes, suivant leur volume.

---

1. Souvent, afin d'éviter toute altération, on sale les sardines aussitôt débarquées, et, douze heures après, on étête, on vide, on lave, etc.

Les sardines cuites sont immédiatement placées horizontalement dans des boîtes en fer-blanc remplies le mieux possible, puis on les couvre d'huile, et il ne reste plus qu'à souder le couvercle et à plonger les boîtes dans un bain-marie chauffé à 100°, durant un espace de temps qui varie d'une heure et demie à deux heures et demie, suivant le volume des boîtes.

Certaines usines préparent ainsi 200 000 sardines en un jour. La consommation des sardines se généralise de plus en plus, même parmi les ouvriers : c'est un aliment salubre et peu dispendieux. Une boîte *triple* contenant 125 sardines, qui pèse net, huile comprise, 3 kilog., se vend 5 fr. et 6 fr. avec l'octroi dans Paris : 1 sardine coûte donc environ 4 centimes.

La boîte simple pèse......	1^k,120	ou net	1^k
La demi-boîte...........	0 ,560	—	0 ,500
Le quart de boîte........	0 ,300	—	0 ,250

Au nombre des avantages qu'offrent les conserves de sardines, il faut compter la marque nominative qui caractérise les produits de chacun des fabricants. Nulle part ailleurs, cette marque de fabrique ne donne de plus sérieuses garanties au public ; car les boîtes hermétiquement closes et soudées arrivent intactes entre les mains des consommateurs.

Ce sont donc bien réellement les produits tels qu'ils sortent des usines que le consommateur déguste et dont il peut directement apprécier les qualités. On comprend alors que chaque manufacturier fasse de constants efforts pour maintenir sa réputation et la vogue attachée à sa marque en assurant la bonne qualité de ses produits.

Mais, il faut bien le dire, cette garantie ne s'étend pas au delà d'un certain nombre de noms connus, et de temps à autre apparaissent des noms nouveaux dont il est prudent de se défier. Ce ne sont pas sans doute de nouveaux établissements qui surgissent ; les marques seules sont nouvelles ou pseudonymes ; elles déguisent plutôt qu'elles ne définissent les produits. Ceux-ci se composent en général de poissons moins beaux, cuits et couverts avec de l'huile d'œillette ou des mélanges de cette huile et d'huile d'olive, par conséquent de qualité inférieure ; il faudrait donc se garder d'accepter de confiance les boîtes quelconques, lors même que les formes et l'apparence des étiquettes auraient la plus grande ressemblance avec les formes et les étiquettes des meilleures maisons. On ferait sagement de s'en tenir aux marques de fabriques bien connues ; s'il se présentait de nouvelles marques, il conviendrait du moins de s'assurer que ces étiquettes appartiennent à une usine existante, dirigée par un manufacturier dont le nom ne fût point imaginaire.

On pourrait d'ailleurs s'assurer par quelques essais que l'huile contenue dans les boîtes offre les caractères propres à l'huile d'olive[1].

VI.

ALIMENTS SUCRÉS.

Matières sucrées. — Sucre de la canne, de la betterave, de l'érable, du palmier, etc. — Usages et propriétés du sucre. — Caractères qui distinguent les sucres bruts de la canne des sucres bruts de la betterave. — Sucres candis. — Altérations spontanées du sucre. — Falsifications du sucre. — Sucres et sirops de fécule ; sucre de raisin ou de fruits. — Miel. — Applications du miel. — Falsifications.

Dans toutes les plantes, on rencontre une ou plusieurs matières sucrées. L'une d'elles est constamment sécrétée dans le foie des animaux. Une substance analogue a été dernièrement observée dans le blanc d'œuf. La lactose ou lactine est le principe immédiat faiblement sucré qui se

1. Voy. chap. XVI la composition des sardines préparées ainsi.

trouve dans le lait des herbivores et des omnivores. Le miel est extrait des fleurs par les abeilles.

Ou connaît plusieurs espèces de matières sucrées, distinctes par leur saveur et par plusieurs autres de leurs propriétés; ce sont : le sucre de canne ou de betterave, la glucose, le sucre liquide et la lactose ou lactine [1].

Sucre de la canne, de la betterave, de l'érable. du palmier, etc.

Le sucre de canne, identiquement le même dans plusieurs végétaux ci-dessous indiqués, est de tous les sucres celui dans lequel réside la propriété sucrante la plus intense et la plus agréable à la fois ; c'est aussi celui qui donne les plus volumineux cristaux et qui se prête le mieux à une épuration complète.

Les cristaux du sucre pur sont blancs, diaphanes, à facettes dures et brillantes.

Les agglomérations de ces cristaux, mis sous la forme commerciale de pains coniques, offrent une dureté et une qualité sonore caractéristiques.

Les pains de sucre blancs doivent être exempts de toute odeur.

On a observé la présence du sucre non-seulement dans

1. Un cinquième principe immédiat sucré a été découvert par M. Pelouze dans les fruits du sorbier, et on le rencontrera sans doute dans d'autres végétaux.

Cette sorte de sucre, nommée sorbine, convenablement épurée, se présente en cristaux blancs, diaphanes, durs, plus ou moins volumineux. La sorbine, analogue à la glucose par sa composition élémentaire et par sa saveur, en diffère par ses formes cristallines, et surtout par sa résistance à la fermentation dans des circonstances où la glucose serait transformée facilement en alcool et en acide carbonique. Jusqu'à présent, d'ailleurs, la sorbine n'est pas un produit commercial; un principe analogue, l'inosite, se trouve dans la chair des animaux.

les tiges des cannes, mais encore dans les tiges des diverses espèces de plantes de la même famille, graminées, notamment dans celles du maïs, d'où on l'a extrait en grand dans certaines localités de la Louisiane, et d'une variété de sorgho (*sorghum saccharatum*). Le même sucre se rencontre dans les racines tuberculeuses des betteraves et des batates, dans les sucs séveux des palmiers et des érables, dont certaines espèces fournissent encore une portion, peu considérable, il est vrai, du sucre livré au commerce. Plusieurs fruits, notamment les melons, les châtaignes, les dattes, les noix de coco, le contiennent aussi.

La plus grande partie du sucre est extraite des cannes aux colonies, en Amérique et dans l'Inde, et des betteraves en Europe.

Usages et propriétés du sucre.

La consommation du sucre dépasse 10 millions de kilogrammes dans Paris, et s'élève à 120 millions de kilogrammes en France. Il s'en faut qu'elle soit arrivée à son terme chez nous, car on consomme plus du double de sel marin, c'est-à-dire au-delà de 240 millions, pour les usages alimentaires. Ce serait la proportion inverse qui devrait s'établir, et, dans ce cas, la consommation du sucre serait quadruplée ; elle atteindrait alors 480 millions, et représenterait 13 kilogrammes 333 grammes par individu. Ce serait moins encore qu'en Angleterre et en Écosse, où pour un habitant la moyenne de la consommation annuelle est de 16 kilogrammes. Le développement de la consommation du sucre en France est très-désirable, dans l'intérêt de la santé publique, surtout parmi les gens de la campagne, qui généralement en consomment très-peu, et pour lesquels cet aliment serait cependant le plus utile ; car il rendrait plus agréables, plus salubres et plus faciles à conserver divers fruits dans lesquels l'acidité domine, et qui contiennent d'ailleurs trop d'eau pour se garder longtemps sans altération. Facilement soluble dans les liquides sécrétés par les glandes salivaires, dans l'eau et dans toutes les liqueurs alcooliques potables [1], on peut l'employer pour sucrer une foule de préparations économiques.

Sans doute le sucre, pris isolément, ne saurait nourrir l'homme ni même un animal quelconque ; mais on peut dire que c'est un des aliments respiratoires [2] les plus propres à compléter et à améliorer les qualités digestives d'une foule de substances alimentaires.

Caractères qui distinguent les sucres bruts de la canne des sucres bruts de la betterave.

Si, comme cela est incontestable, le sucre complétement blanc et épuré est identiquement le même, qu'il provienne des betteraves ou des cannes, il n'en est plus ainsi tant que le sucre se trouve à l'état brut, c'est-à-dire mêlé à de petites quantités des matières sapides et odorantes propres aux sucs de chacune de ces plantes, appartenant à des familles différentes.

On le comprend sans peine lorsqu'on connaît la grande différence qui existe, sous le rapport de la saveur, entre le jus des cannes à sucre et le jus de la betterave. Celui-ci laisse un arrière-goût herbacé, sensiblement âcre et salé. Le suc de la canne est plutôt aromatique et d'une saveur franchement sucrée et agréable. Les altérations

---

1. 100 parties de sucre se dissolvent dans 33 parties d'eau à la température ordinaire, ou dans 16 environ, si on chauffe jusqu'à 100°.

2. On désigne ainsi les aliments capables de fournir dans les actes de la digestion et de la respiration un des éléments combustibles qui entretiennent dans l'économie animale la source de la chaleur et de la production de l'acide carbonique. (Voy. le chap. XVI.)

inévitablement produites dans le traitement manufacturier qui a pour but l'extraction du sucre ne font qu'accroître ces différences, de telle sorte que, notamment sous les influences combinées de la chaux, de la température et de l'air, les produits bruts, les cassonades, les sirops et les mélasses de la betterave, acquièrent une odeur désagréable plus prononcée, tandis que les sucres bruts, les sirops et les mélasses de la canne, conservent l'odeur agréable primitive, un peu modifiée, ayant quelque analogie avec celle du rhum. On peut donc livrer à la consommation une partie des produits bruts, sirops ou mélasses incristallisables, provenant de la canne à sucre, tandis que les produits analogues provenant des betteraves doivent subir un raffinage qui sépare les portions cristallisables, en les épurant le plus possible et en éliminant les matières étrangères solubles à l'état de mélasse convenable pour les distilleries.

Il est résulté de cette nécessité une grande amélioration dans les sucreries indigènes : en général, le raffinage s'y effectue directement aujourd'hui ; le sucre cristallisable est donc épuré en totalité méthodiquement, puis livré, à l'état blanc, en pains obtenus à moins de frais que par le raffinage secondaire qu'on leur faisait subir autrefois.

Il y a donc avantage pour le fabricant, qui réalise plus promptement de plus forts bénéfices, et pour le consommateur, qui, de son côté, paye un peu moins cher un produit plus blanc, plus pur, généralement plus convenable que tous les sucres bruts pour édulcorer les mets sans y introduire une odeur étrangère.

Sucres candis.

Des différences semblables se remarquent entre les qualités des sucres préparés sous la forme de cristaux volumineux, réguliers et transparents. Tant que le raffinage n'est pas poussé à son extrême limite, c'est-à-dire tant que pour obtenir des *candis* on a employé des sucres bruts, lors même que ces sucres auraient été claircés au point de paraître blancs, et à plus forte raison s'ils conservent une nuance jaunâtre, ils donnent, s'ils sont extraits de la canne, des candis à odeur aromatique agréable, ou au contraire, s'ils viennent de la betterave, des produits à odeur légèrement désagréable.

Les personnes peu habituées à déguster attentivement ces substances ne reconnaissent pas toujours ces différences; pour elles, la saveur sucrée domine toutes les autres et fait oublier la sensation de l'arome.

Certains consommateurs ne s'y trompent pas ; ce sont notamment les fabricants de vin de Champagne : et cela se comprend, car ils ont un grand intérêt à employer exclusivement le sucre candi provenant des cannes, préparé avec du sucre brut, et conservant une faible teinte jaunâtre ou *paille*. Ces candis ont une légère odeur aromatique qui contribue à former le bouquet agréable des bons vins mousseux.

Les candis de nuance semblable, provenant des sucres de betterave, communiqueraient aux mêmes vins un goût sensiblement désagréable, de nature, en tous cas, à détériorer le bouquet au lieu de l'améliorer.

Quant aux sucres candis très-blancs obtenus en employant comme matière première le sucre blanc en pains bien raffinés, il est inodore et incolore : il n'est plus possible de distinguer son origine, indigène ou exotique.

Altérations spontanées du sucre.

Durant les longs transports, et surtout par des températures élevées, il se développe dans les sucres bruts plus ou moins humides des fermentations alcooliques et acides qui en modifient l'odeur et la saveur; ces altérations spontanées rendent incristallisable une petite quantité, quelquefois plusieurs centièmes du poids du sucre. Les détériorations accidentelles de ce genre sont assez fréquentes, et nuisent surtout aux intérêts des raffineurs.

Quant aux sucres raffinés en pains, ils retiennent parfois une légère proportion de sirop incristallisable, qui attire l'humidité de l'air et peut faire désagréger les pains; ceux-ci alors se déforment et tombent en poudre humide.

Une autre détérioration des mêmes sucres se manifeste parfois durant les chaleurs des mois de juillet et d'août; elle résulte du développement de champignons microscopiques, dont la végétation, imperceptible d'abord, creuse à la surface des pains de sucre un grand nombre de petites cavités offrant alors la couleur grise-brune ou rosée qui caractérise plusieurs variétés de ces sortes de *parasites*. Cet accident, dont j'ai reconnu la cause, s'est manifesté sur les sucres en pains dans plusieurs raffineries ou magasins en France, en Hollande, et très-probablement dans différentes autres contrées, où cette altération a pu passer inaperçue. Les pains de sucre ainsi tachés ont occasionné des dommages notables aux industriels, qui ont été obligés de les *refondre* et de les raffiner une deuxième fois; mais on n'a constaté aucun inconvénient résultant de leur consommation.

Falsifications du sucre.

A différentes époques on a trouvé dans le commerce des sucres falsifiés, surtout des cassonades et du sucre en poudre : les principaux mélanges contenaient, en différentes proportions, du sucre de fécule (glucose ou fécule de pomme de terre) ou du sucre de lait (lactose).

La falsification avec le sucre de fécule, lorsqu'elle s'opère en proportions notables, se reconnaît et s'apprécie facilement dans tous les laboratoires de chimie, soit à l'aide du saccharimètre optique de M. Biot, soit par la méthode de M. Péligot. Cette dernière méthode consiste en une saturation à l'acide sulfurique qui se fait après la combinaison à froid du sucre avec de la chaux, et qui se répète après l'ébullition d'une autre partie du même liquide. La différence entre les quantités d'acide nécessaires à la saturation avant et après l'ébullition indique les proportions de glucose.

Un autre procédé, dû à M. Frommerhz et rendu plus pratique par M. Barreswill, consiste dans l'emploi d'un réactif, tartrate de cuivre et de potasse, dont la solution bleue est immédiatement décolorée à chaud par le sucre de fécule, tandis qu'elle n'éprouve pas de changement de la part du sucre de canne ni du sucre de betterave.

Enfin j'ai indiqué un moyen simple employé dans la plupart des raffineries, et qui consiste à laver le sucre brut ou la cassonade avec de l'alcool à 85 degrés, légèrement acidulé par cinq centièmes d'acide acétique et saturé de sucre candi. Ce liquide dissout le sucre de fécule et le sucre incristallisable, tandis qu'il n'attaque pas les cristaux de sucre de canne ou de betterave.

Quelque simples et faciles que soient ces procédés pour les manipulateurs habitués aux expériences de laboratoire, ils ne sont pas à la portée de tous les consommateurs. Ceux-ci donc, lorsqu'ils voudront savoir si un sucre est falsifié, feront bien de s'adresser aux chimistes, qui se rencontrent généralement aujourd'hui dans les laboratoires des cours d'enseignement, dans un grand nombre de fabriques et dans les pharmacies.

Il vaudrait souvent mieux en agir ainsi que de s'en rapporter à soi-même pour reconnaître la présence et les proportions du *sucre de lait* (lactose ou lactine) ou de la fécule mélangés avec les cassonades ; cependant les essais relatifs à ces sortes de falsifications sont réellement à la portée de tout le monde, du moins quant à la constatation même du fait, et sauf à recourir ensuite à un chimiste exercé pour déterminer les proportions du mélange.

Voici comment on reconnaît la présence du sucre de lait et celle de la fécule : on verse sur le sucre pulvérulent soupçonné de falsification, deux fois et demie son poids ou son volume d'eau-de-vie ordinaire ; en agitant pendant quelques minutes, on fait dissoudre la totalité du sucre, s'il ne contient pas autre chose que du sucre de canne ou de betterave (ou du même sucre extrait d'autres végétaux, voy. page 94). Si tout n'était pas dissous, on laisserait déposer le liquide, on le tirerait au clair, puis on agiterait le dépôt avec à peu près son volume d'eau-de-vie, et on laisserait déposer une seconde fois. Le liquide clair étant alors décanté (ou versé en inclinant par degrés le vase), on ajouterait sur le dépôt trois fois environ son volume d'eau, et l'on agiterait pour faciliter la dissolution : s'il était formé de sucre de lait, il ne se dissoudrait pas entièrement, à moins d'ajouter une seconde fois autant d'eau (trois fois son volume). En tout cas, la dernière solution serait très-peu sucrée.

Si le dépôt était de la fécule amylacée, ou même de la farine, il ne se dissoudrait ni dans trois fois ni dans six fois son volume d'eau ; après avoir ajouté cette dernière quantité, on chaufferait le mélange jusqu'à l'ébullition, en l'agitant, et dès lors il formerait un empois plus ou moins consistant et très-facile à reconnaître à son aspect. Si d'ailleurs on le laissait refroidir, il deviendrait plus ferme et conserverait sa consistance de gelée, lors même que l'on remplirait le vase d'eau froide ; enfin il prendrait une teinte bleue violette au contact d'une solution d'iode, qui, au contraire, ne changerait pas la couleur blanche du sucre pur.

Sucres et sirops de fécule; sucre de raisin ou de fruits.

Cette substance sucrée se prépare dans des fabriques spéciales où l'on saccharifie la fécule des pommes de terre, soit en la versant peu à peu dans cinq fois son poids d'eau, acidulée par un demi-centième d'acide sulfurique et bouillante, puis en saturant l'acide par la craie, en filtrant et en faisant évaporer le liquide; soit en délayant la fécule dans six fois son volume d'eau froide avec 12 ou 15 centièmes de son poids d'orge germée séchée et mise en poudre (malt), puis en agitant continuellement et en chauffant le mélange au bain-marie jusqu'à 75 degrés environ pendant trois heures, pour filtrer alors et faire évaporer en sirop[1] le liquide clair.

Les sirops et les sucres ainsi préparés se mélangent avec les mélasses de raffinage des sucres destinés à la consommation usuelle en Alsace, à la fabrication du pain d'épice, etc. Les brasseurs s'en servent pour remplacer en partie l'orge dans la fabrication de la bière; ils rendent ainsi cette boisson un peu plus alcoolique après la fermentation et plus facile à conserver.

La qualité des sirops de fécule est d'autant plus estimée que leur coloration est moindre à densité égale (celle-ci est ordinairement équivalente, dans les usages commerciaux, à 33°, 36° ou 40° de l'aréomètre Baumé), que leur saveur est plus franche, c'est-à-dire plus exempte de mauvais goût, et plus sucrée.

On ne falsifie guère les sucres ni les sirops de fécule; car ces produits ont une valeur moindre que les autres

---

1. Voy. les détails de ces procédés de saccharification dans le *Précis de chimie industrielle*, 3ᵉ édition, 2 vol. in-8°. L. Hachette et Cie.

substances sucrées (sucre de canne ou de betterave, miels et sirops de raisin).

Depuis quelques années on prépare, avec les mélasses décolorées par une filtration sur le noir animal et mélangées aux sirops blancs de fécule, des sirops économiques plus agréables que les deux produits pris isolément et non épurés. On apprécie la valeur de ces nouveaux produits commerciaux en raison de leur qualité sucrante, exempte de saveur étrangère, et de leur faible coloration ; ils s'emploient dans la préparation de divers mets sucrés, des confitures, des sirops communs et des liqueurs.

Ces sirops ressemblent beaucoup aux *sirops de raisin* que l'on a préparés autrefois en grandes quantités pour remplacer en partie le sucre de canne, dont le prix était très-élevé à cette époque (de 1810 à 1813), et que l'on pourrait préparer encore avec quelque avantage dans les contrées viticoles, lorsque les années seraient plus abondantes qu'elles ne le sont depuis 1849.

Le sirop de raisin est un mélange de sucre de fruits et du même sucre devenu cristallisable, très-analogue au sucre de fécule (glucose). Cette transformation en glucose cristallisable se complète à la longue ; mais ni le sucre de raisin modifié ni le sucre de fécule ne peuvent remplacer à poids égal le sucre de canne ou de betterave, car celui-ci est deux fois et demie plus sucré et trois fois plus soluble dans l'eau.

Miel.

Le miel est déposé par les abeilles (*apis mellifica*) dans les ruches, où des cellules nombreuses, formées d'une pellicule légère de cire, ont été disposées par les mêmes insectes pour recevoir et conserver, à leur usage, la substance sucrée dont l'homme s'empare.

Quelles que soient les modifications que les abeilles puissent faire subir aux matériaux recueillis par elles sur les plantes, toujours est-il que le miel varie dans ses qualités, par son arome et par plusieurs autres propriétés, suivant la nature des fleurs qui le fournissent, et aussi suivant que le climat et le sol exercent une influence plus marquée sur les sécrétions de l'organisme végétal.

Qui ne reconnaîtrait combien les qualités du miel sont dépendantes de la flore des différentes contrées, en voyant le mont Ida en Crète, les environs de Narbonne, où abondent les labiées et autres plantes odorantes, la vallée de Chamouny, qui semble une corbeille de fleurs parfumées au milieu des neiges des hautes Alpes, fournir des miels de première qualité, exhalant une odeur suave et doués d'une saveur très-agréable ; le Gâtinais, où les grandes cultures de safran et de nombreuses plantes en fleur offrent un doux et riche butin aux abeilles, donner un miel de très-bonne qualité, mais moins aromatique que les précédents ; tandis que dans d'autres localités, comme en Bretagne, où dominent les cultures de sarrasin, au delà desquelles on ne rencontre que des bruyères à fleurs dépourvues d'odeur, le miel est de médiocre et parfois de très-mauvaise qualité ?

Cette influence directe des propriétés des plantes sur la qualité des miels devient encore plus évidente lorsqu'on se rappelle les observations de Tournefort relativement aux propriétés délétères du miel que les abeilles récoltent sur les fleurs d'une plante (*Azalea pontica*) également malfaisante, qui croît sur les montagnes avoisinant Trébizonde et sur les bords méridionaux du Pont-Euxin.

Dans son voyage au Brésil, Auguste Saint-Hilaire éprouva les symptômes d'un empoisonnement après avoir mangé du miel extrait d'une plante de la famille des apocynées par une espèce de guêpe désignée sous le nom de *lechenagua*.

La plupart des miels ont des propriétés laxatives légères, quelquefois assez prononcées.

Parmi les différentes sortes de miels comestibles désignés sous la dénomination de miels *vierges*, les meilleurs sont recueillis par un simple égouttage des rayons. Ceux que l'on obtient ensuite à l'aide de la pression ou même de la chaleur se trouvent mêlés avec les produits liquides de couvains ou d'insectes restés dans les cellules céreuses et exprimés en même temps que le miel. Souvent ces derniers ont contracté une coloration plus foncée et une saveur désagréable.

La composition des miels est assez complexe et variable : on y trouve du sucre cristallin (glucose) semblable au sucre de fécule, un autre sucre transformable en glucose par les acides, un sucre liquide incristallisable, enfin, d'après M. Dubrunfaut, une petite quantité de sucre de canne dissous, qui se transforme spontanément en glucose sous l'influence d'un ferment également contenu dans le miel ; on a constaté, en outre, la présence de la mannite (matière sucrée que l'on peut extraire aussi de la manne, du céleri-rave et de quelques sucs fermentés), de deux acides organiques, de substances aromatiques d'une matière colorante jaune, enfin de substances grasses et de principes azotés.

Applications du miel.

Le miel s'emploie comme matière sucrante dans une foule de préparations alimentaires ou pharmaceutiques ; ses qualités légèrement laxatives ou émollientes le font préférer aux autres produits sucrés pour édulcorer certaines tisanes. Il est utilisé dans la confection de pains d'épice spéciaux, dits de Reims, offrant une nuance plus pâle que ceux qu'on obtient en employant la mélasse du sucre de canne, et doués d'un arome particulier qui rappelle l'odeur plus ou moins aromatique des différents miels. Il entre aussi dans la composition de l'hydromel et de quelques liqueurs alcoolisées. Enfin, on s'en est servi avec avantage pour remplacer une partie du moût d'orge ou des autres matières sucrées dans la fabrication de la bière.

Falsifications.

La principale falsification que l'on ait fait subir au miel a consisté dans son mélange avec le sirop de fécule liquide ou de consistance pâteuse. La saveur du miel ainsi falsifié est moins douce, moins agréable, et souvent l'arome est changé au point de rendre la fraude facile à reconnaître ; on y parviendrait d'ailleurs en employant les réactifs (sels et composés solubles de baryte) qui décèlent la présence des sulfates ou de l'acide sulfurique ; car les sirops et les sucres de fécule sont ordinairement préparés avec l'acide sulfurique, que l'on sature par la craie : ils retiennent dans ce cas des traces sensibles de sulfate de chaux.

Si le sirop (glucose) avait été préparé avec l'orge germée (ou la diastase), la saveur et l'arome seraient bien moins altérés, et le mélange plus difficile à reconnaître ; mais aussi il n'aurait que fort peu ou pas d'inconvénients.

On a quelquefois, mais rarement, falsifié le miel en y ajoutant une certaine quantité de fécule, ou bien des pommes de terre ou des châtaignes cuites et réduites en une sorte de purée épaisse. Ces fraudes se reconnaissent aisément en faisant dissoudre le miel dans quatre ou cinq fois son volume d'eau froide ; les substances ajoutées, étant insolubles et plus pesantes que le liquide, se séparent en se précipitant au fond du vase. On pourrait les recueillir sur le filtre, les laver avec un excès d'eau, et constater approximativement leurs proportions, en les pesant lorsqu'elles auraient été bien égouttées.

VII.

ALIMENTS FÉCULENTS.

Fécules. — Arrow-root. — Tapioca. — Sagou. — Salep. — Altérations et falsifications. — Moyens de reconnaître les mélanges ou falsifications.

Fécules.

De même que les aliments sucrés fournissent une partie essentielle, mais non la totalité, des éléments de la nutrition animale, les diverses fécules, également composées de carbone, d'hydrogène et d'oxygène, sont aussi des aliments respiratoires. Ces aliments fournissent, après avoir subi une sorte de saccharification dans les voies digestives, le carbone, qui éprouve une combustion humide sous l'influence de l'air affluant vers le poumon. Ils concourent ainsi à développer la chaleur nécessaire à l'entretien de la température du corps, et s'exhalent à l'état d'acide carbonique gazeux et de vapeur d'eau pendant la deuxième phase de la respiration et par la transpiration cutanée.

La base de toutes les fécules alimentaires est l'amidon ou la fécule amylacée, offrant une identité complète dans sa composition chimique. On a trouvé en abondance ce principe immédiat dans les grains ou fruits des céréales (froment, seigle, maïs, orge, riz, avoine), dans les tubercules des pommes de terre, dans les châtaignes et les graines de légumineuses (fèves, pois, lentilles, haricots),

dans les racines tuberculeuses d'ignames et de batates,
dans les tiges souterraines du *maranta arundinacea*,
dans les tiges des palmiers, dans les bulbes d'orchis. La
plupart de ces produits végétaux employés comme aliments
renferment, en outre, des substances azotées, des matières grasses, des sels, qui peuvent jouer chacun un rôle
important dans l'alimentation. Mais, lorsque l'on a extrait à part la fécule amylacée et qu'on l'a soumise à des
lavages, elle n'offre plus sensiblement qu'un seul et même
principe immédiat, blanc, pulvérulent, composé comme
nous l'avons dit ci-dessus, différant toutefois, suivant les
plantes d'où il vient, par des quantités extrêmement faibles, à peu près impondérables, de substance odorante.
C'est ainsi, par exemple, que la fécule des pommes de
terre diffère des fécules exotiques extraites des racines et
des tiges ci-dessus indiquées, en ce que ces dernières sont
sensiblement exemptes d'odeur et ne peuvent en rien altérer la saveur ni l'arome des substances alimentaires
(bouillon, lait, beurre, etc.) avec lesquelles on les soumet
à la coction, notamment pour préparer certains potages.
La fécule des tubercules indigènes (tiges souterraines du
solanum tuberosum) est imprégnée d'une très-faible
quantité (la dix-millième partie de son poids environ)
d'une huile essentielle soluble dans l'eau et plus encore
dans les eaux alcalines ; cette essence est douée d'une
odeur désagréable, ainsi que les divers produits de sa
transformation.

Arrow-root.

L'arrow-root est la fécule obtenue, aux colonies et dans
l'Inde, en râpant les tiges souterraines ou rhizomes du
maranta arundinacea, ou les racines tuberculeuses de
batates ou d'ignames ; on tamise la pulpe avec un excès
d'eau, puis on laisse déposer le mélange liquide tamisé,

on décante l'eau surnageante et l'on fait égoutter et sécher
le dépôt, c'est-à-dire la matière féculente passée au tamis.

Tapioca.

Ce produit ne diffère du précédent que par suite du
mode de séchage. On chauffe un peu au delà de la température de l'eau bouillante une plaque bien lisse en
cuivre ou en fer étamé. La fécule est projetée très-humide
sur cette plaque et en petites masses, après avoir passé
au travers d'une passoire ou d'un tamis. Chacune des
petites masses chauffée brusquement ainsi se change en
une sorte d'empois consistant qui est ensuite desséché.
Toute la substance est alors formée de grumeaux durs,
blancs, translucides ; on les fractionne suivant différentes grosseurs en les passant au travers de tamis à tissu
plus ou moins serré. La forme granuleuse se conserve
lorsque l'on soumet le tapioca, gros ou fin, à la coction
dans un liquide bouillant (bouillon, lait ou eau et beurre).
Les granules irréguliers se gonflent en absorbant l'eau,
et alors ils deviennent tendres et translucides.

Sagou.

Cette substance alimentaire, commerciale, exotique,
composée de grains arrondis comme autant de sphéroïdes
ou très-petites boules, se prépare dans les lieux de production, en employant comme matière première la fécule
extraite de la moelle du *cycas circinalis*, de la famille
des cycadées, végétaux ayant le port des palmiers. Mais
on peut obtenir et l'on obtient effectivement des produits
de formes et de nuances semblables en traitant de la
même manière la fécule des pommes de terre : on fait passer cette fécule, très-humide (contenant environ 50 d'eau

pour 100), en la pressant avec un tampon de bois, au travers d'une passoire ; elle se trouve ainsi moulée sous la forme de courts cylindres de 2 à 4 millimètres de diamètre. La masse, ainsi divisée, est mise avec précaution dans un vase cylindrique que l'on fait tourner lentement pendant cinq ou dix minutes ; les petits morceaux cylindriques de fécule humide, en roulant les uns sur les autres, s'arrondissent ; on les place doucement sur un tamis que l'on échauffe pendant une minute à 100° en le tenant au-dessus de la vapeur d'eau, puis on les porte aussitôt dans une étuve à courant d'air, où les petites boules achèvent de prendre une consistance solide par la dessiccation. Suivant que l'étuve est chauffée à 100° ou à 200°, ces petites boules restent blanches ou prennent une teinte jaune qui caractérise le sagou blanc et le sagou *jaune* ou *rosé*. Ces produits, soumis à la coction dans les liquides alimentaires (bouillon, lait, eau et beurre), absorbent de l'eau, se gonflent et forment des globules mous et translucides.

Salep (ou salep de Perse).

Cette matière féculente n'est autre chose que les petits tubercules d'orchis épluchés, lavés à l'eau bouillante et desséchés. De nombreuses espèces d'orchis (*masculæ*) produisent ces petits tubercules, qui viennent de l'Asie Mineure et de la Perse : leur forme est arrondie, ellipsoïdale, un peu déprimée, souvent bifurquée ; ils sont durs, un peu translucides, blanchâtres ou jaunâtres ; leur odeur, plutôt agréable, est à peine sensible, et leur saveur rappelle celle de la gomme adragant.

Sous le microscope, chacun pourra reconnaître, ainsi que je l'ai constaté le premier, je crois, que leur tissu cellulaire est formé de grandes cellules renfermant une sub-

stance mucilagineuse. Entre ces grandes cellules, les intervalles sont constitués par des cellules irrégulières,
étroites, aplaties ou triangulaires, suivant les contours
des grandes cellules qu'elles enveloppent de toutes parts,
offrant en plusieurs points l'apparence de méats inter-
cellulaires élargis ; les petites cellules sont remplies de
fécule amylacée en granules arrondis. Les tissus de toute
la racine tuberculeuse contiennent en outre une petite
quantité de substance azotée, de matières grasses, aromatiques, et de composés salins.

La préparation du salep destiné à confectionner des
potages est très-simple : il suffit, en effet, de broyer les
tubercules et de passer la substance écrasée au travers
de tamis plus ou moins serrés, selon qu'on se propose
d'obtenir une poudre granuleuse plus ou moins fine.

Le salep en poudre, délayé dans les liquides alimentaires et chauffé jusqu'à l'ébullition, se gonfle beaucoup
et se dissout partiellement : il donne au mélange une
consistance mucilagineuse et douce ; il lui communique
un léger arome à peine sensible, et qui ne peut, en tout
cas, qu'ajouter à la saveur agréable de la substance nutritive. Sa composition à la fois féculente et mucilagineuse permet d'expliquer aisément les effets dont nous
venons de parler, qui rendent très-agréables au goût et à
l'œil les potages et les bouillies épaisses au salep, mets
en grande faveur chez les Orientaux ; mais cette composition ne saurait rendre compte des propriétés attribuées
au salep comme analeptique ou capable de restaurer les
forces épuisées. Cette croyance repose sur un préjugé qui
s'est répandu en Europe et que les annonces pompeuses
des charlatans ont entretenu.

Ce préjugé pourrait avoir des conséquences fâcheuses
en inspirant une confiance trompeuse dans une alimentation insuffisante, non-seulement pour rétablir et res-

taurer un tempérament affaibli, mais même pour entretenir une santé robuste ; il contribuerait ainsi à prolonger l'état de débilité qu'une alimentation complète, graduée suivant le développement des forces digestives, aurait pu faire cesser plus ou moins promptement.

Falsifications.

On est parvenu à imiter le salep naturel en mêlant avec la fécule ordinaire une petite quantité de gomme adragant et de gomme arabique pulvérisées.

En général, on ne falsifie les substances féculentes exotiques qu'en y mélangeant, ou, plus ordinairement encore, en y substituant de la fécule de pomme de terre préparée comme nous l'avons dit ci-dessus ; le bénéfice que procure cette sorte de fraude est assez grand, puisque la fécule indigène, dont la valeur commerciale varie de 24 à 45 francs les 100 kilogrammes[1], donne à peu de frais un poids égal au sien de produit ressemblant à des substances exotiques, arrow-root, tapioca, sagou, dont le cours commercial est trois ou quatre fois plus élevé. Quant au salep de Perse pulvérisé, il revient chez nous à un prix qui représente six où huit fois la valeur vénale de la fécule de pomme de terre.

Nous devons ajouter que les fabricants consciencieux vendent sous les noms de *tapioca*, d'*arrow-root*, de *sagou* et de *salep*, *indigènes* ou *français*, des préparations obtenues en employant la fécule de pomme de terre : les prix de ces substances alimentaires étant intermédiaires entre ceux des substances exotiques et des produits indigènes,

---

1. Le prix s'en est élevé exceptionnellement l'année dernière jusqu'à 72 fr., par suite du déficit sur la récolte des tubercules. Cette année, par suite de la diminution d'intensité de la maladie spéciale des pommes de terre, le cours de la fécule est retombé à 50 francs.

les bénéfices peuvent être considérés comme licites, et les consommateurs dont le goût n'est pas assez délicat pour apprécier quelque différence dans la saveur réalisent alors une économie, sans éprouver une privation réelle.

Moyens de reconnaître les mélanges ou falsifications.

La présence de la fécule de pomme de terre peut se reconnaître à l'odeur spéciale qu'elle développe lorsqu'on la soumet à l'ébullition en l'agitant dans quinze ou vingt fois son volume d'eau. On rendrait le dégagement de cette odeur plus sensible en acidulant l'eau préalablement avec un demi-centième de son poids d'acide sulfurique.

Un procédé plus sûr consisterait à comparer entre elles les formes et les dimensions des substances féculentes exotiques avec celles de la fécule de la pomme de terre; les granules de cette dernière, généralement plus volumineux, plus arrondis, marqués chacun d'un trou circulaire (*hile*) et de zones concentriques plus prononcées, offrent des caractères qui ne permettraient pas à un œil exercé de les confondre avec les autres.

Une propriété curieuse du salep peut le faire distinguer de la plupart des mélanges qu'on y substitue : si l'on délaye une partie de salep véritable, en poudre, avec une partie de magnésie calcinée, dans cinq cents parties d'eau, que l'on fasse chauffer le mélange, en l'agitant, jusqu'à l'ébullition, on obtiendra une matière demi-translucide, qui, par le refroidissement et un repos de deux ou trois heures, se prendra en une sorte de *gelée opaline consistante*. Les fécules ordinaires des diverses plantes ne produiraient rien de semblable.

Il s'est parfois rencontré, dans le commerce, du tapioca contenant un peu d'oxyde de cuivre, par suite de quelque défaut de soin dans sa préparation, surtout durant le chauffage sur des plaques en cuivre. On reconnaîtrait aisément des proportions qui seraient capables de rendre l'aliment délétère, en délayant le tapioca dans du vinaigre (ou mieux dans de l'acide acétique faible) étendu de son volume d'eau, en laissant le mélange en contact à froid pendant une heure ou deux, en le faisant ensuite égoutter sur une toile. On obtiendrait ainsi un liquide que l'on pourrait partager en deux pour le soumettre aux épreuves suivantes : dans une des deux parties, on laisserait plonger le bout d'une lame de couteau qu'on aurait préalablement écurée en la frottant sur du grès en poudre ou sur un vase de grès. La lame immergée serait, après un quart d'heure, couverte d'une pellicule cuivreuse d'un jaune orangé ou rougeâtre, s'il y avait de l'oxyde de cuivre dans le tapioca essayé. Dans l'autre partie du liquide on verserait goutte à goutte de l'ammoniaque en léger excès, qui décèlerait la présence de l'oxyde de cuivre en déterminant une coloration en bleu indigo.

VIII.

CÉRÉALES.

Composition des céréales. — Blés.—Couscouss (ou couscoussou) des Arabes. — Farines de blés durs. — Farines de blés demi-durs. — Farines de gruaux blancs. — Qualités des farines. — Altérations des farines. — Falsifications. — Essai des farines. — Mélanges de fécule. — Mélanges de féveroles ou petites fèves. — Mélanges d'argile. — Seigle. — Orge. — Farine et gruau d'avoine. — Altérations spontanées. — Falsifications. — Maïs. — Farines de maïs. — Altération spontanée. — Riz. — Altérations spontanées.

Composition des céréales.

On désigne sous le nom de *céréales* plusieurs plantes alimentaires de la famille des graminées, qui se cultivent en grand. Parmi les substances tirées des végétaux, les grains ou fruits des céréales jouent le principal rôle dans l'alimentation des hommes.

Chacun se préoccupe avec raison tous les ans des récoltes en ce genre ; car elles peuvent, suivant les saisons, amener l'abondance ou la disette.

On ne se préoccupe pas au même degré des altérations spontanées des grains, parce que leurs inconvénients et leurs dangers se manifestent lentement et que les personnes qui en sont victimes n'en reconnaissent pas la cause. Aussi néglige-t-on en général les moyens que la science indique et que la pratique a vérifiés, de prévenir les altérations occasionnées par les pluies au moment de la récolte, par l'humidité dans les magasins, par les attaques des insectes, par la fermentation et les moisissures. Cependant l'application facile des procédés de conservation des grains et des farines éviterait tous les ans des pertes considérables, et empêcherait l'introduction de plusieurs causes graves d'insalubrité dans la base même de la nourriture de toutes les classes de la population[1].

L'analyse indique dans tous les grains ou fruits des céréales les mêmes principes nutritifs ; mais les proportions diffèrent au point de donner à plusieurs d'entre eux des caractères tout particuliers et des applications spéciales.

Les quatre sortes de substances organiques que nous allons indiquer entrent dans la composition de ces grains :

1° Substances organiques azotées : *glutine*, *albumine*, *caséine*, *fibrine*, comparables, quant à leur composition, aux tissus des animaux ;

---

1. On trouvera la description de ces procédés, avec les dessins qui en facilitent l'intelligence, dans le *Précis de chimie industrielle*, -3ᵉ édition, 2 vol. in-8°. Librairie de L. Hachette et Cie.

2° Principe actif (surtout dans les parties corticales) analogue à la diastase, qui s'y rencontre parfois aussi, capable de fluidifier une partie de l'amidon chauffé en contact avec l'eau de 75 à 80°;

3° Substances organiques non azotées : *amidon* (fécule amylacée), *dextrine, glucose, cellulose;*

4° Matières grasses et huile essentielle : *huile fluide, graisse* plus consistante, *essence odorante;*

5° Matières minérales : *phosphates de chaux et de magnésie, sels de potasse et de soude, silice.*

Le tableau que nous donnons à la page 118 montre dans quelles proportions, pour chaque espèce de grains, se trouvent ces substances.

On peut remarquer, en examinant ce tableau, que, parmi les céréales, les blés durs, généralement usités dans le Midi, en Auvergne, en Algérie, etc., pour confectionner les gruaux, les farines à vermicelles, les pâtes diverses ainsi que le couscoussou des Arabes, sont les plus riches en substances azotées alimentaires; les blés demi-durs et tendres, plus ordinairement destinés à préparer la farine des boulangeries, sont un peu moins riches que les précédents en gluten et en autres principes azotés, mais ils donnent des farines plus belles et du pain plus blanc; le maïs et l'avoine sont les plus abondants en substances grasses; le riz, contenant les plus fortes proportions d'amidon, est le grain le plus pauvre en substances azotées, en matières grasses comme en sels minéraux.

Nous verrons plus loin les applications de ces faits comparés, quand nous parlerons de l'alimentation normale. Mais, d'abord, nous indiquerons ici les propriétés et les usages de chacun de ces grains.

COMPOSITION IMMÉDIATE DES CÉRÉALES, ou principales graminées alimentaires[*].

	AMIDON.	MATIÈRES azotées.	DEXTRINE et substances congénères.	MATIÈRES grasses.	CELLULOSE ou tissu végétal.	MATIÈRES minérales[**].
Blé dur de Vénézuéla............	58,62	22,75	9,50	2,61	3,5	3,02
Blé dur d'Afrique...............	65,07	19,50	7,60	2,12	3	2,71
Blé dur de Tangarok............	63,80	20	8	2,25	3,1	2,85
Blé demi-dur de Brie...........	70,05	15,25	7	1,95	3	2,75
Blé blanc Tuzelle..............	76,51	12,65	6,05	1,87	2,8	2,12
Seigle........................	67,65	12,50	11,90	2,25	3,1	2,60
Orge..........................	66;43	12,96	10	2,76	4,75	3,10
Avoine........................	60,59	14,39	9,25	5,50	7,06	3,25
Maïs..........................	67,55	12,50	4	8,80	5,90	1,25
Riz...........................	89,15	7,05	1	0,80	1,10	0,90

[*] Toutes ces graines (fruits des céréales) ont été analysées sèches ; lorsqu'on les analyse à l'état normal, on trouve des proportions d'eau qui varient de 11 à 18 centièmes ; les blés en renferment ordinairement de 12 à 16 pour 100.

[**] Les matières minérales comprennent les phosphates de magnésie et de chaux, du sulfate de potasse, des traces de chlorures de potassium et de sodium, du soufre et de la silice.

Blés.

Ce qui caractérise principalement le blé et ses produits (farine, gruaux, pain, pâtes diverses), c'est le gluten (mélange de glutine, de fibrine, etc.), qu'il renferme en fortes proportions, tandis que ni les fruits des autres céréales ni les différentes graines alimentaires n'en contiennent des quantités notables. Or, le gluten exerce la plus grande influence sur la qualité du pain et des pâtes alimentaires. Aussi peut-on améliorer ces deux sortes de produits en y ajoutant du gluten que l'on recueille aujourd'hui dans la fabrication de l'amidon par les nouveaux procédés salubres[1].

On connaît plusieurs espèces et un très-grand nombre de variétés et de sous-variétés de froment; mais on peut les ranger toutes dans trois classes ou sortes commerciales, qui sont douées de qualités alimentaires et économiques spéciales. Ce sont :

1° Les *blés durs*, les plus riches en gluten et en autres substances azotées, d'autant plus qu'ils ont végété sous des climats plus chauds et dans des terres plus abondantes en engrais ou en matières organiques azotées. On reconnaît ces grains à leur aspect corné, à leur consistance plus forte, à une demi-transparence notable dans toute la masse, enfin à leur dureté régulière dans toute leur épaisseur; ils se conservent mieux, contiennent moins d'eau, et peuvent donner, à poids égal, plus de farine et de pain; mais ces produits sont un peu moins blancs ou plus jaunâtres que ceux des blés demi-durs et des blés tendres. On préfère à tous les autres les gruaux provenant des blés durs pour la fabrication des plus beaux

---

1. Voy. le *Précis de chimie industrielle.*

et des meilleurs vermicelles, macaronis, lazagnes et autres produits désignés sous le nom de pâtes d'Italie.

2° Les *blés demi-durs*. On les reconnaît aisément à leur demi-transparence, limitée à une zone plus ou moins épaisse sous la pellicule externe, tandis que les portions centrales, dans chaque lobe du grain, sont moins consistantes, blanchâtres, opaques ou d'apparence farineuse. Ces blés, d'un usage plus général, donnent de 72 à 80 pour 100 de farines blanches, de première, deuxième et même troisième mouture; il reste de 20 à 28 de son et de remoulages. Ce sont aussi les blés que l'on emploie dans le système particulier de la mouture dite *à gruaux blancs*, qui fournit d'une part les belles farines à pains de fantaisie (*pains de gruaux*, *pains viennois*, etc.), et laisse des farines grisâtres, plus riches en matières azotées, vendues aux vermicelliers.

3° Les *blés tendres* ou *blancs*. Ceux-ci sont caractérisés par leur aspect farineux, blanchâtre, dans toute leur masse, ce qu'il est d'ailleurs facile de vérifier en coupant un grain en travers et en examinant les superficies de la coupe. Ces blés, plus faciles à moudre, donnent des farines plus blanches, mais moins riches en gluten, moins nutritives; les fabricants d'amidon leur accordent souvent la préférence, parce qu'ils en obtiennent plus facilement, et en plus forte proportion, de l'amidon de première qualité. Sous la meule, ces blés se réduisent plus rapidement en farine que les deux autres sortes, et donnent une substance plus fine.

Couscouss (ou couscoussou) des Arabes.

On nomme ainsi le gruau de blé dur dont on fait généralement usage dans l'Algérie. La préparation en est fort simple : le blé est d'abord complétement mouillé, puis mis en tas au soleil et recouvert d'étoffes très-humides. Au bout de deux ou trois heures, le grain étant gonflé, on le découvre, puis on l'étend au soleil en couche mince; il se dessèche alors et éprouve un retrait notable. Dans ces variations de volume, la pellicule superficielle devient moins adhérente; on la détache facilement en passant le grain entre deux meules assez écartées pour le concasser en morceaux sans le réduire en farine.

On tamise ces morceaux dans un tamis fin, pour séparer la farine qui a pu se produire; puis, à l'aide d'un tamis plus gros et d'un vannage, on élimine les pellicules épidermiques.

Le gruau ou grain concassé ainsi obtenu contient tous les principes alimentaires du froment; il se conserve mieux que la farine; on l'ensache dans des sacs de peau ou de toile, et on le tient au sec. Le coucouss sert à confectionner diverses préparations alimentaires. On le fait cuire avec de l'eau et de la viande, plus particulièrement du mouton, ou simplement à la vapeur du pot-au-feu, ou bien encore avec de l'eau, du beurre et du sel, ou dans du lait.

Sous ces diverses formes, il remplace le riz qu'on emploie en diverses contrées, mais il est bien plus nourrissant, comme on peut le voir en comparant la composition du blé dur avec celle du riz (voy. p. 118, ci-dessus), et comme nous le démontrerons en indiquant les équivalents nutritifs de ces substances.

Farines de blés durs.

La préparation du couscouss inspira l'idée, qui a semblé heureuse, de traiter de cette manière les blés durs, afin d'éliminer d'abord la pellicule externe, puis de réduire ensuite tout le gruau en farine. On est ainsi parvenu à obtenir 88 environ de farine, au lieu de 75 ou 80 que l'on tire ordinairement des mêmes grains.

La farine ainsi préparée doit nécessairement participer des qualités particulières aux blés durs, c'est-à-dire qu'elle est douée de qualités alimentaires plus complètes, parce que, comme le tableau l'indique, elle contient plus de matières azotées, grasses et salines ; elle est d'autant plus riche sous ce rapport, comparativement avec les farines ordinaires, qu'elle renferme une plus forte proportion des principes alibiles du grain, puisque, dans les 12 centièmes du son, on a éliminé presque exclusivement l'enveloppe indigeste, tandis que, par les procédés de mouture usuelle, on sépare de 25 à 28 centièmes de son, qui emportent les parties du fruit ou grain du froment les plus abondantes en principes salins, en matières grasses, et qui contiennent des substances azotées de plusieurs espèces. Il en résulte évidemment que les farines ordinaires sont de composition moins variée et de qualité moins nutritive que les farines de blés durs, lorsque ceux-ci ont en quelque sorte subi une simple décortication, qui n'a guère enlevé que la pellicule externe.

Les farines de blés durs sont, d'ailleurs, généralement plus granuleuses ou en poudre moins fine que les farines de blés demi-durs et tendres. Elles sont généralement aussi moins blanches, moins humides, plus faciles à conserver, absorbent plus d'eau et rendent plus de pâte et de pain ; il est vrai que le pain est moins blanc et qu'il peut être plus compacte si l'on a laissé dans la farine une plus forte proportion des parties corticales sous la première enveloppe du grain.

Farines de blés demi-durs.

Les produits que l'on obtient en employant les moyens ordinaires de mouture se divisent en plusieurs sortes : on nomme *farine première*, ou de première qualité et de première blancheur, celle qui provient de la première mouture, dite à l'anglaise, et du premier blutage, mêlée avec le produit de la mouture des premiers gruaux. Cette farine, employée dans la confection des pains blancs de la boulangerie civile, se subdivise en deux ou trois variétés : de première, de deuxième, de troisième marque, suivant qu'elle vient de meuniers plus ou moins habiles, qui nettoient mieux ou moins bien les blés et donnent plus ou moins de soins à la mouture.

On dit donc que telle lettre (initiale du nom du meunier), inscrite sur le sac, est de première marque et correspond au prix le plus élevé; telle autre est de deuxième marque, et la farine se paye un peu moins cher; enfin, d'autres initiales, étant de troisième marque, correspondent aux farines moins belles, dont le prix représente le minimum du cours.

Ce qu'on appelle *farine de deuxième* est le produit de la mouture des deuxièmes et des troisièmes gruaux. Cette farine, un peu moins blanche, contient un gluten sensiblement moins souple, donne un pain légèrement moins blanc et un peu moins levé ; il contient au moins autant de principes azotés, de matières grasses, et un peu plus de matières minérales; il est donc au moins aussi nourrissant que le pain blanc ordinaire. Cette farine de deuxième, mêlée avec la farine blanche des petits blés, qui sont moins chers que les gros grains, compose une farine moyenne dont le pain bien levé, agréable et salubre, constitue la deuxième qualité du pain des hospices de Paris, un peu moins blanc que le pain de première qualité.

On obtient quelquefois par le remoulage des sons et des derniers gruaux une farine moins blanche encore, dite *de troisième.* Celle-ci, bien que renfermant à peu près autant de matières azotées, de substances grasses, et plus de substances salines que la farine de deuxième, contient si peu de gluten extensible, que parfois on n'en peut extraire que des traces, ou seulement d'un à trois centièmes au plus : encore le produit est-il analogue à la fibrine plutôt qu'au gluten.

En l'examinant sans en connaître l'origine, on a souvent pensé qu'une farine si différente des autres était mélangée de très-grandes proportions de matières pulvérulentes étrangères, ou qu'elle ne provenait pas de la mouture du blé; en fait, elle ne pouvait pas être panifiée convenablement, et en la vendant comme farine ordinaire *de deuxième,* on commettait une véritable fraude.

Farines de gruaux blancs.

Tel est le nom du produit de la mouture toute spéciale, dite à gruaux blancs, de blés demi-durs choisis, de belle qualité, soumis à des nettoyages énergiques et complets.

Ce procédé de mouture présente cette particularité, que le blé, d'abord humecté extérieurement, passe entre des meules écartées qui le concassent en fragments ou gruaux; on élimine par des blutages le gros son et la folle farine, qui est de qualité ordinaire; les gruaux blancs sont ensuite complétement épurés, par des sassages, de toute trace de son. C'est alors seulement qu'on les passe entre des meules assez rapprochées pour les réduire en farine dite *de gruaux blancs.* Cette farine se trouve être le produit de la mouture des parties centrales les plus blanches du froment ; elle est plus blanche que toutes les autres, exempte de toute trace de la pellicule corticale des grains ; elle contient moins de matières azotées non glutineuses, mais plus de gluten élastique, moins de substances grasses et salines que les farines ordinaires : aussi est-elle un peu moins nourrissante que ces dernières. La farine de gruaux blancs ne conviendrait donc pas à la population dont le pain forme la principale nourriture, tandis que, convertie en *pains de gruaux*, elle convient parfaitement aux personnes dont l'alimentation abondante pécherait plutôt par excès que par défaut de substances azotées, grasses et salines, succulentes et variées. Ces sortes de pains, dits de luxe ou de fantaisie, doivent, d'ailleurs, en raison du prix coûtant de la farine de gruaux, se vendre à des prix plus élevés que les produits des farines usuelles.

Dans tous les procédés de mouture on reconnaît aujourd'hui la grande utilité d'un nettoyage énergique préalable des grains, au moyen des blutoirs et des tarares à brosses et ventilateurs : on parvient ainsi à enlever de leur superficie les poussières brunes provenant de divers corps étrangers et de plusieurs agents des maladies naturelles des céréales, notamment des productions fongueuses dites *carie, ergot, charbon*, ainsi que des moisissures superficielles.

Lorsque les blés sont fortement salis par des poussières ou un limon adhérent à leur surface, comme les blés d'Égypte, on les nettoie à l'aide d'un lavage et d'un essorage énergiques et rapides, puis d'une dessiccation immédiate par un courant d'air chaud.

Qualités des farines.

D'après tout ce que nous venons de dire, on comprend facilement que les farines soient d'autant plus estimées, surtout quant à leur valeur vénale, qu'elles sont plus blanches, exemptes de parcelles de son dont la présence serait facile à constater à l'œil nu, en donnant à la farine, par la pression, une surface unie; douces au toucher, douées d'une odeur et d'une saveur agréables, sans arrière-goût étranger; qu'elles contiennent moins d'eau hygroscopique, et que, délayées et pétries avec la moitié ou les six-dixièmes de leur poids d'eau, elles forment une pâte plus homogène et susceptible de mieux s'étendre en nappes minces, élastiques.

Altérations des farines.

La farine contient, suivant les années, suivant l'état sec ou humide des grains au moment de la récolte et les circonstances de leur conservation, de 11 à 18 pour 100 d'eau. On la dessèche aisément à l'aide d'un courant d'air chauffé de 50 à 100°. Si la dessiccation avait lieu par un chauffage brusque à la température de 80 à 100° au moment où la farine serait encore très-humide, le gluten éprouverait une sorte de coagulation; les granules d'amidon seraient gonflés, puis agglutinés entre eux : on ne pourrait plus alors obtenir de cette farine une pâte liante, homogène, extensible, exempte de grumeaux; elle donnerait un pain mat et de consistance irrégulière. A ces caractères de la farine et de ses produits, l'altération serait facile à reconnaître.

Dans la plupart des cas, l'excès d'humidité est la cause principale de l'altération des farines, surtout durant les saisons où la température est douce ou élevée ; sous ces influences, elles s'agglomèrent, fermentent, s'échauffent ; elles acquièrent de l'acidité ; des moisissures et parfois des insectes s'y développent ; une odeur désagréable se manifeste. Toutes ces réactions modifient défavorablement le gluten, qui perd en partie son extensibilité, en sorte que l'on ne peut obtenir de ces farines, suivant leur degré d'altération, qu'un pain mal levé, d'une nuance grisâtre et offrant une odeur et une saveur désagréables.

Une cause plus générale encore de la détérioration des farines dépend des altérations du blé.

Chaque année, dans les greniers, durant les chaleurs et malgré les soins ordinaires du pelletage, les blés en tas s'échauffent, les charançons s'y multiplient à l'état de larves et d'insectes parfaits, et dévorent la partie farineuse du périsperme des grains, laissant dans la cavité qu'ils abandonnent leurs déjections et une humidité qui bientôt occasionne d'autres altérations consécutives : des moisissures, des fermentations acides et putrides.

Quels que soient les nettoyages effectués ensuite, une grande partie des résidus de ces altérations restent adhérents aux blés et passent dans les sons et dans les farines, introduisant des causes d'insalubrité notables dans la base de l'alimentation des hommes et dans la nourriture des animaux, qui doivent eux-mêmes fournir, par leurs produits en lait et en viande, une portion indispensable de l'alimentation humaine.

Qui pourrait assurer que ces altérations plus ou moins insalubres sont sans influence notable sur la santé publique, qu'elles ne peuvent pas aggraver ces affections générales dont les causes sont ignorées, et qui font tous les ans de nombreuses victimes ?

Cependant il existe un moyen simple, économique,

efficace de préserver les blés de toute altération, d'assurer par conséquent la base première de la bonne qualité ainsi que de la conservation des farines, d'améliorer l'une des conditions les plus importantes de l'hygiène publique..

C'est l'emploi du grenier mobile (grand cylindre creux divisé en huit compartiments, contenant jusqu'à onze cents hectolitres et tournant sur son axe), inventé par Vallery. Les commissions scientifiques, agricoles et administratives de l'Institut, de la Société d'agriculture, de la Société d'encouragement, des ministères de la Guerre et de la Marine, comme le jury central de l'Exposition des produits de l'industrie française, ont unanimement reconnu la parfaite conservation des grains, même enfermés humides, dans cet appareil. En des circonstances où les blés se détérioraient profondément dans les greniers ordinaires, et perdaient en une année, par suite des attaques des charançons, 10 ou 12 pour 100 de leur substance nutritive, le grenier mobile a conservé le blé complétement intact pendant deux ans, avec sa propriété germinative, sans qu'il eût subi la moindre déperdition réelle ; devenu plus uni, plus glissant, il avait *acquis de la main*, c'est-à-dire que le frottement des grains les uns sur les autres avait poli leur superficie et avait rendu leur apparence plus belle en faisant évaporer l'eau par la ventilation et en laissant tomber à l'extérieur les poussières, les charançons et les autres corps étrangers plus petits que les grains de blé.

L'application de ce procédé de conservation, reconnu jusqu'ici le meilleur, dernièrement encore par le jury de l'Exposition universelle (classe XI), aurait certainement pour résultat de régulariser la qualité des grains en France et jusqu'à un certain point leur prix, en facilitant les approvisionnements. De tels résultats, qui intéressent au plus haut point la fortune et la santé publiques, n'ont malheureusement pu suffire jusqu'à ce jour pour vaincre l'indifférence du plus grand nombre, ni peut-être l'opposition et la puissance d'inertie de ceux qui trouvent de grandes chances de bénéfices dans les variations fréquentes des cours et des qualités des grains et des farines.

La conservation des farines peut être assurée, même durant les longs transports, par une dessiccation à l'étuve qui réduise à 5 ou 6 centièmes d'eau les 12 ou 18 pour 100 qu'elles contiennent, et par un embarillage en tonneaux bien joints et bien cerclés, pour prévenir une nouvelle absorption d'eau, cause d'altération ultérieure.

Falsifications.

La plupart des falsifications de la farine ont lieu à l'aide de mélanges avec des farines de remoulage ou des farines d'orge ou de seigle, avec de la fécule de pommes de terre, avec des vesces, des fèves ou des féveroles et du maïs réduits en poudre. On a parfois même employé, pour ces mélanges frauduleux, des argiles blanches et réduites en poudre fine.

Essai des farines.

Toutes les altérations et les falsifications ayant pour résultat de diminuer les proportions relatives ou de détériorer les qualités spéciales du gluten [1], on conçoit que l'un des moyens les meilleurs et les plus simples d'essayer les farines consiste à en extraire le gluten afin d'en reconnaître les proportions et les propriétés. Ce moyen d'essai, usité depuis longtemps dans les laboratoires de chimie, a été rendu plus pratique par M. Boland : on

---

1. Les mélanges des farines d'orge ou de seigle, de riz ou de maïs, produiraient aussi ce résultat, puisque aucune de ces farines ne donnerait de gluten, en suivant le procédé d'essai que nous indiquons ici.

pèse 25 grammes de la farine à essayer, on la pétrit avec 12 ou 15 grammes d'eau, de façon à former une pâte consistante. Cette pâte doit être laissée en repos, suivant la température, pendant 25 ou 30 minutes en été et 50 ou 60 en hiver ; ensuite on la malaxe sous un mince filet ou une fine pluie d'eau froide, jusqu'à ce que, l'amidon ayant été entraîné et le gluten retenu en masse souple dans la main, on puisse le plonger et le malaxer dans l'eau froide et limpide, sans que la transparence du liquide en soit troublée.

Le gluten étant bien égoutté, on en constate le poids et les qualités. S'il provient d'une bonne farine, il est d'un blanc légèrement jaunâtre, très-extensible, élastique, et ne présente aucune parcelle de son. Afin de mieux apprécier sa nature, on en prend 5 grammes sur les 8 environ qu'on a obtenus et qui représentent à peu près 3 de gluten sec ; on les introduit au fond d'un petit cylindre en laiton tourné, qu'on a préalablement huilé légèrement en le frottant avec un linge gras. Ce petit cylindre est placé dans un tube semblable, qui est plongé lui-même dans un bain d'huile chauffé d'avance à 210°. La chaleur volatilise rapidement l'eau que contient le gluten ; la vapeur qui se dégage soulève la matière extensible ; le gonflement du gluten fait monter un petit piston léger dont la tige graduée indique, à l'extérieur, le gonflement ou l'accroissement de volume, qui varie de 2 à 6 fois le volume primitif. Le gonflement le plus faible annonce une altération du gluten, et par conséquent de la farine dont il provient. Le plus fort gonflement du gluten correspond aux meilleures farines exemptes d'altération. On peut d'ailleurs faire sécher complétement une partie de ce gluten et obtenir ainsi sa proportion exacte.

Il est presque toujours utile de constater aussi la quantité d'eau contenue dans la farine ; car, toutes choses égales d'ailleurs, cette substance sera d'autant plus facile à conserver et produira d'autant plus de pain qu'elle renfermera moins d'eau.

Cent kilogrammes de farine ordinaire, contenant de 12 à 14 d'eau, donnent de 133 à 136 kilogrammes de pains dits de 4 livres ou de 2 kilogrammes ; 100 kilogrammes de la même farine, qui contiendraient 18 kilogrammes d'eau, ne produiraient évidemment, dans les mêmes circonstances, que 124 kilogrammes de pain.

Mélanges de fécule.

Depuis 1845 une maladie spéciale sévit chaque année sur les pommes de terre, et le prix de la fécule s'est élevé de telle sorte qu'il n'y a plus de bénéfice à la mêler avec la farine. Autrefois ce mélange était assez usuel ; on pouvait le reconnaître par une simple inspection microscopique montrant les grains de fécule plus gros et moins circulaires que les grains de l'amidon du blé. On rend la différence plus sensible en mouillant le mélange sous le microscope avec une goutte d'une solution aqueuse contenant 1,8 de potasse caustique pour 100 d'eau. Cette solution fait gonfler tellement les grains de fécule que leur diamètre est quadruplé ou même quintuplé, tandis que les grains d'amidon du blé, qui n'ont pas changé, se trouvent avoir un diamètre 12 fois moindre. On rend le phénomène plus apparent en ajoutant une goutte de solution légère d'iode, qui bleuit les grains de la fécule amylacée et accuse mieux leurs contours, malgré le gonflement qui affaiblit leur teinte.

Le mélange de farine de maïs se reconnaît aussi facilement. On extrait d'abord le gluten comme nous l'avons dit (page 118) ; l'eau de lavage laisse déposer en 3 ou 4 heures la plus grande partie des granules amylacés ;

on décante le liquide surnageant, on remue ensuite le dépôt fluide avec une baguette de verre, on en pose une goutte sur une lame de verre qu'on place sous le microscope ; on peut reconnaître l'amidon provenant de la farine de maïs ou de riz aux agglomérations anguleuses et aux grains polyédriques, qui se trouvent en si grand nombre dans les portions demi-translucides ou cornées de ces céréales, que fortement pressés les uns contre les autres dans chaque cellule, ils sont devenus polyédriques, adhérents, et semblent former une seule masse compacte.

Mélanges de féveroles ou petites fèves.

On emploie la farine de cette légumineuse, et parfois de la vesce, pour falsifier la farine de froment : les autres graines de la même famille, pois, lentilles, haricots, coûtent plus cher. Le mode d'essai indiqué ci-dessous ferait découvrir ces mélanges, car il repose sur la contexture à cellules polyédriques du tissu résistant des légumineuses. En effet, si l'on prend au bout d'une lame de canif une très-petite quantité de cette farine, qu'on la mouille avec une goutte de solution contenant de 5 à 10 de potasse ou de soude pour 100 d'eau, et qu'on l'examine sous le microscope, on apercevra les lambeaux de tissu des légumineuses montrant leurs cellules polyédriques juxtaposées comme une fine dentelle, tandis que la farine pure ne laissera rien distinguer, les grains d'amidon étant gonflés au point de former une couche transparente, et les matières azotées étant dissoutes. .

Mélange d'argile.

On pourrait reconnaître ces mélanges sous le microscope : car, délayés dans l'eau, ils présentent un grand nombre de particules opaques qui semblent noires au milieu des granules translucides d'amidon ; mais il est facile de constater les proportions du mélange en faisant brûler complétement une petite quantité, 1 gramme par exemple, de la farine suspecte : si elle était pure, elle ne laisserait que 1 centigrammme ou 1 cent. $\frac{1}{2}$ de cendres, tandis qu'elle en donnerait de 5 à 20, si elle était falsifiée par un mélange d'argile ou de toute autre substance minérale.

Seigle.

Le seigle est une des céréales les plus employées, à défaut de froment, pour la nourriture des hommes : il est toujours à meilleur marché, en raison de sa végétation abondante et de sa précocité dans une foule de localités où le sol, sableux ou calcaire et léger, n'est pas assez fertile pour produire du blé. Le parti avantageux que l'on peut tirer de la paille de seigle, généralement plus souple et plus effilée que celle du blé, plus propre pour confectionner les divers ouvrages en paille, contribue à diminuer le prix de revient du grain.

Aussi la farine et le pain de seigle font-ils la base de la nourriture des populations dans les pays où l'agriculture est moins avancée et l'aisance moins générale que chez nous. Dans une partie de la Belgique, de la Hollande, de la Prusse, de l'Allemagne, de la Russie, et dans plusieurs autres contrées du Nord, l'usage du pain de seigle est très-répandu. En France, l'importance de cette consommation ne représente guère que 16 pour 100 de la consommation totale des céréales ; elle tend à diminuer à mesure que la richesse publique se développe et que l'agriculture réalise de nouveaux progrès.

La composition du fruit du seigle, que nous avons inscrite dans le tableau de la page 118, diffère de celle du froment par l'absence de gluten que l'on puisse extraire directement, par une plus forte proportion des substances solubles hygroscopiques, par une odeur spéciale prononcée, enfin par la présence d'un principe colorable en brun. Il résulte de ces différences que le pain de seigle est toujours de nuance brune, moins levé ou plus compacte et plus hygroscopique ou plus longtemps frais que le pain de froment, dont il diffère encore par une saveur et une odeur toutes particulières.

La farine de seigle s'emploie pour confectionner le pain d'épices et quelques autres préparations alimentaires. On la mélange parfois avec la farine de froment pour obtenir un pain doué d'une saveur spéciale et susceptible de se conserver plus longtemps frais.

Cette farine est sujette aux mêmes altérations spontanées que la farine de froment, sous les mêmes influences; on pourrait la conserver par des moyens semblables. Il est d'ailleurs très-rare qu'on la falsifie, en raison même de sa faible valeur comparativement avec celle du blé.

Orge.

Cette céréale se vend généralement meilleur marché encore que le seigle, bien qu'elle exige des terrains meilleurs, mais parce qu'elle donne, à superficie égale, une quantité de grains de 2 à 4 fois plus grande que le seigle et le blé. On connaît plus de dix variétés d'orge bien distinctes. L'hectolitre pèse de 63 à 66 kilogrammes, et revient à meilleur marché que toutes les autres céréales. On en emploie, pour la fabrication de la bière, de très-grandes quantités en Angleterre, en Allemagne et dans d'autres contrées du Nord, où la culture de la vigne ne peut donner de bon vin : elle sert dans ces pays, comme en France, pour la nourriture des bestiaux.

La composition de l'orge se rapproche beaucoup de celle du seigle ; elle en diffère surtout par une enveloppe plus dure et plus friable, si ce n'est dans les orges dites *nues*, qui ne donnent que des produits irréguliers peu abondants et exigent une température plus élevée que les orges ordinaires.

La farine d'orge est ordinairement grossière en raison de son enveloppe externe, dure et fragile, qui est partiellement réduite en poudre sous la meule. On pourrait obtenir une farine douce et plus blanche en opérant d'abord une sorte de décortication ou de mondage qui séparerait les enveloppes ; mais la farine d'orge, quelque fine qu'elle fût, ne pourrait donner qu'un pain mat, peu levé, par suite de l'absence du gluten indispensable pour faire lever la pâte. Le pain d'orge a une saveur et une odeur bien moins agréables que celui de froment.

On consomme cependant du pain fait de farine d'orge à laquelle on a ajouté un tiers ou un quart de froment, dans les contrées où la population ne pourrait se procurer assez économiquement le pain de farine de blé.

L'orge perlé, ou orge décortiquée, arrondie entre des meules, s'emploie, en Allemagne et en Alsace, pour la confection des potages préparés avec le bouillon, le lait ou l'eau et le beurre.

En Algérie, en Espagne et dans d'autres contrées méridionales, l'orge constitue une bonne nourriture pour les chevaux : mais elle ne pourrait être employée avantageusement en France, et surtout dans le Nord, pour remplacer l'avoine.

Farine et gruau d'avoine.

Quatre espèces botaniques, comprenant dix variétés, composent l'ensemble des avoines cultivées. A volume égal, l'avoine pèse moins que les autres céréales ; cela tient à ce que les enveloppes ou écailles, légères, adhérentes à la base, maintiennent de l'air interposé autour de chaque grain : le poids moyen d'un hectolitre d'avoine de bonne qualité varie de 43 à 48 kilogrammes ; le même volume d'avoine, récoltée dans des terres peu fertiles, ne pèse que 28 ou 30 kilogrammes, tandis que son poids dépasse 50 kilogrammes, et atteint même 55 dans les cultures des meilleurs terrains. Sur 100 parties en poids, l'avoine contient environ 28 d'enveloppes et 72 de fruit nu ou *amande*. Cette dernière partie est la seule qu'on utilise dans la nourriture de l'homme.

Nous avons indiqué (page 118) la composition de l'avoine entière : en la comparant aux autres grains des céréales, on peut voir qu'elle est caractérisée surtout par la forte proportion de substance grasse qu'elle renferme; sous ce rapport, elle ne le cède qu'au maïs. L'un et l'autre grain, le dernier surtout, sont très-favorables à l'engraissement des animaux.

Un autre caractère distinctif de l'avoine consiste dans la présence de principes aromatiques qui excitent au plus haut point l'appétence des chevaux et soutiennent leur vivacité, notamment dans les climats froids ou tempérés, où nul autre grain ne pourrait produire, sous ce rapport, d'aussi bons résultats.

L'avoine, débarrassée de ses écailles ou enveloppes, forme une sorte de gruau employé avec succès dans l'alimentation des hommes en Irlande et en Écosse, et plus particulièrement introduit dans le régime alimentaire des enfants, sous forme de potages, dans toute l'Angleterre. On en fait également usage dans quelques contrées de la France, où le froment est à un prix trop élevé pour une grande partie de la population.

Dans les différentes contrées d'Europe, on prépare avec le gruau d'avoine des décoctions amylacées et mucilagineuses, formant des tisanes adoucissantes et nutritives.

Altérations spontanées.

Sous les influences de la température et de l'humidité, notamment dans les années pluvieuses, l'avoine éprouve, commè les fruits des autres céréales, des altérations plus ou moins grandes, et que l'on pourrait souvent éviter par une dessiccation convenablement dirigée. La consérvation de l'avoine entière pourrait être réalisée tout aussi bien que celle du froment, en faisant usage du grenier mobile de Vallery.

Falsifications.

C'est surtout en mélangeant les bonnes avoines lourdes, à gros grains, avec des avoines petites et légères, contenant de faibles proportions de la graine nue (amande), que l'on amoindrit la valeur et la qualité de cette céréale.

En Angleterre, le gruau d'avoine a été l'objet de véritables falsifications : d'après les membres de la commission sanitaire de Londres, sur trente échantillons pris dans différentes boutiques de la ville, seize se sont trouvés falsifiés par un mélange, en diverses proportions, avec l'orge mondé. Ces fraudes ont paru d'abord inexplicables, en considérant le peu de valeur de la matière première, l'avoine, dont le principal usage est relatif à l'alimentation des chevaux et d'autres animaux ; mais on a bientôt reconnu que l'orge est encore à meilleur marché, que son gruau coûte 8 schellings le quintal, ou 20 francs les 100 kilogrammes, tandis que le gruau d'avoine coûte 16 schellings les 100 livres, ou 40 francs les 100 kilogrammes.

D'ailleurs, les propriétés des deux substances diffèrent : le gruau d'avoine est plus riche en matières azotées, grasses et aromatiques ; son goût est plus agréable, et, suivant les praticiens, ses effets dans l'alimentation, comme on peut le concevoir, sont plus favorables.

La fraude est donc préjudiciable sous le rapport de la valeur vénale réelle et des effets utiles. On parvient aisément à la découvrir en examinant avec soin un certain nombre des grains mêlés : le gruau d'orge est dur, blanc, opaque, arrondi, tandis que les fragments même du gruau d'avoine indiquent une forme cylindroïde ; ils sont d'ailleurs grisâtres, plus translucides et plus mous : on les écrase très-aisément sous l'ongle, tandis que les grains de gruau d'orge résistent.

La détermination de la matière grasse ajouterait une nouvelle preuve, en montrant que le gruau d'avoine contient de 5 à 7 pour 100 de cette matière, tandis que le gruau d'orge n'en renferme que 1,5 à 2 pour 100.

Maïs.

Le maïs, ou *blé de Turquie*, forme, dans certaines contrées de l'Amérique, de l'Italie, etc., la base de la nourriture des populations ; il en est de même en France pour des localités restreintes, notamment dans les Landes ; on en consomme d'assez grandes quantités dans le Jura, le Doubs et la Côte-d'Or. Dans la plus grande partie des autres départements, il ne constitue qu'une nourriture exceptionnelle, ajoutant, d'ailleurs, un complément utile aux substances qui rendent, en la variant, l'alimentation plus salubre. On ne le cultive guère avec profit que dans les climats un peu plus chauds que ne l'est le département de la Seine.

La culture et les usages du maïs sont très-répandus

dans les départements de la Côte-d'Or, du Jura, des Landes, dans diverses localités du midi de la France, en Piémont, en Italie, aux États-Unis d'Amérique, etc.

On connaît huit ou dix variétés de maïs, qui diffèrent beaucoup entre elles par le volume, la couleur et la forme de leurs grains.

Entre l'un des plus petits, le maïs à poulet ou maïs nain, le plus précoce de tous, et le maïs dit de Cusco, la différence de volume est telle que le grain arrondi du premier pèse à peine la dixième partie du poids du grain large et déprimé du second.

Les variétés de maïs cultivé sont toutes plus ou moins jaunes ou blanchâtres.

On distingue principalement trois variétés hâtives à petits grains; ce sont : 1° le *maïs à poulet* ou *maïs nain;* 2° le *maïs quarantain;* 3° le *maïs à bec.* Dans ce dernier, l'enveloppe de chaque grain est terminée par une sorte d'épine mince, courbe ou crochue.

Le *maïs d'été* est intermédiaire entre les variétés précoces et les variétés tardives, qui sont :

La cinquième variété, dite *maïs d'automne,* à gros grains; la sixième, appelée *maïs de Pensylvanie,* portant les plus longs épis et de gros grains ; la septième, *maïs blanc tardif,* sous-variété blanche du maïs jaune d'automne; la huitième, *maïs de Virginie,* également blanche, à grains aplatis; enfin la neuvième est le *maïs de Cusco,* d'un blanc jaunâtre ; ses grains, plus volumineux que tous les précédents, sont caractérisés, en outre, par l'aspect blanc, opaque, farineux, de la masse entière du périsperme.

Les grains de maïs des autres variétés ont un périsperme demi-translucide ou corné très-dur, et ne présentent que dans les parties centrales quelques portions opaques, blanches et farineuses. Il y a plusieurs sous-variétés rougeâtres, violettes ou panachées ; mais on ne les cultive pas en grand.

Le grain ou fruit du maïs se distingue des autres céréales par l'odeur légère, mais toute spéciale, et la couleur jaunâtre de sa farine, et plus particulièrement par une plus forte proportion de substances grasses ou huileuses (voy. la composition dans le tableau, p. 118). Ces substances grasses, qui forment de 7 à 9 centièmes du poids du grain, occasionnent le développement d'une saveur désagréable dans la farine, lorsque celle-ci, préparée depuis plus ou moins longtemps, éprouve une altération spontanée résultant de l'action de l'air, qui fait rancir les matières grasses. Nous indiquons ci-dessous les moyens d'éviter cette altération.

Le maïs en grain sert à la nourriture et à l'engraissement des animaux ; on le réduit en farine ou en gruaux pour la nourriture des hommes.

Farine de maïs.

Le grain du maïs que l'on a desséché en épis au soleil ou au four, au moment de la récolte, est ensuite légèrement humecté quelques instants avant de le soumettre à la mouture, afin d'assouplir l'enveloppe coriace qui forme environ 6 centièmes de son poids, et d'éviter qu'elle ne se réduise en poudre sous la meule. La farine de maïs s'emploie sous forme de potages plus ou moins épais au bouillon ou au lait. Dans les contrées où cette substance remplace le pain, on en forme une bouillie très-épaisse et nourrissante, sans y ajouter autre chose que de l'eau et un peu de sel ; on l'emploie ainsi très-généralement en Italie, où on la désigne sous le nom de *polenta :* ailleurs, comme dans les Landes, la même espèce de bouillie, faite avec le gruau de maïs, est cuite au four dans des terrines : elle constitue une sorte de pain mou, humide, très-sujet à se couvrir de moisissures et devenant insalubre lorsqu'on le consomme en cet état.

La farine de maïs, ou mieux encore les plus fins gruaux, sont employés avec succès comme *fleurage*, c'est-à-dire comme matière pulvérulente à interposer entre la pelle de bois et la pâte des divers pains que l'on enfourne. Le maïs, dans cette application, remplace avec avantage le son ou les remoulages dont se servent encore, dans les mêmes vues, la plupart des boulangers.

· La farine de maïs est, aux États-Unis d'Amérique, l'objet d'un grand commerce d'exportation vers les lieux où la récolte des blés se trouve insuffisante ; elle a constitué la principale ressource, quoique insuffisante encore, pour suppléer en Irlande au manque de nourriture occasionné tous les ans, depuis 1845, par la maladie des pommes de terre.

Nous avons dit plus haut que la farine de maïs a souvent été mélangée avec la farine de froment, surtout la farine des maïs blancs, et nous avons indiqué les moyens de constater cette fraude.

Altération spontanée.

Le cotylédon du maïs renferme, sec, 63 pour 100 de son poids d'huile (ce qui représente plus des deux tiers de la matière grasse totale contenue dans le grain et s'élevant de 7 à 9 pour 100 de la masse farineuse). Dans le système de mouture ordinaire, ce cotylédon oléifère, se trouvant broyé et vivement frotté contre les particules farineuses, les imprègne de sa matière huileuse. La farine, même blutée, contient donc la plus grande partie de l'huile ; elle n'en est que plus nourrissante, puisque les corps gras font plutôt défaut qu'ils ne sont en excès dans les aliments végétaux dont l'homme dispose; mais, au bout de quelque temps, la matière huileuse, devenue rance, communique une saveur désagréable à la farine. L'un des moyens d'éviter cette altération consiste à restreindre la mouture aux quantités que l'on peut consommer ou vendre en deux ou trois mois, et à réserver le surplus pour le moudre au fur et à mesure des besoins.

Un autre moyen, inventé par M. Betz, meunier, se fonde sur un mouillage complet du grain avant la mouture. Dans cet état, le maïs, passant entre les meules un peu écartées, se concasse; les pellicules qui offrent les surfaces les plus larges restent sur le blutoir à tissu le plus écarté; les *germes* ou embryons (cotylédons, radicule et plumule) sont retenus par un deuxième blutoir, tandis que le périsperme concassé passe au travers et est séparé par un tamis fin des gruaux les plus petits. Les gros gruaux sont repassés sous la meule, et donnent, par un nouveau blutage au travers de tissus d'une finesse graduée, de la farine et des gruaux de grosseurs assorties.

Ces derniers produits doivent être séchés par une ventilation convenable; ils constituent alors un aliment agréable, doué d'une saveur douce et d'une très-faible odeur de maïs; ils se conservent longtemps sans acquérir la moindre âcreté ni la moindre odeur rance, et peuvent être mis au rang des meilleures substances végétales alimentaires convenables pour la préparation des potages et de différents mets sucrés.

Riz.

Cette céréale n'a d'importance considérable que dans

certaines contrées, où sa production est très-abondante, et son usage, comme substance alimentaire, extrêmement répandu parmi les populations ; tel est l'état des choses en certaines localités de la Chine, de l'Inde et de l'Amérique.

La culture du riz exige, du moins pendant la plus grande partie de la végétation, des conditions d'humidité permanente qui obligent à entretenir sur de grandes surfaces des eaux presque toujours stagnantes. Le terrain reste longtemps humide, lorsque ces eaux se dessèchent. De là les causes graves d'insalubrité des rizières. En effet, les sols bas et humides, tantôt submergés, tantôt privés d'eau, abandonnés alors à l'évaporation libre sous une température élevée, réunissent les conditions générales sous lesquelles ne manquent jamais de se développer les fièvres intermittentes endémiques qui déciment les malheureuses populations environnantes.

Dans l'intérêt de la salubrité publique, on ne saurait donc encourager la formation des rizières ; mieux vaudrait assainir les terres où elles sont établies, en faisant écouler les eaux par un drainage spécial, et en les livrant ensuite à toute autre culture.

D'ailleurs, le riz ne mérite pas, il s'en faut bien, tout l'intérêt que son usage à titre de substance alimentaire inspire à beaucoup de personnes : on l'a considéré comme doué d'un pouvoir nutritif remarquable, par ce motif, disait-on, qu'il forme la nourriture à peu près exclusive des populations indiennes et chinoises. Il y a dans cette croyance une double erreur : le riz est presque toujours associé à d'autres aliments riches en matières grasses et azotées ; lorsqu'on l'emploie presque seul, il est si peu nourrissant que les hommes qui en font usage en consomment un volume énorme.

Dans les Indes orientales, d'après M. Lèquerri, qui a

donné d'intéressants détails sur les habitudes des In-
dous, le riz forme bien la base de la nourriture des populations ; mais toutes les castes mangent du kari composé de chair de poisson et de légumes, que l'on mêle au
riz cuit avec un peu d'eau ; encore les habitants trouvent-
ils que le riz ne les nourrit pas suffisamment, et conser-
vent-ils, en général, l'usage du pain.

On peut remarquer, en effet, en comparant la composition du riz avec celle des autres fruits des céréales
(voy. le tableau, p. 118), que c'est la plus pauvre de ces
substances alimentaires, soit en substances azotées, soit
en matières grasses et en sels minéraux.

Sans doute, le riz peut faire partie d'une bonne alimentation, mais à la condition, comme nous le démontrerons plus loin, qu'on lui associera les autres aliments
riches en principes alibiles qui lui manquent. Sous ces
rapports, le riz se rapproche des tubercules de pommes
de terre, qui ne sont également pourvus en abondance
que de la substance amylacée ou féculente.

Le riz se réduit parfois en farine, ou en gruau fin, et
il peut alors remplacer les fécules dans la confection des
potages.

Altérations spontanées.

Le riz est peu sujet aux altérations spontanées, en
raison surtout de sa cohésion, qu'annonce en effet sa
demi-transparence, et du principe amylacé peu altérable
qui domine dans sa composition. Cependant il arrive
assez fréquemment que le riz éprouve des avaries, par
suite du contact de l'eau de mer durant les transports ou
le débarquement ; dans ce cas, on le réduit en poudre ou
en pâte, en le broyant à l'eau ; puis, par des tamisages
et des lavages, on en extrait l'amidon destiné aux usages
économiques : cette extraction est facilitée par l'addition

d'un millième d'acide sulfureux, qui prévient la fermentation et blanchit l'amidon déposé.

On ne falsifie guère le riz : ses grains décortiqués, tels qu'on les voit dans le commerce, blancs, demi-transparents, allongés, ont un aspect particulier qu'on ne saurait imiter économiquement avec des substances étrangères ; il a d'ailleurs une valeur trop faible pour tenter la cupidité des fraudeurs.

IX.

POMMES DE TERRE ET BATATES.

Pommes de terre de grande culture. — Caractères des bonnes variétés. — Altérations des pommes de terre. — Batates douces ou patates. — Altérations spontanées. — Igname (Discorea alata et Japonica).

Pomme de terre de grande culture.

La plante de la famille des solanées (*solanum tuberosum*) dont les tiges souterraines spéciales fournissent ces tubercules que chacun connaît, offre, sans contredit, en Europe, la culture la plus productive connue en matière nutritive : à superficie égale, on pouvait compter, d'après une expérience devenue séculaire par tradition, sur une production alimentaire quadruple de celle du blé. Ajoutant à cette circonstance si remarquable la certitude à peu près complète que l'on avait également acquise d'une récolte bonne ou moyenne dans les années très-chanceuses pour le blé, on en était venu à considérer l'introduction de la pomme de terre comme un des plus grands bienfaits, dans l'intérêt des subsistances : l'extension de cette culture offrait, disait-on, la plus sûre garantie que l'on pût avoir contre le danger des disettes. Tout à coup, cependant, le singulier phénomène d'une maladie endémique, venant attaquer successivement en Amérique, en Irlande, en Belgique, en France et en Allemagne, toutes les grandes cultures de la précieuse solanée, signala brusquement les graves dangers où l'ignorance complète d'une pareille chance avait jeté les hommes.

Le plus terrible de ces exemples a frappé la malheureuse population de l'Irlande. Soutenue à peine jusquelà par une alimentation trop faible, mais que cependant aucune autre culture ne pouvait remplacer à surface égale de terre labourable, cette population, privée tout à coup de la récolte qui devait la nourrir, fut décimée par la famine.

Presque partout ailleurs, heureusement, la variété des cultures, qui est une des conditions de la fertilité du sol et qui permet d'améliorer l'alimentation en la variant aussi, préserve les populations de malheurs pareils.

Nous devons ajouter ici que la maladie spéciale, due sans doute au développement extraordinaire d'une cryptogame parasite, développement favorisé par l'humidité ainsi que par la température douce qui dominent depuis 1845, cette maladie désastreuse a perdu la plus grande partie de son intensité après l'hiver rude de 1854-55.

Composition immédiate des pommes de terre de grande culture (variété dite patraque jaune).

Eau...	74
Fécule amylacée.............................	20
Substances azotées..........................	1,6
Matières grasses, huile essentielle.........	0,11
Substance sucrée............................	1,09
Cellulose (épiderme et tissu)...............	1,64
Pectates, citrates, phosphates, silicates de chaux, magnésie, potasse, soude........	1,56
	100

D'après sa composition immédiate, on peut voir que la

pomme de terre, trop pauvre en substances azotées et grasses pour constituer seule un bon aliment, est au contraire abondante en fécule amylacée, et qu'en complétant ce qui lui manque sous ce rapport avec de la viande ou d'autres substances de composition analogue, elle peut jouer un rôle très-utile dans la nourriture des hommes.

Caractères des bonnes variétés.

Les qualités de la pomme de terre diffèrent non-seulement suivant les variétés très-nombreuses de cette plante, mais encore suivant les sols, les engrais et les saisons.

La variété de grande culture dite patraque blanche ou pomme de terre à vaches, donne dans tous les terrains des tubercules peu féculents, qui forment une sorte de pâte ou d'empois après qu'ils ont été cuits à l'eau ou sous la cendre; il en est de même des autres variétés, si elles ont été cultivées sous l'influence de terrains humides et d'un excès de fumure. Ces tubercules sont moins agréables à manger que ceux qui, moins chargés d'eau, deviennent farineux à la cuisson.

Parmi les bonnes variétés de grande culture, on cite la patraque jaune, la schaw d'Écosse, la marjolin, etc. Dans les variétés estimées, de plus faible produit et de petite culture, on compte les violettes rondes à chair jaunâtre, les vitelottes longues, rouges et jaunes, qui sont au nombre des plus féculentes, etc.

On reconnaît d'ailleurs que les tubercules sont de bonne qualité, si les tranches minces que l'on coupe sont peu translucides, et si, après avoir soumis les pommes de terre pendant une heure ou une heure et demie, suivant leur volume, à la cuisson ordinaire par une température de 100°, dans l'eau, ou à la vapeur, ou sous la cendre, toute la masse interne jusqu'au centre est devenue farineuse.

On remarque, surtout dans les grosses variétés, que la partie la plus farineuse et la meilleure est au-dessous de l'épiderme et du tissu herbacé, jusqu'à une épaisseur de quatre à huit ou dix millimètres, tandis qu'au delà de cette zone corticale épaisse, ou vers le centre qui représente la portion médullaire, la substance est plus aqueuse, moins féculente et de qualité moins bonne. Il faut donc se garder d'enlever par l'épluchage une épaisseur trop forte ; mieux vaudrait n'ôter que la plus mince pellicule possible. On peut même se borner, pour les pommes de terre à surface unie, comme la vitelotte de primeur, à brosser fortement les tubercules dans l'eau ; si l'on enlève seulement ainsi l'épiderme et le tissu herbacé sous-jacent, tout le reste est de bonne qualité. Peut-être obtiendrait-on un résultat analogue sur les pommes de terre à tissu plus résistant en se servant d'une brosse métallique qui produit un effet de ce genre plus énergique.

M. Chollet a imaginé, pour ménager la zone la plus féculente, un ustensile très-simple ; c'est un couteau portant un appendice qui s'appuie sur la superficie du tubercule en avant de la lame et empêche celle-ci d'entamer une épaisseur dépassant un millimètre. Il est à désirer que ce petit ustensile devienne usuel dans les ménages, puisqu'il facilite l'épluchage et réalise une économie notable de la substance alimentaire.

Altérations des pommes de terre.

Les tubercules sont sujets à plusieurs altérations spontanées qui modifient défavorablement leurs qualités comestibles. Si, par exemple, on les laisse pendant huit ou quinze jours, ou plus longtemps, étendus dans un lieu éclairé, ou, à plus forte raison, exposés aux rayons du soleil, toutes les parties frappées par la lumière diffuse ou par les rayons solaires prennent par degrés une coloration verte qui se propage dans la zone corticale ; il s'est alors développé un principe âcre, et les pommes de terre ont acquis une saveur désagréable. Cette altération peut cesser si l'on enferme pendant quelque temps les tubercules verdis dans une cave ou dans tout autre lieu très-obscur ; la coloration verte disparaît alors, et la saveur âcre cesse en même temps.

Dans les caves et les celliers humides, un autre accident se développe, surtout vers le printemps, lorsque la température s'élève. Alors les bourgeons, que l'on apercevait à peine au moment de la récolte, se développent et peuvent acquérir une longueur de plusieurs décimètres. Ces longues pousses ont puisé les éléments de leur végétation dans les principes immédiats de la masse tuberculeuse ; ils ont notamment développé de la diastase, qui fait dissoudre la fécule et passer le produit dans leur propre tissu pour former les cellules et les vaisseaux. On nomme pommes de terre *germées* celles qui ont subi cette altération. Les pousses étant enlevées, les tubercules semblent n'avoir éprouvé aucun changement ; mais, si l'on vient à les faire cuire, on reconnaît qu'ils ont cessé d'être farineux : ils prennent en effet une consistance pâteuse, la masse est demi-translucide et présente une saveur fade légèrement sucrée, de telle sorte que l'aspect, la consistance, l'odeur et la saveur sont devenus désagréables.

On peut, avec quelque attention, reconnaître à l'extérieur les signes de cette altération : les pousses arrachées ou rompues ont laissé une sorte de cicatrice peu apparente, mais visible quelquefois ; en outre, les tubercules sont devenus moins fermes au toucher.

On parvient à éviter ou à ralentir beaucoup cette sorte

d'altération spontanée en étalant les tubercules en une couche peu épaisse, pour éviter l'échauffement qui aurait lieu en tas, et en prenant le soin de casser les pousses au fur et à mesure qu'elles se développent. Cette opération se pratique en grand à l'aide de claies sur lesquelles on jette les tubercules germés : les pousses sont rompues par les tiges d'osier et par les traverses qu'elles rencontrent pendant la chute des pommes de terre.

Depuis l'année 1845, il se trouve tous les ans, surtout durant le premier mois après la récolte, dans la plupart des grandes cultures, des tubercules envahis par l'affection spéciale dite maladie des pommes de terre ; on le reconnaît à quelques taches brunes visibles à la superficie, mais on ne peut que rarement s'en assurer, lorsque le mal n'est pas encore très-avancé, sans couper en deux le tubercule. Il est alors très-facile de constater la maladie aux marbrures rousses qui ont plus particulièrement pénétré dans l'épaisseur de la zone la plus féculente ou zone corticale. Il suffit souvent d'enlever les parties atteintes pour obtenir des portions saines l'aliment normal ordinaire.

Lors même que les tubercules plus ou moins affectés à l'intérieur ont été soumis tout entiers à la cuisson, on peut reconnaître leur état en essayant de diviser la substance farineuse par une pression sous la cuiller ou entre les doigts : on remarque sans peine les portions envahies à la dureté qu'elles ont acquise, tandis que, sous l'influence de la même température (de 100° environ), les parties saines sont devenues farineuses et faciles à diviser.

On parvient même à séparer ces parties les unes des autres en essayant de faire passer toute la substance au travers d'une passoire : les parties saines, facilement réduites en purée, passent au travers des trous, tandis que les portions affectées, qui ont subi une induration notable, restent dans la passoire.

En tous cas, le mélange d'une petite quantité de ces parties atteintes dans les aliments n'a déterminé aucun accident chez les hommes ni parmi les animaux ; il n'en serait pas de même, d'après les expériences de M. Rayer, si l'on nourrissait les animaux à peu près exclusivement avec des tubercules fortement envahis, ce qui, d'ailleurs, ne serait convenable en aucun cas.

Batates douces ou patates.

Cette plante (*convolvulus batatas*), de la famille des convolvulacées (liserons), fournit par ses racines tuberculeuses un aliment féculent et sucré, précieux dans les Amériques et dans tous les pays chauds ; elle y constitue avec le maïs et l'igname la principale nourriture des habitants. On en connaît plusieurs variétés cultivées, notamment la longue rouge, l'une des plus riches en principes immédiats ; la longue jaune, un peu moins farineuse ; la rose de Malaga, la violette de la Nouvelle-Orléans ; enfin la batate *igname*, la plus productive, mais la moins riche de toutes. La batate igname est moins abondante en matière solide que la pomme de terre ; on peut en juger par son analyse, qui m'a donné les résultats suivants sur des tubercules récoltés aux environs de Paris dans une petite culture.

Eau.........................	79,64
Fécule amylacée.........	9,42
Cellulose...............	0,54
Acide pectique..........	1,30
Sucre	4,50
Albumine et autres matières azotées................	1,10
Matières grasses.........	0,25
Sels et silice...........	2,25
	100

(accolade pour Fécule amylacée à Sels et silice : 20,36)

On voit, d'après la composition immédiate, que, pour

fournir une alimentation complète, la batate doit être associée avec des substances telles que la viande, le lait, les fromages, etc., capables de compléter la proportion convenable de substances azotées (ou animales) et grasses.

En Amérique, ainsi que dans les départements méridionaux de la France, les batates, surtout la variété rouge, sont plus riches en matières féculentes et en principes sucrés, bien que leur composition soit variable suivant les saisons.

Voici les résultats de l'analyse immédiate de l'une de ces racines tuberculeuses :

Eau.........................	67,50
Fécule amylacée...............	16,05
Sucre.........................	10,20
Matières { azotées...............	1,50
{ grasses...............	0,30
Cellulose.....................	0,45
Autres matières organiques........	1,10
Sels minéraux......	2,90
	100

Dans nos départements méridionaux du Gard, de Vaucluse, etc., la batate douce peut donner d'abondantes récoltes : 25 ou 30 000 kilogrammes ordinairement, et jusqu'à 100 000 kilogrammes de tubercules par hectare, en adoptant la méthode de plantation en fossettes mise en pratique avec tant de succès par M. de Gasparin. Malheureusement, ainsi que l'a fait remarquer cet éminent agronome, la batate est peu estimée chez nous : on la trouve trop sucrée pour être consommée avec la viande et avec différents mets assaisonnés au sel, et pas assez sucrée pour que l'usage s'en répande comme aliment sucré.

Sous ce dernier rapport, il serait facile d'y ajouter la

proportion convenable de sucre ou de la mêler avec d'autres préparations sucrées.

Altérations spontanées.

Un autre obstacle s'oppose à l'extension de l'application alimentaire des batates, c'est la difficulté de les conserver : elles s'altèrent facilement, éprouvent une sorte de fermentation, qui d'abord développe une odeur de rose, puis devient acide et putride. Il faudrait, pour éviter cet accident, prévenir les changements de température dans les lieux où l'on conserve ces tubercules, empêcher surtout que la température ne s'y abaissât au-dessous de $+ 4$ à $+ 5°$, ou ne s'y élevât au-dessus de 20 à 25 degrés centésimaux.

Enfin, un accident plus fâcheux encore, car depuis quelques années il compromet la récolte elle-même, c'est l'invasion, trop bien constatée, de l'affection qui sévit si fortement depuis 1845 sur les pommes de terre[1].

Igname (dioscorea alata et Japonica).

La racine tuberculeuse de cette plante acquiert de fortes dimensions et pèse de 1 à 3 kilogrammes aux Antilles et dans l'Inde, où elle joue un rôle important pour l'alimentation des hommes.

Une variété nouvellement introduite dans la culture en France et en Algérie (*dioscorea Japonica* ou *batatas*) paraît susceptible de donner des produits assez abondants sous nos climats.

Les qualités alimentaires de cette variété ne peuvent

---

1. Voy. le petit ouvrage de la Bibliothèque des chemins de fer intitulé : *Les maladies des pommes de terre, des betteraves, des blés et des vignes*, chez MM. Hachette et Cie.

laisser aucun doute, et l'on peut apprécier sa valeur sous ce rapport, en examinant les résultats des analyses faites par M. Boussingault sur un échantillon des cultures d'essai de M. Decaisne et de M. Pepin, au jardin des Plantes, et par M. Payen sur un échantillon des cultures algériennes.

Composition des racines alimentaires de la *dioscorea Japonica*.

	Provenant des cultures	
	du Muséum.	de l'Algérie
Amidon et substance mucilagineuse....	13,1	16,76
Albumine et autres matières azotées...	2,4	2,54
Matières grasses......................	0,2	0,30
Cellulose.............................	0,4	1,45
Sels minéraux........................	1,3	1,90
Eau..................................	82,6	77,05
	100	100

Ces analyses comparées indiqueraient une qualité alimentaire meilleure dans la racine féculente des cultures algériennes.

Dans ces racines, de même que je l'avais observé dans l'igname des colonies (*dioscorea alata*), tous les vaisseaux séveux qui traversent longitudinalement la racine sont entourés de tissu cellulaire rempli de fécule, tandis que les portions de tissu qui se trouvent entre ces espèces d'amas féculents ainsi disposés en cylindres, ne contiennent pas de substance amylacée.

Les racines d'ignames, préparées comme les tubercules de pommes de terre et de batates, sont agréables à manger ; elles sont exemptes de la saveur sucrée des batates et se conservent plus facilement.

L'igname du Japon (*dioscorea Japonica*) est cultivée en grand avec succès, en Chine, pour son produit alimentaire ; on peut la propager par tronçons et par bourgeons ; elle paraît susceptible de fournir en toute saison, ou très-facilement du moins depuis la récolte jusqu'à la fin du printemps, une nourriture agréable et saine. On en a obtenu dans les Landes jusqu'à 60 000 kilogrammes par hectare ; mais il faut un terrain très-profond et une végétation de trois années, pour que ses racines tuberculeuses atteignent la grosseur du bras et une longueur qui rend l'arrachage difficile.

<h1 style="text-align:center">X.</h1>

GRAINES DES PLANTES LÉGUMINEUSES.

Fèves et féveroles. — Haricots blancs ordinaires. — Pois secs. — Altérations et falsifications. — Lentilles. — Variétés des lentilles. — Altérations spontanées. — Falsifications. — Sarrasin.

Fèves et féveroles.

Les graines des légumineuses constituent des aliments plus riches en substances azotées et grasses que les céréales ; et, comme elles renferment d'ailleurs en proportions assez fortes de la substance amylacée, des phosphates et d'autres sels minéraux, on peut dire qu'elles constituent un des aliments végétaux les plus complets. Parmi les graines alimentaires de cette famille en usage pour la nourriture de l'homme et ci-dessus indiquées, les fèves et les féveroles sont des plus productives et des plus économiques, car elles se trouvent généralement au plus bas prix dans le commerce.

On cultive en grand trois variétés principales : les petites fèves, dites *féveroles*, plus particulièrement destinées à la nourriture des chevaux ; réduites en farine, elles servent parfois à faire des mélanges avec la farine de froment. Nous avons indiqué plus haut le moyen de reconnaître cette fraude.

Une deuxième variété plus grosse, arrondie, s'emploie dans les campagnes comme un des aliments les plus économiques ; on la désigne sous le nom de *gourganes* dans les approvisionnements de la marine.

La troisième variété, plus large, aplatie, est connue sous le nom de *fèves de marais ;* elle est de meilleure qualité que les deux précédentes.

Toutes les fèves arrivées à l'état de maturité présentent une enveloppe épaisse et résistante qui les rend difficiles à diviser et peu agréables à manger ; la plupart d'ailleurs sont alors perforées par un insecte, ce qui les détériore davantage.

On évite ces inconvénients en consommant une partie notable des fèves de marais encore vertes, dans les mois de juillet et d'août, en France.

MM. Masson et Chollet sont parvenus à conserver les fèves en grand par des procédés de dessiccation manufacturiers, lorsqu'elles sont encore vertes et exemptes des attaques des insectes : les fèves ainsi préparées se trouvent débarrassées de leur enveloppe ; chacune d'elles est divisée en deux parties, c'est-à-dire en ses deux cotylédons, qui étaient réunis sous une enveloppe commune. Ces fèves, desséchées à l'état vert, sont plus riches en substances alibiles et plus agréables au goût que les fèves mûres ordinaires ; avant de les soumettre à la coction, il faut leur rendre l'eau que la dessiccation a enlevée et qui est indispensable pour opérer, sous l'influence de la chaleur de l'ébullition, le gonflement des granules amylacés. A cet effet, on doit les laisser tremper pendant six ou huit heures dans l'eau froide ou tiède[1] avant de les faire cuire suivant les procédés usuels.

(1) Depuis que dans la même usine on a réuni aux procédés Masson le procédé Verdeil et Dolfus consistant à traiter les légumes par la

Voici les résultats de l'analyse des féveroles :

Composition des féveroles; principes immédiats.

Amidon, dextrine et matière gommeuse...	48,3
Substances azotées (légumine, etc.)......	30,8
Cellulose..............................	3,0
Matière grasses.......................	1,9
Substances salines....................	3,5
Eau hygroscopique....................	12,5
	100

Aucune autre substance alimentaire ne se rencontrerait généralement à aussi bas prix, relativement à sa composition; mais il faut ajouter que les féveroles constituent un aliment trop grossier pour être généralement usité dans la nourriture des hommes.

Les fèves ordinaires, des deux dernières variétés, offrent une substance d'approvisionnement très-nutritive ; elles ne sont inférieures, sous ce rapport, qu'aux fèves décortiquées et desséchées à l'état vert.

On en pourra juger par les résultats comparatifs de leurs analyses, mis en regard ci-dessous.

	Fèves ordinaires.	Fèves vertes desséchées.	Différence.
Amidon, dextrine, sucre.	54,50	55,85	4,35
Substances azotées......	24,40	29,05	4,65
Matières grasses........	1,50	2,	0,50
Cellulose (tissu)........	3,	1,05	
Sels....................	3,60	3,65	
Eau....................	16,	8,40	
	100	100	9,50

En comparant ces deux analyses, on peut voir que ce qui domine le plus dans les fèves desséchées à l'état en-

vapeur surchauffée, le temps de l'immersion dans l'eau tiède peut sans inconvénient être réduit à une heure.

core vert, ce sont les substances azotées, dont le rôle est si important, et qui peuvent suppléer en partie au défaut de la viande dans l'alimentation des hommes.

Les différences à cet égard représenteraient, relativement aux fèves ordinaires, une augmentation de qualité nutritive dans le rapport de 24,4 à 29,05 ou de 100 à 115.

Les substances odorantes sont peu sensibles dans les fèves : cependant un arome particulier se manifeste à la dégustation; moins agréable que dans plusieurs autres légumineuses, on le déguise souvent par l'addition, en très-légère quantité, d'une plante herbacée aromatique de la famille des labiées, cultivée dans les jardins, dite *sarriette* (*satureia hortensis*).

On ne falsifie guère les fèves ni leurs produits, par la raison toute simple qu'ils se trouvent être très-généralement à meilleur marché que les autres graines ou substances farineuses. L'addition de quelques centièmes de la farine des fèves de bonne qualité dans la farine de froment peut augmenter un peu la propriété nutritive du pain, sans en altérer défavorablement l'aspect ni la saveur. Toutefois, un pareil mélange ne devrait être loyalement effectué par les boulangers que d'accord avec les consommateurs, ou du moins en faisant connaître la composition de la variété de pain que l'on vendrait dans ces conditions.

Haricots blancs ordinaires.

On connaît plusieurs variétés de haricots blancs ; mais leurs propriétés comestibles diffèrent peu : les sous-variétés de haricots rouges, bruns, violets, panachés, ne diffèrent des autres que par leur coloration et par une très-légère modification dans l'arome et la saveur.

Les haricots blancs le plus généralement en usage sont des graines venues à maturité, desséchées à l'air, et qui se conservent facilement à l'abri de l'humidité. L'odeur spéciale et la saveur qu'ils développent à la dégustation, même à froid et crus, permettent de distinguer assez facilement leur farine et de reconnaître son mélange, dans la proportion de 5 à 10 centièmes, avec les farines de blé.

La farine de haricots mêlée dans ces proportions présente la singulière propriété de faire obstacle à ce que la pâte préparée avec ce mélange lève convenablement ; aussi n'en obtient-on qu'un pain mat et lourd. Cet effet tient à une action sur le gluten, qui lui ôte en grande partie son extensibilité et son élasticité, sans qu'on sache encore à quel principe particulier aux haricots est due cette action.

Parmi les meilleures variétés alimentaires, les haricots désignés sous le nom de *haricots flageolets* sont très-agréables à manger avant leur entier développement et lorsqu'ils ont encore une teinte verdâtre ; alors leur enveloppe, plus tendre, contient plus de substances digestibles. Jusqu'à ces derniers temps, on ne pouvait disposer des haricots flageolets encore verdâtres que durant la saison d'été, où la végétation les présente à cet état. MM. Chollet et Cie sont également parvenus à les conserver par la dessiccation, de manière à les faire servir aux approvisionnements d'embarquement ou de ménage, et à permettre d'en consommer toute l'année. Pour les reconstituer à l'état normal, il suffit encore de leur faire absorber l'eau qu'ils ont perdue, et, à cet effet, de les tenir immergés durant quatre, cinq ou six heures dans de l'eau douce (de rivière ou de pluie), tiède ou froide.

Voici la comparaison que j'ai pu établir par l'analyse

entre les haricots flageolets desséchés et les haricots blancs ordinaires venus à maturité.

ANALYSE COMPARÉE.	HARICOTS blancs ordinaires.	HARICOTS flageolets des-séchés.
Amidon, dextrine et matière sucrée.................	55,7	60
Substances azotées........	25,5	27
Matières grasses.........	2,8	2,6
Cellulose................	2,9	2
Sels minéraux...........	3,2	3,3
Eau hygroscopique........	9,9	5,4
	100	100

De ces résultats numériques on peut conclure que les haricots flageolets desséchés ont une valeur nutritive supérieure à celle des haricots blancs usuels dans le rapport de 115 à 100, au moins, puisqu'ils contiennent plus de substance azotée dans cette proportion, et que d'ailleurs la somme des autres matières digestibles s'y trouve plus forte.

Pois secs.

On trouve sous deux états dans le commerce les pois secs usuels : les uns, parvenus à maturité, desséchés à l'air et simplement égrenés de leurs gousses, se présentent en graines entières d'une nuance jaune grisâtre, et souvent ces graines sont perforées en parties par des insectes.

Les autres, récoltés un peu avant l'époque de la maturité, ou encore verts, ont été séchés de même que les précédents, égrenés par le battage, puis décortiqués et concassés entre des meules un peu écartées. On les désigne sous le nom de *pois cassés ;* leur nuance est d'un vert légèrement teinté de gris; tous les doubles cotylédons sont séparés, et la plupart cassés en deux ou plusieurs fragments.

Ces derniers éprouvent plus facilement une coction complète dans l'eau, après avoir été toutefois, comme les précédents (mais moins longtemps), immergés dans l'eau froide pendant quelques heures; ils offrent une saveur moins prononcée, et que l'on trouve généralement plus agréable. Leur composition immédiate révèle en eux un pouvoir alimentaire un peu supérieur à celui des pois mûrs, dans le rapport approximatif de 106 à 100, ainsi qu'on pourra le reconnaître à l'inspection du tableau que nous donnons ci-dessous.

ANALYSE COMPARÉE.	POIS SECS ordinaires.	POIS CASSÉS desséchés verts.
Amidon, dextrine, matière sucrée....................	58,7	58,5
Substances azotées...	23,8	25,4
Matières grasses...........	2,1	2
Cellulose................	3,5	1,9
Sels minéraux............	2,1	2,5
Eau hygroscopique........	9,8	9.7
	100,0	100,0

Altérations et falsifications.

Les pois entiers ont pu être altérés, au moment de la récolte, par un excès d'humidité. Le même accident a lieu parfois dans des magasins humides, ou lorsque l'eau pluviale les mouille durant les transports. Dans ces circonstances, la fermentation commence, et elle peut aller jusqu'à la putridité. Alors même la dessiccation à l'air, au soleil, ou bien à l'étuve, peut faire momentanément disparaître les caractères dus à ces altérations ; mais, à la cuisson, une odeur désagréable reparaîtrait. Il est facile de s'en assurer d'avance en soumettant un échantillon de ces pois à l'action de l'eau bouillante et en observant l'odeur qui s'en dégage.

Nous avons dit plus haut que souvent les insectes y occasionnent certaines altérations, consomment une partie de la substance farineuse, et laissent à l'intérieur des déjections et des cavités sujettes à des moisissures et à d'autres altérations secondaires.

On reconnaît aisément ces détériorations, d'abord à l'aspect des semences entamées ou perforées, ensuite à l'odeur désagréable de moisissure qui s'en exhale, soit directement, soit à l'aide d'une addition d'eau bouillante.

On ne peut guère falsifier les graines entières ; car une simple inspection suffirait pour faire découvrir les mélanges de corps étrangers, qui différeraient nécessairement par leur forme ou leur couleur, par leur apparence, en un mot, des semences naturelles.

Il en est autrement des pois décortiqués et cassés dans lesquels on a pu introduire des fèves de la même nuance (légèrement grise ou verdâtre) concassées en fragments inégaux et irréguliers et tout aussi menus. Du reste, la fraude serait peu profitable à celui qui l'entreprendrait. Le consommateur, trouvant la substance partiellement plus résistante à la cuisson et moins agréable à manger, refuserait naturellement de recommencer de nouveaux achats. L'acheteur n'aurait rien de mieux à faire en tout cas que de constater la qualité de la substance par l'essai de la cuisson d'une petite quantité, avant d'en acheter un approvisionnement de quelque importance.

Lentilles.

Bien que les graines de lentilles (*ervum lens*) présentent des caractères communs avec les graines des autres légumineuses, elles s'en distinguent par certaines différences : non-seulement leurs dimensions sont plus petites, mais leur forme circulaire, aplatie, si bien connue, est toute spéciale; elle constitue un type auquel on rapporte la configuration dite *lenticulaire*, appliquée à divers corps solides. Une autre différence consiste dans l'arome particulier dont l'enveloppe des lentilles recèle les principes; arome qui communique une saveur agréable aux diverses préparations alimentaires où figurent les lentilles, et même à l'eau dans laquelle on les fait cuire, le volume de cette eau fût-il décuple.

On peut aisément reconnaître ce fait en comparant la saveur des différentes préparations de lentilles ordinaires avec celle de préparations semblables faites en y employant des lentilles décortiquées. Dans les premières, l'arome en question domine, tandis que, dans les lentilles décortiquées, on ne retrouve plus sensiblement la saveur aromatique des lentilles usuelles.

La composition ci-dessous montre d'ailleurs l'analogie qui existe entre les qualités alimentaires des lentilles et des autres légumineuses.

Composition des lentilles.

Amidon, dextrine et matière sucrée......	56,0
Substances azotées...................	25,2
Matières grasses (et traces de substances aromatiques)......................	2,6
Cellulose..........................	2,4
Sels minéraux.......................	2,3
Eau...............................	11,5
	100,0

Variétés des lentilles.

Deux variétés principales sont cultivées en grand : la grande lentille, la plus productive et celle qui donne les plus grosses graines, et la petite lentille ou *lentillon*, dont les graines, plus petites, plus renflées et de nuance plus foncée, ont une saveur plus délicate. La qualité des lentilles varie d'ailleurs suivant les saisons, les soins de culture et les localités : celles de Gallardon sont des plus estimées.

Altérations spontanées.

Les altérations spontanées des lentilles par les insectes, par l'excès d'humidité, par la fermentation, par les moisissures, sont analogues à celles qu'éprouvent les autres graines légumineuses, mais elles sont moins fréquentes. On peut les prévenir ou les reconnaître par les mêmes moyens que ceux indiqués plus haut relativement aux autres légumineuses.

Une autre altération, apparente du moins, paraît tenir à une dessiccation trop complète, qui s'effectue avec le temps dans les lentilles anciennement récoltées. Il résulte de cet état de siccité que l'absorption de l'eau devient difficile et que la coction ne peut avoir lieu dans les conditions habituelles. On peut reconnaître si telle est la cause de cet inconvénient, et le faire en même temps cesser ou l'amoindrir beaucoup, en immergeant les lentilles dans de l'eau froide ou tiède et en les y laissant pendant six, huit ou douze heures, avant de procéder à la coction.

Falsifications.

Les lentilles entières ne sont sujettes à aucune falsification. Celles qui ont été décortiquées et concassées ou réduites en farine peuvent être mélangées avec des pois jaunes concassés ou pulvérisés. Il serait très-difficile de reconnaître cette fraude, qui d'ailleurs n'altérerait pas sensiblement la saveur ni la qualité des lentilles décortiquées, puisque celles-ci n'offrent plus tout à fait l'arome particulier aux lentilles entières.

Sarrasin.

Cette plante de la famille des polygonées (*polygonum fagopyrum*) donne une semence alimentaire qui, dans nos contrées de l'ouest, remplace en grande partie les produits du froment dans la nourriture de la population. Aussi la comprend-on parmi les céréales, quoique toutes les autres céréales, plus généralement en usage, fassent partie de la famille des graminées.

Le fruit du sarrasin est brun extérieurement, et il offre une forme polyédrique à faces triangulaires et à angles arrondis ; sous sa première enveloppe, brune, dure, fragile, est une pellicule grisâtre renfermant une masse farineuse et blanche. Les enveloppes brunes forment 19,4 pour 100, ou près d'un cinquième, du poids total de la graine.

Un hectolitre de sarrasin pèse de 55 à 61 kilogr.; mais sur ce poids les enveloppes brunes non alimentaires en représentent 11 ou 12.

Une partie des enveloppes du sarrasin divisées par la mouture passe au travers des blutoirs et donne une teinte grisâtre ou mouchetée à la farine.

On parvient aisément à rendre cette farine plus blanche et plus agréable au goût, en concassant d'abord le grain entre des meules un peu écartées ; on sépare alors les enveloppes par une sorte de vannage, puis on opère la mouture du gruau blanc entre des meules serrées, et ensuite, à l'aide d'un blutage, on sépare les pellicules, ou la deuxième enveloppe, de la farine blanche.

Le périsperme de la graine du sarrasin ne contenant pas de gluten, mais seulement quatre substances azotées (albumine, caséine, etc.) non élastiques, on n'en peut faire qu'un pain compacte et en général plus ou moins bis ; mais on l'emploie à confectionner diverses préparations alimentaires sous formes de galettes, de gâteaux, de bouillies ou de pâtes cuites au four. Ces préparations sont agréables à manger, surtout avec une addition de lait ou de beurre.

On mélange quelquefois la farine de sarrasin, pour faciliter sa panification, avec la farine de blé.

XI.

PAIN.

Fabrication du pain. — Pétrissage. — Fermentation. — Cuisson de la pâte. — Différentes sortes de pain dans les campagnes. — Pains ordinaires dans les villes. — Pains de munition. — Pains dits de fantaisie ou de luxe. — Petits pains à café. — Pains provençaux ou pains de gruau. — Pains viennois ou petits pains au lait. — Pains de dextrine. — Croissants. — Pains de gluten. — Pains anglais. — Muffins. — Pains de son. — Biscuit de marine ou d'embarquement. — Altérations spontanées du pain. — Altérations spontanées du biscuit d'embarquement. — Falsifications du pain. — Falsification par la farine des fèves ou féveroles. — Falsification par l'alun. — Falsification par le riz.

Fabrication du pain.

Le pain est la base de la nourriture des populations civilisées. Aussi comprend-on toute l'importance des perfectionnements introduits dans sa préparation en certaines contrées. La France est la plus avancée à cet égard :

les progrès tout récents qui se réalisent et s'étendent chez nous sont très-dignes de fixer l'attention publique, très-dignes aussi de l'accueil favorable qu'ils reçoivent chez les nations étrangères, où nos habiles boulangers et nos ingénieurs s'occupent de les introduire.

L'application utile de ces procédés eux-mêmes repose sur l'emploi de blés de bonne nature, bien conservés et soumis à d'énergiques nettoyages. Ces blés sont alors réduits en une farine dont la blancheur, l'odeur très-légère mais suave, et la propriété de fournir une pâte liante avec l'eau, signalent la bonne qualité.

Sur ce point encore la France possède tous les moyens de succès; car notre mouture perfectionnée n'a pas de rivale au monde: c'est un fait reconnu généralement aujourd'hui. Dans le grand concours de l'industrie entre les nations, c'est un manufacturier français, **M. Darblay**, qui a obtenu la première récompense pour la fabrication de la farine de froment.

Nous avons vu plus haut que le meilleur pain se prépare avec la farine de blé exempte de toute altération. La première opération consiste à former une pâte bien homogène, en ajoutant à la farine de 50 à 60 d'eau pour 100 de son poids, suivant qu'elle est elle-même plus ou moins humide[1]. Cette première opération s'appelle le *pétrissage*.

La pâte obtenue doit être assez souple pour être soulevée par les bulles nombreuses engendrées au milieu d'elle à l'aide de la *fermentation* qui produit, aux dépens de la

---

1. La farine, en raison des circonstances de la récolte et des soins apportés à la conservation des grains, renferme ordinairement douze, quinze, et parfois jusqu'à dix-huit centièmes d'eau, ainsi qu'on peut le reconnaître si l'on en dessèche une petite quantité dans une étuve chauffée à 100 ou 110°, et qu'on pèse l'échantillon avant et après la dessiccation : la différence de poids indique la quantité d'eau qui s'est évaporée durant l'étuvage.

matière sucrée, de l'alcool et du gaz acide carbonique : tel est le but de cette deuxième opération.

Lorsque la pâte est ainsi allégée, on la sépare en pâtons ayant un volume et un poids en rapport avec le poids du pain à confectionner : 114 à 117 de pâte produisent 100 de pain. On donne aux pâtons la forme convenable en les plaçant dans des corbeilles ou dans des toiles : c'est la troisième opération, ou ce que l'on appelle *tourner* la pâte.

On attend alors le moment où une dernière fermentation aura fait gonfler les pâtons à point, on laisse *prendre* à la pâte *son apprêt*, et l'on se hâte d'*enfourner* : c'est la quatrième opération.

La cuisson, qui constitue la cinquième opération, doit saisir ou chauffer rapidement les pâtons pour les faire gonfler encore, en dilatant le gaz interposé et en volatilisant une partie de l'eau ; il faut d'ailleurs que ce chauffage brusque, effectué dans un four dont les parois sont portées à la température de 250 à 290° environ, solidifie bientôt la surface de la pâte en la desséchant et en opérant une sorte de caramélisation qui donne à la croûte une coloration orangée plus ou moins brune. Cette coloration devient plus intense et la croûte plus unie, lorsqu'on mouille légèrement la superficie de la pâte avec une plume au moment où l'on enfourne ; elle est au contraire moins prononcée si l'on a étendu de la farine en plus forte dose qu'à l'ordinaire au fond des corbeilles ou sur les toiles qui contiennent les pâtons. En tout cas, la croûte se forme à la température de 210° environ, tandis que la mie, garantie du rayonnement direct de la chaleur, ne reçoit qu'une température égale à 100°. La température élevée qui produit la croûte transforme en dextrine une partie de l'amidon. Aussi cette ·partie superficielle du pain contient-elle beaucoup plus de substance soluble dans l'eau, froide ou chaude, que la mie elle-même.

Dès que le terme convenable de la cuisson est atteint, ce que l'on reconnaît à la coloration des pains, on procède au *défournement* : c'est la sixième opération.

Les pains défournés sont placés isolément, debout ou de champ, sur des planches ou des grillages en bois, afin d'éviter qu'ils ne se compriment ou ne s'affaissent, ce qui arriverait s'ils étaient posés à plat avant leur refroidissement.

Ce sont les qualités propres au gluten qui, assurant le succès de ces opérations, permettent d'obtenir un pain léger, entouré d'une croûte mince ; nous indiquerons les conditions favorables de chacune d'elles, l'influence des conditions contraires, puis nous dirons un mot des variétés de pains de froment et d'autres céréales.

Pétrissage.

On voit encore très-généralement le pétrissage de la pâte s'exécuter à force de bras. Les hommes chargés de cette besogne très-pénible travaillent à peu près nus et font entendre des sons rauques et plaintifs qui leur ont fait donner le nom de *geindres* ; ils prétendent que cette émission de voix les soulage. La sueur ruisselle bientôt à la superficie entière de leur peau ; une partie de cette excrétion liquide tombe dans le pétrin, se mêle à la pâte et inspire naturellement un sentiment de dégoût lorsqu'on songe à ce détail de la fabrication. On ne saurait dire s'il n'en résulte aucune cause d'insalubrité. Un grand nombre de machines ont été imaginées et construites en vue d'éviter ces inconvénients ; mais la plupart étaient insuffisantes ou trop coûteuses.

Il est heureusement devenu facile et économique de remplacer l'ancien pétrissage à bras d'hommes par un moyen mécanique simple, en employant les ingénieux ustensiles inventés par M. Boland, M. Raboisson, M. Cavillier et M. Rolland. Ces pétrisseurs mécaniques peuvent être mus à bras sans imposer aux ouvriers le moindre excès de fatigue, tout en évitant la possibilité de l'introduction de la sueur, lors même qu'en certaines saisons cette excrétion se produirait abondamment. D'ailleurs, toute autre puissance mécanique venant des animaux ou de la vapeur peut facilement être transmise à ces ustensiles.

Dans le pétrin Boland, des lames en fer fixées sur un axe forment un double système de courbes en hélices; pendant la rotation de l'axe, qui est effectuée à l'aide d'une manivelle ou d'une roue, ces lames se plongent alternativement dans la pâte, la pétrissent et l'étirent en se relevant.

Le pétrisseur Rolland agit d'une façon analogue dans un pétrin également cylindrique : un double système inversement symétrique de lames séparées comme celles d'un râteau, courbées suivant une surface cylindrique et aboutissant à une lame transversale, agit aussi en pétrissant et en étirant deux fois la pâte à chaque tour de manivelle. Ce dernier ustensile, tant pour la construction que pour la force mécanique, est sensiblement moins dispendieux que le premier. Les pétrisseurs mécaniques de MM. Raboisson et Cavillier ont beaucoup d'analogie avec le pétrisseur Rolland.

Fermentation.

Cette réaction spontanée entre les éléments de la farine hydratée, qui saccharifie en partie la dextrine et transforme la matière sucrée en alcool et en gaz acide carbonique, n'est en général bien dirigée que dans les villes, où la fabrication journalière du pain donne lieu à une industrie spéciale. A la ville, on emploie une petite quantité de levûre fraîche de bière (environ 250 grammes pour 100 kilogrammes de farine), et l'on renouvelle les levains, c'est-à-dire que de six en six heures on y ajoute de l'eau et de la farine, de façon à empêcher que la fermentation ne devienne trop fortement acide dans l'intervalle de temps qui s'écoule entre les pétrissages de la pâte.

Chez les habitants des campagnes, il arrive souvent que les levains sont gardés pendant plusieurs jours sans que l'on s'en occupe; ils passent alors à la fermentation acide et constituent un ferment capable d'exciter dans toute la pâte une fermentation analogue. Sous l'influence de cette acidité, le gluten perd en partie son extensibilité, ainsi que sa qualité élastique. Comme d'ailleurs, dans ce cas, la fermentation dégage très-peu de gaz, la pâte levée fournit un pain mat, bis, d'une saveur aigre, très-disposé à favoriser le développement des moisissures, surtout lorsqu'on en fait usage pendant huit, dix ou quinze jours. On trouve répandu dans les campagnes le préjugé qu'en cet état le pain, plus *rassis* ou plus dur, est plus nourrissant : car on en consomme moins, et c'est toute économie, dit-on. La vérité est qu'on en mange une moindre quantité, parce qu'il est plus indigeste et moins agréable. Cette économie apparente est trompeuse : car les hommes mal nourris travaillent moins (nous en citerons plus loin des exemples), puisqu'ils sont plus faibles et plus accessibles aux maladies, et leur travail coûte davantage en définitive.

Cuisson de la pâte.

Les plus récents progrès à cet égard ont une véritable importance : le problème dont la solution est depuis longtemps cherchée; d'opérer la cuisson économiquement dans des fours où le combustible et la fumée ne soient pas en contact avec les capacités qui reçoivent le pain, paraît enfin résolu. Un grand nombre de boulangeries, à Paris d'abord, puis dans plusieurs villes en France, en Angleterre, en Allemagne et en Russie, ont adopté les nouveaux fours Rolland. Ces fours complètent les conditions de salubrité déjà introduites dans la boulangerie par les pétrisseurs mécaniques de plusieurs inventeurs.

Les fours Rolland ont une sole tournante et sont très-faciles à charger, toutes les parties de la sole venant successivement se présenter devant la porte, au gré de l'ouvrier. Cette sole, unie et toujours exempte de braise, de cendres et de noir de fumée, maintient la croûte inférieure des pains parfaitement propre. Le foyer, chauffé à la houille ou au bois, n'impose pour son service aucune gêne; la braise qui passe au travers de la grille se rassemble d'elle-même dans l'étouffoir, où elle tombe en faisant basculer une trappe légère qu'un contre-poids referme aussitôt. La dépense en combustible est moindre de 33 pour 100 environ que celle qu'exigent les anciens fours. L'axe vertical sur lequel est adaptée la sole tournante repose lui-même sur un coussinet, ou crapaudine, qu'on élève ou qu'on abaisse à l'aide d'une vis de rappel. On peut donc, à volonté, rapprocher la sole de la voûte plate ou plafond en tôle; dès lors le rayonnement, plus égal que sous les anciennes voûtes cintrées, donne une régularité remarquable à la cuisson des pains de toute la fournée.

Un autre four, dans lequel on fait usage de houille sèche, est également économique sous le rapport du combustible : construit tout entier en briques dont une partie sont moulées courbes, il représente une sorte de moufle enveloppée de flamme, que l'on dirige à volonté par des carneaux à registre ; la sole de ce four est fixe ; ses dispositions particulières ont été inventées par M. Carville. L'usage des prétrisseurs mécaniques, ainsi que celui des fours perfectionnés, se propage dans les établissements publics et particuliers, et commence à réaliser des progrès très-désirables dans la boulangerie.

Différentes sortes de pain dans les campagnes.

Dans les campagnes, ainsi que nous l'avons démontré plus haut, le pain, préparé même avec la farine de froment pure, est généralement de qualité inférieure et sujet à des altérations parfois assez notables ; ces inconvénients prennent une gravité plus grande lorsque la farine, mal fabriquée, imparfaitement débarrassée du son, se trouve d'ailleurs mélangée avec des farines d'orge, de seigle, de sarrasin ou de maïs : celles-ci, dépourvues de gluten, ajoutent un obstacle de plus à ce que la pâte puisse bien lever. Il en résulte un pain plus bis et plus lourd encore, offrant une foule de variations que l'on ne saurait définir.

La qualité du pain dans les campagnes devient plus mauvaise encore lorsque la farine du froment en est exclue ; et cette circonstance est d'autant plus regrettable que le pain forme la nourriture presque exclusive du paysan, les produits animaux, lait, fromage, œufs, et surtout la viande, n'étant consommés par lui qu'en proportions insuffisantes. C'est là une des principales causes, en certaines contrées, de l'affaiblissement et par suite de l'appauvrissement des populations rurales : situation déplorable, que tous les efforts de la civilisation progressive et de la philanthropie éclairée doivent tendre à faire disparaître.

Pains ordinaires dans les villes.

La plus grande partie du pain consommé dans les villes est fabriqué avec des farines blanches dites *de première*, et qui proviennent généralement des deux premiers produits de la mouture. Ce pain, plus ou moins blanc, est presque toujours de bonne qualité et susceptible de se bien *tremper* dans la préparation des soupes usuelles.

Les boulangers vendent encore un pain de deuxième qualité, fait avec les farines qui représentent le troisième et le quatrième produit de la mouture des blés de premier et de deuxième triage, c'est-à-dire qui proviennent de la mouture des deuxième et troisième gruaux gris.

Ce pain diffère un peu du précédent en ce qu'il ne contient pas autant de gluten très-souple et élastique; il ne trempe pas tout à fait aussi vite ni aussi complétement. A cela près, il peut nourrir aussi bien, si l'on y associe, dans la ration alimentaire, une égale dose de viande ou de produits animaux. Si le pain devait fournir la nourriture exclusive, le meilleur serait, sous ce rapport, celui qui contiendrait tout le fruit du blé, moins l'enveloppe ou la pellicule indigeste.

Pains de munition.

Si l'on compare le pain donné aux troupes en Hollande, en Prusse, en Autriche, en Russie, avec celui qu'on leur distribue en France, on remarque une grande différence. Dans les contrées étrangères que nous venons de citer, la farine de seigle seule, ou mélangée avec de la farine brute de froment, est employée à la confection de ce pain, qui naturellement est bis et présente la saveur peu agréable du seigle. En France, la farine de froment est exclusivement employée, après qu'on a extrait par le blutage 15 kilogrammes de son sur 100 kilogrammes de farine brute.

Le pain obtenu dans ces conditions offre la saveur agréable du pain de froment; il retient de 3 à 5 pour 100 d'eau de plus que le pain blanc ordinaire, et se maintient plus longtemps frais, ce qui est dû à la propriété hygroscopique des parties corticales que conserve encore la farine, dans la proportion de 5 à 6 pour 100; la mie est légèrement bise, et la croûte, épaisse, est plus ou moins brune, suivant le degré de cuisson. La croûte inférieure est tout incrustée de parcelles du son, ou *fleurage*, dont on a saupoudré abondamment la pelle, afin d'éviter l'adhérence de la pâte chargée d'eau au moment où l'on enfourne.

Le principal caractère d'infériorité de notre pain de munition, comparativement avec le pain blanc que vendent les boulangers, tient à la présence des parties corticales et des petits gruaux durs qui empêchent assez la pénétration du liquide, et notamment du bouillon, pour obliger à remplacer par le pain blanc la quantité destinée à *tremper la soupe*. La ration du pain de munition est de 750 grammes par jour, et la quantité de pain blanc ajoutée pour la confection de la soupe est évaluée à 250 grammes.

Depuis le moment où l'empereur Napoléon III a manifesté le désir qu'il fût distribué à la troupe une seule sorte de pain assez blanc et en outre assez léger et assez perméable pour être employé à faire la soupe, de nouvelles améliorations ont été introduites dans la conservation des grains, dans leur nettoyage et dans leur mouture, en imitant ou même en perfectionnant encore les procédés de l'industrie particulière. Un blutage extrayant de la farine brute 20 centièmes de son au lieu de 15 a déjà permis d'obtenir une farine blanche et un pain de munition comparable pour la nuance au pain de seconde qualité de la boulangerie civile.

Des essais sont entrepris afin de comparer les résultats de la cuisson du pain dans les fours anciens avec les effets des nouveaux fours mécaniques, notamment de ceux dont l'invention est due soit à M. Rolland, soit à M. Carville. Ces fours permettraient de supprimer le grossier fleurage de son et de le remplacer par un fleurage léger de gruau gris, ou mieux encore de farine de maïs ou de seigle. En entrant dans cette voie de perfectionnement pour la conservation des blés, la préparation de la farine, le pétrissage de la pâte et la cuisson des pains, l'administration de la Guerre donnera, on n'en peut douter, un exemple très-digne d'être recommandé à toute l'attention des administrations municipales du plus grand nombre de nos communes, où le blé et le seigle, mal conservés, mal nettoyés, imparfaitement moulus et panifiés, fournissent un aliment indigeste, presque toujours altéré, souvent insalubre.

Pains dits de fantaisie ou de luxe.

Sous ce nom on désigne diverses sortes de pains qui diffèrent du pain ordinaire soit par la forme et le volume seulement, soit en outre par la composition et le mode de préparation : ce sont notamment les petits pains à café, les pains provençaux ou pains de gruau, les pains viennois, les petits pains au lait, les petits pains de dextrine, les *croissants*, les pains de gluten, les pains anglais, les *muffins* et les pains de son.

Petits pains à café.

Confectionnés ordinairement avec les belles farines, parfois avec la farine de gruaux blancs, leur préparation spéciale consiste à travailler plus longtemps la pâte, de façon à lui faire absorber plus d'eau et à l'alléger davantage, en y ajoutant d'ailleurs une plus forte dose de bonne levûre, afin que la fermentation y développe de très-nombreuses bulles gazeuses. Le pâte de ces pains, mise sous forme de courts cylindres arrondis, accouplés, doit être convenablement saisie par la chaleur du four. Les pains à café offrent une croûte colorée et une mie légère, tellement spongieuse qu'elle absorbe à l'instant les liquides chauds, et particulièrement le mélange de lait et de café dans lequel on emploie très-généralement ces petits pains légers et d'une digestion facile.

Pains provençaux ou pains de gruau.

On se sert, pour confectionner ces pains, de la farine spéciale dite de gruaux blancs, en raison même de la qualité plus élastique du gluten et de la blancheur qui caractérisent cette farine. On ajoute quelquefois à la farine blanche de première marque une quantité de 16 à 25 centièmes de gluten humide bien propre, provenant des nouvelles amidonneries salubres, pour obtenir avec cette farine des pains analogues à ceux qui sont faits de farine de gruau. Les petits pains de gruau, pétris d'ailleurs comme le pain ordinaire et mis sous la forme de *pains fendus*, offrent une croûte de teinte pâle, une mie très-blanche à cavités irrégulières, quelques-unes très-larges, tandis qu'elles sont très-petites dans le reste de la masse. Le pain de gruau est susceptible de bien tremper sans se désagréger. Il revient à un prix plus élevé, et se vend en effet environ moitié en sus du prix du pain ordinaire de première qualité ; on le consomme comme pain de table chez les personnes riches ou dans les repas dits *de cérémonie*, un peu exceptionnels parmi les autres classes de la population.

Pains viennois et petits pains au lait.

On emploie dans leur préparation la plus belle farine blanche de première qualité, en choisissant les marques les plus estimées, et quelquefois même la farine de gruau, chez quelques boulangers renommés pour la boulangerie de luxe. En tout cas, la composition de ces pains diffère de celle des autres sortes par l'emploi du lait étendu de trois fois son volume d'eau, au lieu d'eau pure, pour la confection de la pâte. La pâte exige d'ailleurs plus de levûre et plus de travail que pour les pains ordinaires. On donne à ces petits pains une forme elliptique, caractérisée encore par une fente longitudinale à laquelle aboutissent de douze à seize fentes ou légères incisions superficielles transversales. Les pains viennois ont un arome agréable et un goût particulier dus à la présence du lait, malgré sa faible dose ; lorsqu'on augmente la proportion du lait, ou même qu'on l'emploie presque pur dans la confection de la pâte, on obtient des *petits pains au lait*, qui, par la saveur ainsi que par la consistance plus faible de la croûte, diffèrent plus encore du pain usuel.

Pains de dextrine.

Préparés également avec de la farine blanche de premier choix, ces petits pains, analogues, quant à la forme, aux pains viennois, furent dans l'origine confectionnés en ajoutant à l'eau destinée au pétrissage 5 ou 6 pour 100 de dextrine sucrée [1] ou de fécule transformée en sirop mucilagineux par l'infusion d'orge germée. On obtient un résultat analogue en ajoutant 2 ou 3 parties de sucre ordinaire pour cent parties de l'eau destinée à faire la pâte. En tout cas, comme la substance sucrée dissoute réussit mieux que l'eau pure à préserver de toute altération les principes azotés de la farine, elle laisse dominer l'arome naturel du froment, et donne ainsi au pain une saveur et une odeur suaves que l'on trouve particulièrement agréables lorsqu'on le mange avec certains mets ou certains fruits sucrés.

Croissants.

Dans les boulangeries de luxe on prépare encore, et ordinairement sous la forme demi-circulaire d'un rouleau contourné et effilé aux extrémités, des petits pains appelés *croissants*. Le liquide employé pour former la pâte avec 1 kilogramme de farine se compose d'un ou de deux œufs battus et mêlés avec environ 500 grammes d'eau. D'ailleurs le choix de la farine, la dose de levûre, ainsi que le travail de la pâte, exigent les mêmes soins que lorsqu'il s'agit des autres pains de luxe ci-dessus désignés.

Pain de gluten.

Ce pain, composé de gluten presque pur, c'est-à-dire débarrassé le plus possible, par les lavages, de l'amidon et des parties solubles de la farine, se prépare aujour-

---

1. La préparation de cette sorte de sirop de dextrine ou de glucose est décrite dans le *Précis de chimie industrielle*, 3ᵉ édition.

d'hui pour la nourriture des personnes atteintes de l'affection appelée *diabète sucré.*

Cette affection, souvent inaperçue dans les premiers temps, s'aggrave sous l'influence d'une alimentation dans laquelle entrent le pain ordinaire et les autres substances farineuses ou amylacées qui exaltent la sécrétion du sucre particulier à cette maladie (la glucose, analogue ou identique avec le sucre de raisin ou de fécule).

On parvient à combattre cette affection à l'aide surtout d'une alimentation d'où l'on exclut l'amidon et les sucres. Cependant, afin de fournir aux malades une substance imitant le pain dans sa forme et dans son goût, on a cherché, d'après les indications de M. Bouchardat, à fabriquer du pain de gluten. La difficulté qui s'est d'abord offerte est venue de la propriété que possède le gluten de se gonfler tellement par la cuisson au four, qu'il présente alors un corps très-léger, friable, sec et désagréable à manger. M. Martin de Grenelle est parvenu à vaincre cette difficulté en soumettant le gluten humide et divisé à la température de 100° dans une étuve. Desséché ainsi, et réduit en farine, il a perdu en grande partie sa faculté extensible. On peut l'employer alors comme la farine ordinaire, en le pétrissant avec 66 parties d'eau pour 100 ; on y ajoute un demi-centième de levûre de bière, et, au bout d'une heure environ, on met la pâte sous forme d'une grosse tresse. Dans ces conditions, la pâte de gluten ne lève pas sensiblement plus que la pâte ordinaire. Elle fournit des petits pains analogues, pour l'aspect et la consistance, aux pains viennois, et qui n'inspirent plus ce dégoût qu'éprouvaient les diabétiques, lorsqu'ils mangeaient le pain boursouflé et friable de gluten non préparé.

Pains anglais.

Sous ce nom, on prépare en France plusieurs sortes de pains de luxe d'après le procédé généralement suivi en Angleterre, où il donne cependant un pain usuel assez défectueux, et des petits pains appelés *rolls* [1]. En perfectionnant ce procédé, et en employant d'ailleurs nos farines de première marque, nos habiles boulangers confectionnent un aliment très-agréable, supérieur même aux *rolls* anglais.

Voici comment on s'y prend chez nous pour préparer une fournée représentant 210 kilogrammes de pains anglais ou *à levain doux :* on fait d'abord cuire à l'eau, ou mieux encore à la vapeur, 30 kilogrammes de pommes de terre ; on leur enlève l'épiderme, puis on les écrase en les délayant dans 50 ou 60 litres d'eau tiède, de manière à faire passer cette sorte de bouillie claire au travers d'un tamis ou d'une passoire qui retient quelques fibres et quelques pellicules. On ajoute au mélange 4 ou 5 kilogrammes de farine, puis $0^k,5$ de levûre préalablement délayée dans un litre d'eau froide. Tout le mélange liquide, contenu dans un tonneau défoncé d'un bout, est alors abandonné pendant six heures à la température de 25° à peu près. Au bout de ce temps on y ajoute, en délayant avec soin, 40 kilogrammes environ de farine, prise, comme les 5 kilogrammes, dans le sac de 157 kilogrammes ; on laisse la fermentation reprendre de l'activité pendant une heure, puis on emploie la totalité de ce mélange fluide (auquel on ajoute encore de $0^k,5$ à $0^k,8$ de sel marin) pour délayer et pétrir ce qui

1. Ce nom vient du mot *roll*, rouleau, parce que la plupart des petits pains sont mis sous la forme de rouleaux ou cylindres, simples ou doubles ou contournés en tresses.

reste de farine, c'est-à-dire 112 kilogrammes. La pâte, travaillée comme à l'ordinaire, soit à bras, soit au pétrisseur mécanique, est laissée en fermentation de douze à dix-huit minutes. Enfin on la *tourne* et on la pèse sous les formes et les volumes voulus, et, dès que l'apprêt convenable se manifeste dans les pâtons, on se hâte d'enfourner.

Une partie de ces pains doivent être mis sous la forme de prismes courts, rectangulaires, à angles arrondis, en plaçant la quantité de pâte nécessaire ($0^k,560$ ou $1^k,120$, selon que l'on veut obtenir des pains d'un ou d'un demi-kilogramme) dans des vases en tôle mince à angles droits, arrondis, présentant une légère *dépouille* (c'est-à-dire un faible évasement), afin qu'on puisse aisément, après la cuisson, faire sortir le pain de son enveloppe.

Les pains ainsi obtenus ont une forme cubique ou analogue à celle des pavés à angles arrondis ; la croûte, sur les parois qui étaient en contact avec la tôle, est mince et pâle ; à la partie supérieure, elle est un peu plus épaisse et plus colorée.

En Angleterre, le pain le plus en usage a la même forme cubique ; mais on la lui donne en composant chaque pain de deux boules de pâte comprimées l'une sur l'autre, un peu équarries à la main et enfournées en contact avec les autres pains dont on remplit successivement le four. Pressés de cette façon les uns contre les autres, ils sont fortement chauffés par le rayonnement de la voûte et par le contact de la sole : aussi n'ont-ils de croûte que dessus et dessous, tandis que leurs parties latérales, chauffées seulement à environ 100^0 centésimaux, ont la teinte et la faible consistance de la mie. Cette disposition de l'enfournement double la durée de la cuisson du pain ; il en résulte que la croûte du pain anglais est quatre ou cinq fois plus épaisse que celle de **nos** pains ordinaires, que la mie contient plus d'eau et que les proportions de cette eau sont plus variables. Le tableau suivant montre, pour 100 parties en poids de pain ordinaire et de pain de munition chez nous, et 100 parties de pain usuel à Londres, les proportions de la croûte et de la mie. La dernière colonne indique la quantité d'eau sur l'ensemble (mie et croûte) pour chaque sorte de ces pains au sortir du four.

	Croûte.	Mie.	Pain.	Eau.
Pain ordinaire fendu, de 2^k, à Paris..	17	83	100	35 à 38
Pain de munition rond, de France, pesant 1^k,5...............	20	80	100	39 à 42
Pain usuel cubique de 4 liv. angl... {	25 à 30	75 70	100 100	} 40 à 48

La durée trop longue de la cuisson du pain chez les boulangers anglais explique la saveur plus ou moins acide qu'il contracte. La forte épaisseur de la croûte rend cette partie du pain anglais désagréable à manger : aussi en perd-on une grande quantité, du moins pour la nourriture des hommes. Quoique plus lourde, cette croûte ne forme que le tiers de la surface représentée chez nous par la croûte qui recouvre la totalité de nos pains.

La mie du pain anglais offre encore cette particularité, qu'elle n'a que de petites cavités ; cette contexture uniforme permet de la couper en larges tranches que l'on fait rôtir ou légèrement torréfier, et que l'on recouvre de beurre pour manger avec le thé : c'est sous cette forme de *toasts*, ou rôties, que l'on consomme le plus de pain en Angleterre.

Muffins.

Au nombre des pains de luxe, on prépare dans les boulangeries anglaises une sorte de petits pains circulaires à croûte très-mince, pâle et molle; on les obtient en travaillant la pâte plus longtemps avec un excès d'eau, et en les soumettant à la cuisson dans des boîtes en tôle, rondes, à fond plat et recouvertes d'une plaque en tôle. Dans ces conditions, la cuisson rapide de ces pains, qui sont préservés du rayonnement direct sur toutes leurs parois, n'élève pas la température de leur superficie au delà de 150 à 160°, et ne peut pas produire la caramélisation qui exige, pour former la croûte, environ 210°.

Les petits pains appelés *muffins* servent à préparer une variété de *toasts* : on les coupe en deux, et on les fait rôtir d'un côté pour échauffer la mie, qui s'imprègne alors plus facilement de beurre. Ces préparations sont surtout en usage pour les déjeuners ou les *lunchs* ou *luncheons* (repas du milieu de la journée).

Pains de son.

On fabrique pour la classe aisée, à Londres et dans les villes de la Grande-Bretagne, une sorte de pain à laquelle on serait peu tenté d'attribuer une pareille destination : ce pain ressemble, en effet, sauf la forme, plutôt à l'ancien pain commun de munition qu'aux pains de luxe; on le prépare avec de la farine de blé contenant de 5 à 10 centièmes de son [1]; sa croûte est foncée et sa couleur bise.

Les personnes qui font usage de ce pain n'en mangent qu'une fois ou deux par semaine ; elles lui attribuent une qualité rafraîchissante qui paraît réelle, due probablement soit à la partie indigeste du son, qui agirait mécaniquement et peut-être à la manière de certaines graines

1. Jusqu'à l'année 1854 le pain de munition destiné au soldat français était confectionné avec de la farine dont on avait ôté à peu près la moitié du son. Aujourd'hui ce pain se prépare avec de la farine de blé dont on a extrait tout le son (20 pour 100).

que l'on prend dans le même but, soit au principe immédiat analogue à la diastase, qui fluidifie une portion de la substance amylacée. Le son diffère notablement de la farine, quant à sa composition immédiate : il contient moins d'amidon, un peu moins de substances azotées, mais de plus fortes proportions de matières grasses, de cellulose et de substances minérales, ainsi qu'on en pourra juger par le tableau comparatif suivant :

Analyse comparée des sons et de la farine.

	Gros son.	Petit son.	Farine blanche.
Amidon et dextrine.............	60,4	62,2	68,43
Substances azotées (et principe diastatique dans le son).....	13	12,5	14,45
Matières grasses (et traces d'essence particulière)..........	5,6	4,3	1,25
Cellulose....................	4	3	0,05
Substances minérales........	3	2,5	1,60
Eau.......................	14	15,5	14,22
	100	100	100

Mais on peut reconnaître d'autres différences encore. Les substances azotées, dans les deux produits, ne sont pas de même nature : dans la farine elles offrent beaucoup plus de gluten souple, extensible, élastique ; le son contient une substance saccharifiante, un ferment acide assez énergique et une essence aromatique spéciale ; sa qualité hygroscopique semble tenir à un principe organique particulier et à la structure de son tissu ; enfin le tissu végétal qui le compose est très-résistant, en sorte que nos organes n'en peuvent digérer qu'une partie [1].

1. D'après un récent travail publié par M. Poggiale, le son contiendrait, sur 100 parties, 44 parties seulement attaquables par les organes digestifs du chien, et près des 3 dixièmes de sa matière azotée ne seraient pas assimilables.

Biscuit de marine ou d'embarquement.

On nomme ainsi une sorte de pain mis sous la forme de galettes circulaires ou carrées, desséchées à l'étuve ou au four, de façon à diminuer les chances d'altérations spontanées à bord des navires ; on y emploie en général de bonnes farines blanches de froment, afin de mieux en assurer la conservation. Pour préparer le biscuit, on délaye et on pétrit la farine par les moyens ordinaires ; mais l'eau n'y entre que dans la proportion d'un sixième environ (au lieu de moitié), afin que la pâte soit plus ferme, lève moins et ne se colore pas autant à la cuisson dans le four.

Lorsque la pâte a subi la fermentation convenable, on l'étend au rouleau sur des tables saupoudrées de farine, puis on la découpe, à l'aide d'emporte-pièces, en tablettes rectangulaires, ou disques, que l'on dispose dans un lieu frais pour éviter une fermentation trop active, qui ferait trop lever la pâte avant de l'enfourner. D'ailleurs on perce les biscuits de trous verticaux, espacés de 5 ou 6 centimètres, qui laissent échapper une partie du gaz et l'empêchent ainsi de soulever la pâte.

On façonne souvent les biscuits destinés aux approvisionnements de la marine à l'aide de machines qui laminent, découpent et percent la pâte.

La cuisson des biscuits dure environ vingt-cinq minutes ; elle s'effectue dans des fours surbaissés et un peu moins chauffés que pour les pains ordinaires. On les fait dessécher à l'étuve au-dessus du four avant de les emballer et de les mettre soit en magasin, soit à bord des navires.

Le biscuit sous forme de galettes minces est consommé en grande quantité par les populations des villes en Angleterre, comme comestible facilement portatif dans les voyages sur terre, et même dans les petites excursions journalières. On l'emploie également dans la confection des potages.

On fait entrer parfois dans la composition des biscuits de fantaisie que consomment les citadins des graines d'anis en assez forte proportion ; la variété ainsi obtenue exhale une odeur forte qui plaît à une partie des habitants de la Grande-Bretagne, mais qui choque le goût généralement plus délicat des Français et ne leur semble pas moins désagréable que les rudes débris de ces graines écrasées qui se logent entre les dents.

Altérations spontanées du pain.

Le pain est sujet dans les campagnes à des altérations spontanées, par suite de l'acidité que lui communiquent les levains aigres et du temps trop long qu'on met à le consommer. Nous avons vu plus haut comment sous ces influences, et avec le concours de l'humidité, diverses végétations cryptogamiques ou moisissures s'en emparent au point de le rendre insalubre. Il est très-rare que de pareils accidents se présentent dans les villes, où chacun renouvelle sa provision tous les jours, ou du moins plusieurs fois la semaine.

Dans une circonstance remarquable, une altération de ce genre prit tout à coup une proportion effrayante avec un caractère endémique. C'était en 1843, dans le mois de juillet : la température très-élevée coïncidant avec une humidité dominante dans les baraques nouvellement construites des camps sous Paris, on vit, du jour au lendemain, les pains de munition distribués et rangés sur des tablettes se couvrir d'une sorte d'efflorescence rouge. Ils exhalaient une odeur nauséabonde, et la mie était envahie par une matière fongueuse.

En observant avec M. de Mirbel la substance rougeâtre sous le microscope, nous reconnûmes qu'elle était composée d'une multitude infinie de corpuscules arrondis, d'un rouge orangé, qu'il était impossible de discerner isolément à l'œil nu, et qui n'étaient autres que les semences ou sporules d'un champignon d'une ténuité microscopique, l'*oïdium aurantiacum*. Ces semences disséminées, invisibles dans l'air, se développaient et se multipliaient avec une prodigieuse rapidité en tombant sur les pains maintenus humides dans les camps baraqués. Je constatai plus tard que les semences de l'*oïdium aurantiacum* avaient la singulière faculté de supporter une température, même humide, de 100 à 120°, sans perdre leur propriété germinative; il fallait les chauffer jusqu'à 130 ou 140° pour détruire leur vitalité.

En se basant sur cette étude, une commission nommée par le ministre de la Guerre, et dont faisaient partie MM. Dumas, Pelouze et moi, trouva bientôt le moyen de faire cesser cette grave altération. On prescrivit les mesures suivantes : diminuer d'un dixième environ la proportion d'eau engagée dans le pain; augmenter la dose de sel en la portant de 200 à 400 grammes par quintal métrique de pâte; enfin distribuer le pain huit ou douze heures après sa sortie du four, au lieu d'attendre vingt-quatre ou quarante-huit heures, comme on le faisait alors.

Altérations spontanées du biscuit d'embarquement.

Durant les voyages de long cours, le pain des équipages d'embarquement, appelé biscuit de la marine (voy. p. 186), éprouve, malgré sa cohésion et sa siccité, incomplète, il est vrai, une altération spéciale que les marins connaissent. Au bout d'un certain temps, et surtout durant les chaleurs de l'été, ils ont remarqué des larves (provenant sans doute d'œufs déposés par des mouches), qui se développent dans le biscuit et consomment une partie de la substance farineuse : aussi, lorsqu'ils rompent un biscuit en deux ou plusieurs morceaux, ont-ils le soin, afin d'en faire sortir les larves, de frapper les fragments sur une table ou sur tout autre meuble. On comprend qu'un certain nombre de ces vers doivent rester enfermés dans le biscuit et se trouver ainsi mêlés aux aliments des marins. Les personnes habituées à ces sortes d'accidents à bord des navires ne s'en préoccupent guère, et elles ont bien raison, car la très-faible dose d'insectes qui se trouve faire ainsi partie de l'alimentation des hommes n'a paru jusqu'ici exercer aucune influence sur leur santé.

Falsifications du pain.

On a souvent ajouté dans la farine, soit au moulin, soit chez le boulanger, une certaine dose de fécule de pommes de terre, surtout dans les années où, le prix du blé étant très-élevé, la fécule restait à bas prix. Lorsque cette addition est faite très-graduellement, les consommateurs s'habituent sans le savoir à la saveur particulière que le pain contracte ; mais, si l'on portait du jour au lendemain la dose de fécule à 10 ou 12 pour 100, l'odeur prononcée de l'huile essentielle qui caractérise cette fécule avertirait les acheteurs, et ils ne manqueraient pas de s'en plaindre.

L'addition de la fécule diminue, dans le pain fait avec ce mélange, la proportion totale des substances azotées comparativement avec celle qui se trouve dans le pain préparé au moyen des farines usuelles.

On reconnaît la présence de la fécule dans le pain en observant sous le microscope une très-petite parcelle de mie écrasée dans de l'eau contenant 2 centièmes de potasse. Mise sur la lame de verre, une goutte de cette solution suffit; au bout de quelques minutes, on ajoute un léger excès d'iode, et l'on peut alors apercevoir les grains de fécule gonflés et bleuis, qui paraissent dix ou vingt fois plus larges que l'amidon du blé.

La falsification par la fécule ne se pratique plus depuis l'année 1845, par la raison toute simple que le cours commercial de la fécule de pommes de terre est plus élevé que celui de la farine : car l'affection spéciale qui diminue chaque année les récoltes de pommes de terre, bien que moins grave aujourd'hui, augmente encore la valeur des tubercules et de la fécule qu'on en tire.

Falsifications par la farine de fèves ou féveroles.

Cette farine, de même que celle des autres graines de légumineuses, est caractérisée par la présence d'un tissu celluleux résistant qui ne se rencontre pas dans la farine de blé. On constate ce mélange en délayant dans une goutte de solution contenant 0,1 de potasse caustique une parcelle de la mie du pain soupçonné; si on la recouvre ensuite d'une mince lamelle de verre et qu'on l'observe à l'aide du microscope, on ne verra plus les grains d'amidon du blé ni ceux des autres grains : ils auront presque entièrement disparu, tant ils seront gonflés et rendus translucides par la solution alcaline; mais le tissu celluleux propre aux féveroles et, en général, aux graines légumineuses aura complétement résisté : il sera donc facile de le reconnaître. Des moyens plus complexes feraient distinguer plus spécialement dans le pain la présence des féveroles. On trouvera ces moyens ou phénomènes chimiques décrits dans le *Précis de chimie industrielle*, 3ᵉ édition.

Falsification par l'alun.

Lorsque les blés ont été mal conservés, ou bien que les farines humides se sont altérées durant leur séjour dans les magasins ou pendant les transports, on ajoute quelquefois à ces farines de 3 à 6 millièmes d'alun, afin de rendre au gluten une partie de la consistance qu'il a perdue. Il est rare que cette altération par l'alun ait lieu en France ; mais elle est commune en Angleterre, dans les années où les farines importées se sont un peu détériorées pendant les traversées ou l'emmagasinement. En tout cas, l'addition de l'alun rend le pain moins agréable au goût, et l'on peut déceler sa présence à l'aide d'une incinération ; cette opération fait disparaître les matières organiques et laisse dans les cendres les substances minérales, parmi lesquelles l'analyse chimique fait aisément découvrir l'alumine, indice de l'alun.

Falsification par le riz.

On a parfois fabriqué en France, et même à Paris, un pain en apparence économique, par le procédé suivant : on délaye et on soumet à la cuisson 7 kilogrammes et demi ou 8 kilogrammes de riz concassé, dans 130 litres d'eau chauffée à 100°, soit directement, soit au bain-marie, jusqu'à ce que le mélange forme un empois fluide homogène, qu'on laisse refroidir à la température de 25 à 30°. On emploie cette sorte d'empois pour pétrir 157 kilogrammes de farine (contenance d'un sac ordinaire) avec les levains usuels. Le pétrissage exige plus de temps, de travail et de force ; mais enfin on obtient une pâte de consistance ordinaire, quoique contenant plus d'eau. Le pain lui-même, après la cuisson, retient 6 ou 7 centièmes d'eau de plus que le pain usuel des boulangers[1].

On reconnaît facilement la fraude en pesant un morceau de pain représentant les quantités moyennes de mie et de croûte, et en le faisant dessécher complétement à 100 ou mieux à 110°; la perte de poids constatée par les pesées avant et après la dessiccation indique s'il y avait excès d'eau sur les 34 ou 36 centièmes que le pain de bonne qualité renferme.

Je me suis assuré que, dans cette panification particulière, le riz pourrait être remplacé par de la fécule, ou même par de la farine, réduites également en bouillie claire; ce n'en serait pas moins une fraude si l'on vendait le pain au prix ordinaire; mais on pourrait tolérer cette méthode de panification dans les moments où le grain manque, à la condition de fixer le prix en raison de la quantité réelle de farine ou de substance sèche contenue dans le pain. Il y aurait à cela cet avantage, que la plupart des consommateurs, habitués à consommer un volume de pain trop grand pour une bonne alimentation, se procureraient ce volume sans accroître le déficit général et sans dépenser au delà de la valeur qu'ils recevraient.

---

1. Il y a quelques années, un boulanger établi dans l'avenue de Neuilly, auprès de Paris, vendait un pain d'assez belle apparence, fabriqué de cette manière, et auquel il avait donné, sans doute pour inspirer plus de confiance, le nom, peu en harmonie avec sa composition, de *pain hydrofuge*. L'autorité administrative, sur l'avis du Conseil d'hygiène et de salubrité de la Seine, consentit à laisser continuer cette opération, à la charge de réduire le prix de 6 pour 100. Dès lors la spéculation cessa, car elle n'offrait plus d'avantages au fabricant, comparativement avec les opérations de la boulangerie ordinaire.

XII.

FRUITS CHARNUS OU SUCRÉS.

Melons. — Potirons. — Prunes. — Abricots. — Pêches. — Cerises. — Raisins. — Groseilles. — Fraises. — Framboises. — Fruits conservés.

Le cadre de cet ouvrage ne nous permettant pas de décrire les nombreuses espèces et variétés de fruits, non plus que les préparations spéciales dont ils sont l'objet, nous devons nous borner à faire connaître leur influence générale dans l'alimentation.

Les fruits mûrs peuvent, sans aucun doute, exercer une favorable influence sur la santé des hommes en contribuant à varier et à rendre plus agréable leur nourriture, en introduisant d'ailleurs des principes sucrés, aromatiques, azotés et salins dans leurs rations alimentaires. Mais ces diverses substances, réparties en faibles proportions dans les sucs et les tissus, accompagnées toujours de produits acides et de ferments, offrent des inconvénients réels lorsque l'on veut, bien à tort, faire servir les fruits à remplacer une grande partie, quelquefois même presque la totalité de la nourriture habituelle.

On se trouve alors conduit à ingérer un volume considérable de ces aliments aqueux et plus ou moins acides, pour atteindre l'équivalent nutritif indispensable. Tandis qu'une proportion modérée des mêmes aliments pouvait être favorable à la santé, en ajoutant un complément utile de sucs aqueux, de sels alcalins et de matières sucrées, une consommation trop forte et presque exclusive ne peut offrir, au contraire, que des inconvénients. L'excès d'eau concourt, dans ce cas, avec l'acidité, et la disposition à fermenter la qualité indigeste des tissus végétaux même les plus faibles, à fatiguer les organes digestifs : les substances solides azotées (la viande ou ses congénères) et les aliments farineux manquent pour utiliser le suc gastrique, les agents de la digestion des matières amylacées et ceux qui sont propres à la digestion des substances grasses.

Ainsi donc il y a trouble dans l'économie, par suite du défaut d'aliments solides azotés, gras et féculents ; de l'excès des agents naturels de l'organisme destinés à effectuer la désagrégation, l'émulsion et la dissolution de ces aliments ; enfin d'un excès d'aliments aqueux n'offrant que des qualités alimentaires insuffisantes. Telles sont les causes principales des désordres que l'on observe si généralement dans les fonctions digestives durant la saison des fruits. De là ces dictons populaires répandus dans les campagnes, où les habitants comptent sur le retour de la saison des fruits pour être purgés spontanément. Les fruits mangés *verts* ou avant leur maturité aggravent tous ces inconvénients.

Malheureusement, ces sortes de purgations, souvent intempestives ou trop répétées, diminuent les forces et affaiblissent la santé des populations.

Des faits nombreux ne laissent aucun doute sur ce point. Nous en citerons un entre autres.

Dans plusieurs localités viticoles de la Côte-d'Or, on avait l'habitude de limiter la nourriture des vendangeurs à un peu de soupe et de pain, supposant qu'ils trouveraient un ample et économique complément dans le raisin, qu'ils consommaient à discrétion.

On s'aperçut enfin que ce régime alimentaire était insuffisant pour soutenir leurs forces et ne leur permettait d'accomplir que peu de travail. On essaya d'ajouter une ration convenable de viande, et bientôt il fut constaté que, sous l'influence d'une alimentation plus complète et moins volumineuse, leur travail produisait davantage et réalisait une véritable économie.

Les fruits introduits en doses modérées dans l'alimentation peuvent, comme nous l'avons déjà dit, utilement varier la nourriture et la rendre plus agréable ; il serait donc bien à désirer que l'on parvînt sans trop de dépense à les conserver dans les campagnes, afin de mettre ces préparations économiques à la portée des ouvriers des fermes.

On atteindra sans peine ce but si désirable, lorsque le prix du sucre s'abaissera encore, et qu'il pourra dès lors concourir puissamment à l'amélioration de la santé des classes les plus nombreuses des populations dans les campagnes.

Les fruits très-aqueux et plus ou moins acides, tels que les cerises, les groseilles ou leur jus, les prunes, les abricots, se conservent bien lorsque l'on peut les soumettre à l'ébullition et à une évaporation rapide en contact avec 25 à 33 centièmes de leur poids de sucre.

Les préparations ainsi obtenues, non-seulement sont plus agréables à manger et se conservent bien, surtout dans les endroits secs, mais encore sont plus nourrissantes et plus salubres, en raison du sucre qu'elles contiennent. Le sucre, en effet, constitue l'un des meilleurs aliments respiratoires, et, en augmentant la masse de substance solide, il rend d'autant moindre la proportion d'acide, à poids égal de substance alimentaire.

Les procédés de conservation suivant la méthode perfectionnée d'Appert[1] s'appliquent avec grand succès aux fruits et permettent de les garder plus d'une année sans leur faire subir une forte cuisson, ni cette concentration qui enlève ou altère une grande partie de leur arome.

1. Voy. plus haut, pages 35 à 48.

XIII.

LÉGUMES HERBACÉS.

Feuilles alimentaires : choux, chicorées, laitues, cardons, épinards, oseille. — Graines et gousses vertes : fèves, petits pois, haricots verts, etc. — Influence des légumes herbacés dans la nourriture de l'homme. — Conservation des légumes : nouveaux procédés.

Feuilles alimentaires. — Graines et gousses vertes.

On peut comprendre sous la dénomination de légumes herbacés toutes les feuilles comestibles et d'autres parties des plantes, dont les tissus jeunes et tendres, formés de très-minces membranes de cellulose, renferment dans leurs cellules des sucs abondants en matières azotées et en autres principes nutritifs.

La plupart des végétaux à feuilles alimentaires sont soumis à certains procédés de culture qui mettent, pendant la durée de leur développement ou seulement pendant les quelques jours qui précèdent le moment où on les coupe, une partie de ces feuilles à l'abri de la lumière ; on évite ainsi la formation de la matière verte, ou bien on la fait disparaître.

Le but de cette méthode est facile à saisir : en effet, la substance verte qui se développe sous l'influence de la lumière est très-souvent accompagnée de sécrétions à odeur forte ou de principes vireux, âcres, amers (comme dans les tubercules verdis des pommes de terre) ; en outre, dans ce cas, les tissus acquièrent une consistance plus dure, ainsi qu'on le remarque dans les feuilles très-vertes des choux, des laitues, du céleri, des cardons et de plusieurs autres plantes comestibles.

Certaines feuilles, rapidement développées sous l'influence d'arrosages fréquents, offrent un tissu délicat et sont exemptes de principes amers, en excès du moins : c'est ce que l'on remarque relativement aux épinards; toutefois, ces feuilles très-vertes paraissent exercer une action légèrement purgative, qui ne permettrait pas de les introduire en très-grande proportion dans les rations alimentaires, surtout si l'on en prolongeait trop long-temps l'usage.

Une action analogue a lieu, de la part des feuilles vertes de la betterave, sur les animaux qui s'en nourrissent lors de la récolte des racines. On peut éviter cette influence laxative, suivant l'observation de M. Decrombecque, en supprimant les parties vertes du limbe et en donnant aux animaux seulement les pétioles ainsi que la nervure médiane, ou encore les feuilles sensiblement décolorées et jaunies sur le sol.

Certains produits récemment formés ou non encore développés complétement, tels que les *fèves non mûres*, les *petis pois* et les *haricots verts*, n'ont qu'une coloration verte peu intense, et sont exempts d'amertume et d'action purgative.

Influence des légumes herbacés dans la nourriture de l'homme.

Tout ce que nous avons dit de l'effet favorable des fruits employés en doses modérées dans l'alimentation, nous pourrions le répéter ici en l'appliquant aux légumes herbacés, que l'on peut même faire entrer sans inconvénient en plus fortes proportions dans le régime alimentaire.

Non-seulement ces légumes permettent de varier les formes, la consistance, la saveur des aliments; ils permettent encore d'en varier la composition même, en y comprenant des substances abondantes en eau, en sels alcalins, calcaires et magnésiens, minéraux et végétaux, et d'associer ainsi dans de justes proportions les viandes avec le pain, le riz, le maïs, les graines des légumineuses, etc.

Les effets utiles des légumes herbacés sont devenus manifestes surtout dans leur application au régime alimentaire à bord des vaisseaux : on a reconnu que les gens de mer pouvaient se maintenir en bonne santé lorsqu'ils avaient ces aliments à leur disposition et qu'ils en faisaient usage pour varier leur nourriture en même temps que pour la rendre plus agréable. Dans des circonstances où soit une partie, soit la totalité du personnel des équipages, se trouvait privée de ces aliments durant une longue traversée, on voyait habituellement sévir des affections spéciales, et notamment le scorbut.

On doit espérer que ces maladies cesseront de décimer les équigages de la marine, depuis que l'on peut se procurer à bord des navires des rations abondantes d'eau douce ou distillée, et que l'on est parvenu, plus récemment, à embarquer des approvisionnements de légumes préparés par voie de dessiccation et susceptibles, après une longue conservation, de reprendre dans l'eau presque toute leur fraîcheur primitive.

Conservation des légumes : nouveaux procédés.

Le procédé d'Appert perfectionné, tel que nous l'avons décrit plus haut (voy. p. 42), s'applique avec succès à la conservation des légumes ; mais il en augmente le poids par les liquides interposés et les vases de verre, de grès ou de fer-blanc, hermétiquement clos, dans lesquels on renferme ces préparations. La valeur des vases et le prix des transports rendent en outre ce procédé trop dispendieux pour le plus grand nombre des consommateurs.

On avait depuis longtemps cherché les moyens de réduire le poids de ces conserves en opérant la dessiccation des légumes ; mais alors la chaleur prolongée altérait la saveur et les propriétés de ces aliments. D'ailleurs, le grand volume qu'ils occupaient encore rendait difficile leur emmagasinement à terre comme leur arrimage dans les navires ; ils restaient exposés, par de larges surfaces, à toutes les altérations que l'air plus ou moins humide et la lumière peuvent exercer sur les substances végétales.

M. Masson, jardinier en chef de la Société impériale et centrale d'horticulture, est parvenu à vaincre ces difficultés en opérant, après l'épluchage ordinaire, une prompte dessiccation par des courants d'air chauffés modérément ; le poids s'est trouvé réduit de 100 parties à 9, 11 ou 15, pour les légumes herbacés, et à 20 ou 22 pour les pommes de terre[1].

L'inventeur a complété la solution du problème en réduisant en outre le volume des 8 dixièmes environ, par une compression sous la presse hydraulique, et en mettant ces légumes pressés sous la forme nouvelle de plaques rectangulaires de dimensions fixes, correspondantes à une ou plusieurs rations ; ces plaques ou tablettes, aussi pesantes que le bois (leur densité est de 0,400 à 0,600), sont enveloppées de papier collé et mises dans des caisses de fer-blanc pour être transportées ou embarquées[2]. On livre les tablettes simplement recouvertes d'une

---

1. MM. Dolfus, Verdeil et Gannal, ont amélioré ce procédé d'une manière notable en soumettant d'abord les légumes à une température de 100 à 105°, qui coagule l'albumine végétale, la rend moins altérable ultérieurement, et facilite tellement l'hydratation ou la pénétration de l'eau, qu'il suffit de laisser tremper pendant une heure ou une heure et demie, dans l'eau tiède ou froide, les légumes desséchés, avant de les soumettre aux opérations culinaires.

2. Une tablette de 20 centimètres en carré, et de 1^c,40 à 1^c,60 d'épaisseur pèse 0^k,500 environ, et représente une densité de 0,5 à 0,6. Cette tablette comprend vingt rations ayant chacune 4 centimètres de large, 5 de long et 1,5 d'épaisseur. On voit que, d'après ces don-

mince feuille d'étain pour les approvisionnements de ménage.

Les pommes de terre, préalablement lavées et pelurées, sont découpées d'un seul coup en petits prismes par un emporte-pièce, échaudées un instant, puis desséchées et soumises à la presse, après un léger amollissement dans l'air humide.

Les fèves, les pois et les haricots incomplétement mûrs doivent également être échaudés pendant une minute dans l'eau bouillante avant le séchage.

Si l'on prolongeait l'échaudage pendant quelques minutes, la fécule amylacée serait gonflée, et ses grains soudés formeraient un empois plus ou moins consistant; de telle sorte que ces fèves, après la dessiccation, auraient acquis une cohésion qui s'opposerait à la pénétration de l'eau, et par conséquent à la cuisson.

MM. Chollet et Comp., qui ont réalisé en grand l'invention première, et centralisé dans leurs vastes établissements les procédés Masson avec les perfectionnements précités, préparent les légumes séparés, ou réunis de façon à former des juliennes et d'autres rations alimentaires composées.

On trouve dans leur établissement, en tablettes entières ou découpées à la scie mécanique, des choux pommés, des choux brocolis, des choux-fleurs, des épinards, de l'oseille, du persil, du cerfeuil, des laitues, des tranches de carottes, de betteraves, de navets, de potirons, des petits pois et des haricots verts, des pommes de terre, enfin des fèves et des haricots flageolets demi-mûrs.

nées. une caisse de fer-blanc ayant une contenance d'un mètre cube peut renfermer vingt-cinq mille rations pesant chacune 25 grammes; ces 25 grammes de légumes secs, trempés dans l'eau pendant une ou deux heures, représentent 200 grammes de légumes frais.

Lorsqu'on veut soumettre à la cuisson quelques-unes de ces conserves simples ou composées, il faut d'abord leur rendre l'eau que les légumes ont perdue à la dessiccation ; on y parvient sans peine en les tenant immergées dans l'eau froide pendant une ou deux heures, ou dans l'eau tiède pendant quarante-cinq minutes : au bout de ce temps, les légumes ont repris, en se gonflant beaucoup, leur volume, leurs formes et même leur couleur. On peut dès lors les faire cuire suivant les méthodes usuelles, en y ajoutant les condiments ordinaires.

Dans la fabrique de MM. Chollet et Comp., la production en vingt-quatre heures, durant la saison favorable, correspond à l'emploi de 5000 kilogrammes de légumes, donnant après l'épluchage de 3600 à 4000 kilogrammes, qui se réduisent à 600 kilogrammes de substance solide après la dessiccation méthodique. Cette dessiccation exige 500 kilogrammes de houille pour le chauffage de l'air dans trois grands calorifères ; il faut en outre brûler 150 kilogrammes de houille pour produire la vapeur qui transmet la force aux presses hydrauliques, aux scies circulaires, aux tire-sacs, etc. On utilise les résidus, ou épluchures, en les faisant entrer dans les rations alimentaires des vaches, des moutons et des lapins [1].

Le développement de l'industrie exploitée par la so-

1. Les gousses ou *cosses* des pois verts ou des petits pois sont très-favorables à la nourriture des vaches laitières, tandis que les grandes feuilles vertes et les grosses nervures ou côtes de choux ne doivent entrer qu'en faible dose dans leurs rations. On a remarqué que les épluchures d'oignons et de poireaux communiquent au lait une saveur détestable, et que les résidus dits *queues d'asperges* sont rebutés par les animaux ; on jette ces derniers débris au fumier. Les épluchures de carottes (le sommet de la tête et les feuilles) conviennent parfaitement à la nourriture des lapins ; ajoutées en assez forte proportion à leurs autres aliments, elles communiquent à la chair de ces animaux une saveur très-agréable.

ciété Chollet et Comp. sera favorable à l'introduction des grandes cultures maraîchères dans les campagnes, lorsque les prix des terrains, des engrais et de la main-d'œuvre y seront peu élevés. Déjà les applications de ces procédés de dessiccation dans cinq localités différentes ont pris une telle extension, que les quantités de légumes frais traités cette année s'y sont élevées à 60 millions de kilogrammes équivalant à 5 millions de kilogr. épluchés et desséchés.

Les conserves obtenues économiquement dans ces conditions faciliteront beaucoup les approvisionnements et l'emploi en toute saison des produits végétaux; elles exerceront une heureuse influence sur la santé des gens de mer. Aussi ne sera-t-on pas étonné d'apprendre que déjà les administrations de la marine en France, en Angleterre et en Russie, en ont adopté l'usage. Il ne paraît pas douteux que les mêmes moyens appliqués à la préparation des diverses plantes médicinales ne permettent de préserver ces produits, beaucoup mieux qu'on n'a pu le faire encore, des diverses altérations spontanées, et même de conserver les aromes essentiels de la plupart d'entre eux; par là on viendra sans doute en aide aux applications médicales, et l'on rendra un nouveau service à l'humanité.

XIV.

CHOCOLAT, CAFÉ, THÉ.

On peut ranger dans une classe à part les aliments aromatiques et sucrés, chocolat, café, thé, qui entrent pour une proportion déjà considérable dans les rations nutritives des populations.

CHOCOLAT.

État naturel du cacao. — Composition du cacao. — Qualités nutritives. — Variétés. — Préparation du cacao. — Préparation du chocolat. — Altérations spontanées. — Falsifications du cacao. — Falsifications du chocolat. — Rôle du cacao et du chocolat dans l'alimentation.

État naturel du cacao.

La base de la préparation alimentaire connue sous le nom de chocolat est l'amande du fruit du cacaotier (*Theobroma cacao*, des mots grecs θεός, dieu, et βρῶμα, nourriture).

Le cacaotier croît spontanément dans les forêts humides de l'Amérique méridionale et du Mexique, dans les districts de Caracas et de Vénézuéla. On l'a introduit dans les Antilles, à Bourbon, etc. Ses fruits précieux offrent dix côtes mamelonnées et contiennent dans une seule loge centrale les graines groupées au centre, présentant chacune l'enveloppe crustacée qui renferme l'amande.

Les Espagnols ont trouvé, en 1520, l'usage du cacao et du chocolat établi de temps immémorial au Mexique, et ils l'ont importé en Europe, où il s'est rapidement développé.

Composition du cacao.

D'après une ancienne analyse que l'on croit être de Lampadius, et qui ne diffère pas beaucoup de l'analyse récente faite par M. Boussingault, on peut se faire une idée assez exacte de la composition du cacao. On compléterait ces notions en consultant les recherches de M. Chevalier et de M. Pommier, celles d'une commission sanitaire de Londres, enfin les déterminations que j'ai faites, de mon côté, avec M. Poinsot.

Composition du cacao d'après :

	Lampadius.		M. Boussingault.
Matière grasse (beurre de cacao).	53,10		44
Albumine.	17,50		20
Théobromine (caféine).			2
Gomme.	7,75	Gomme, acide et traces de matière très-amère.	6
Amidon.	10,91	Cellulose et ligneux.	13
Principe colorant rouge.	2	Subst. minérales.	4
Eau.	4,78		11
	100		100

Outre l'albumine, l'analyse de Lampadius indique, sous le nom de fibrine, une matière azotée formant 0,009 ou moins d'un centième du poids total.

L'analyse de M. Boussingault a été faite sur une espèce nouvelle, amère, très-aromatique, dite *cacao montaraz*, découverte dans les forêts de Muzo (Nouvelle-Grenade). Les amandes n'avaient pas été débarrassées de leur coque avant l'analyse.

Matière grasse ou beurre de cacao d'après les essais de :

	M. Chevalier.	M. Pommier.
Cacao maragnan	56	55
Cacao caraque	55	50
Cacao maracaïbo	51	50
Cacao des îles	45	

Plusieurs chimistes n'ont pas pu trouver d'amidon dans le cacao ; d'autres n'en ont rencontré que des traces ; d'autres enfin en ont indiqué jusqu'à dix pour cent.

Il ne saurait rester le moindre doute à cet égard pour les observateurs habitués à l'usage du microscope ; car la présence de l'amidon s'y manifeste constamment en proportions très-notables, mais en granules très-petits : ils ont à peine un diamètre égal à un sixième ou un hui-tième du diamètre des gros grains de la fécule des pommes de terre, ou au tiers environ du diamètre des grains d'amidon du blé. On peut donc aisément constater sous le microscope la présence des fécules étrangères, ou reconnaître l'amidon naturel du cacao. J'ai constaté, en outre, que ces granules ont la propriété de perdre rapidement la teinture violette que l'iode leur communique, tandis que la coloration persiste lorsqu'elle est due à la fécule de la pomme de terre ou à l'amidon de la farine.

La commission sanitaire de Londres[1] a reconnu également la présence des granules amylacés dans les cacaos à l'état normal, et a trouvé des proportions notables (de 15 à 40 pour cent) de fécules ou de matières amylacées (fécules de pommes de terre, de maranta arundinacea, de sagou, de batates, de canna gigantea, farine de blé, etc.) dans la plupart des échantillons de cacaos en poudre, en trochisques, en grains, et des chocolats débités à Londres.

Voici, d'après mes observations, la composition moyenne des cacaos de bonne qualité mondés de leurs enveloppes, mais non soumis à la torréfaction.

Composition des amandes du cacao.

Substance grasse (beurre de cacao)............	52
Albumine, fibrine et autre matière azotée.....	20
Caféine...................................	2
Amidon...................................	10
Cellulose.................................	2
Matière colorante, essence aromatique.......	traces.
Substances minérales......................	4
Eau hygroscopique........................	10
	100

1. Association libre qui s'est formée spontanément en 1851 dans la vue de déceler les fraudes commerciales sur les substances alimentaires : ses recherches ont été publiées dans *la Lancette (the Lancet)*, journal de médecine, de physiologie, de chirurgie, de chimie, de critique, de littérature et des nouvelles anglaises et étrangères.

Qualités nutritives.

En voyant l'amande du cacao présenter dans sa composition immédiate deux fois plus de matière azotée que la farine du froment, vingt-cinq fois plus, environ, de matière grasse, une proportion notable d'amidon, et un arome agréable qui provoque l'appétit, on est tout disposé à admettre que cette substance est douée d'un éminent pouvoir nutritif. L'expérience directe a prouvé d'ailleurs qu'il en est réellement ainsi. En effet, le cacao mondé (2 ou 3 variétés réunies), mélangé intimement avec un poids égal ou les deux tiers de son poids de sucre, formant alors le produit bien connu sous le nom de chocolat, constitue un aliment substantiel en toutes circonstances et capable de soutenir les forces pendant les voyages. Nous verrons plus loin comment on peut apprécier la valeur nutritive du cacao et du chocolat.

Variétés.

Les produits alimentaires livrés au commerce sous les dénominations de cacao et de chocolat diffèrent beaucoup, suivant les circonstances de la végétation des cacaotiers, l'exposition, le sol, la culture, la récolte et la conservation. On ne connaît cependant qu'une seule tribu botanique de véritables cacaotiers, comprenant les espèces *Theobroma cacao* d'Amérique, *Theobroma guianensis*, de la Guyane; *Theobroma cariba*, des Indes occidentales; *Theobroma bicolor*, de l'Amérique du sud.

Le *cacao caraque*, le plus estimé, se récolte principalement sur la côte de Caracas et dans la province de Nicaragua au Mexique. Il est, en général, plus gros, plus arrondi et plus doux que les autres sortes. Il s'en trouve cependant qui offrent des amandes moins volumineuses :

c'est le petit caraque, qui se vend moins cher, quoiqu'il soit doué des principales propriétés qui caractérisent le cacao caraque, notamment l'arome plus fin, plus agréable, et la couleur rougeâtre.

Le *cacao Maragnan* présente une coloration brune foncée; moins aromatique et plus amer que le caraque, il se vend à meilleur marché, et ne produirait seul qu'un chocolat peu agréable; mais le mélange de ces deux variétés donne d'excellents produits.

Le *cacao Trinidad*, récolté dans de bonnes conditions et bien préparé, exempt d'altération, se rapproche du caraque. Son arome délicat s'allie parfaitement avec l'arome moins fin des cacaos à meilleur marché : ces mélanges, avec un poids égal de sucre, produisent d'excellents chocolats qui peuvent être livrés en temps ordinaire à 1 fr. 10 c. ou à 1 fr. 25 c. le demi-kilogramme.

Le *cacao des îles* nous vient des Antilles, des îles de France et de Bourbon. Moins gros, plus déprimé que le précédent, il est plus amer, plus onctueux, et se rapproche beaucoup des cacaos Guayaquil et Surinam.

Les plus grandes différences entre les qualités des cacaos et des chocolats que l'on en compose dépendent non-seulement des conditions indiquées ci-dessus, mais encore des soins donnés à la préparation et à la conservation des amandes.

Préparation du cacao.

Dans les lieux de production, on brise les fruits, dont la pulpe est acide et légèrement sucrée, lorsqu'ils sont mûrs, ce qu'on reconnaît à leur couleur verdâtre pâle ou violette rougeâtre; ils se détachent alors aisément de l'arbre. On en extrait les amandes, groupées au nombre de vingt ou vingt-cinq dans chaque fruit. On expose les graines au soleil, puis on les réunit tous les soirs en tas, à l'abri sous des hangars. La masse s'échauffe beaucoup par suite de la fermentation, qu'il ne faudrait pas laisser se prolonger trop longtemps. On étend de nouveau les graines pendant la journée. Lorsque la dessiccation est achevée, le poids des amandes a diminué de quarante-cinq à cinquante pour cent.

On peut alors les expédier. Parfois on recouvre les fruits de terre pour modérer la fermentation. Les amandes deviennent alors plus brunes, plus douces, et se désignent sous le nom de *cacao terré*. On les dessèche également au soleil avant de les exporter.

Fabrication du chocolat.

Sous l'influence heureuse des améliorations introduites dans cette industrie, la fabrication s'élève actuellement en France à 6 millions de kilogrammes environ, représentant une valeur de 15 millions de francs au prix normal de 2 fr. 50 le kilogramme [1]. Ce prix moyen ne comprend pas les bénéfices que réalise encore, sans inconvénient notable, la fabrication des chocolats de luxe. Ceux-ci se distinguent, en effet, par le choix des matières premières, les formes variées du produit, le luxe des enveloppes, l'addition de substances aromatiques dispendieuses et notamment de la vanille en doses plus ou moins fortes.

Nous devons cependant ajouter que, si les personnes jouissant d'une certaine aisance parviennent aujourd'hui facilement, ainsi que nos administrations publiques, à se procurer des produits agréables, salubres et de composition constante, il n'en est pas tout à fait de même

---

1. Les mélanges des cacaos Trinité ou petit caraque avec les cacaos des îles, de Maragnan ou de Guayaquil, auxquels on ajoute, pour 1 de cacao, 1,50 ou 1,25 de sucre, produisent de très-bons chocolats aux prix de 1 fr. 10 c. à 1 fr. 25 c. le demi-kilogramme.

de la classe la plus nombreuse, bien digne de tout l'intérêt qu'elle inspire si généralement. A son égard les abus persistent en grande partie ; pour satisfaire, en apparence du moins, à son désir de bon marché, quelques manufacturiers préparent à son usage des produits dits *chocolats sans nom*, parce que sans doute ceux qui les fabriquent et les versent dans le commerce en quantités très-considérables ne voudraient pas être responsables de la qualité douteuse de ces produits.

Dans de telles circonstances, comme en beaucoup d'autres occasions, on rendrait un important service au commerce et à l'hygiène publique en obligeant chaque manufacturier à mettre sur tous ses produits une marque de fabrique, un cachet qui permît toujours de remonter à l'origine et de faire peser la responsabilité d'une préparation vicieuse sur celui qui l'aurait sérieusement encourue. La réputation des bons fabricants y gagnerait constamment et le développement de la consommation en recevrait un nouvel essor.

Voici comment, en général, on fabrique le chocolat :

On nettoie énergiquement les amandes dans un blutoir. Il est bon de mélanger une sorte de cacao de qualité aromatique avec une autre plus onctueuse, pour faciliter l'opération ultérieure du broyage.

La première opération se fait à l'aide d'un cylindre ou brûloir à café ; elle consiste dans une torréfaction légère et très-graduée, qui dessèche l'amande et réduit son volume en rendant friable sa coque ou son enveloppe crustacée.

Lorsque le cacao, torréfié à point, est retiré du cylindre et refroidi, on le passe entre deux cylindres armés de broches ou de clous en fer, qui concassent les coques et facilitent leur expulsion par un vannage. Il faut, en outre, trier et enlever les germes.

Le cacao, ainsi mondé de ses enveloppes et de ses germes, est plus complétement séché dans une étuve, puis soumis à un broyage dans un moulin à double meule arrondie, préalablement chauffé par quelques charbons, ou mieux encore par une double enveloppe dans laquelle circule la vapeur.

Dès que la masse est bien amollie par le frottement et par la chaleur qui liquéfie la matière grasse, sans cesser de broyer, on y ajoute le sucre par portions, de manière à entretenir la demi-fluidité de la pâte.

On achève ensuite le broyage par deux passages dans des moulins à trois cylindres[1] animés de vitesses différentes, afin d'effectuer un énergique frottement en même temps que l'écrasage; ou bien on remplace les cylindres par des cônes roulant et se développant sur une plateforme circulaire également en granit.

Ce broyage mécanique, à l'aide d'une machine à vapeur[2], est facilité par des couteaux ramasseurs, qui ramènent sans cesse la pâte sous les meules, les cylindres ou les cônes.

Lorsque la division est près de son terme, on ajoute, pour certaines sortes, des aromates particuliers : les gousses de vanille, qui donnent l'arome le plus généralement estimé, doivent être d'abord divisées à part en tranches minces à l'aide de ciseaux, puis broyées en les mélangeant avec du sucre blanc, dont les cristaux facilitent le déchirement du tissu végétal.

Les écorces de cannelle qu'on veut ajouter à la pâte doivent être réduites en poudre impalpable.

Après l'addition des aromates, s'il y a lieu, et leur mélange intime, on procède au moulage de la pâte, en secouant les moules pour faire dégager l'air de la substance

1. Notamment ceux de M. Hermann.
2. La force mécanique pour 2400 kilogrammes de chocolat par jour est de 30 chevaux.

amollie. Cette opération peut aussi s'exécuter mécaniquement sur des tables tournantes à secousses. On dispose alors les moules pleins dans des endroits frais sur des tables en marbre. Le chocolat devient dur en se refroidissant; il prend un peu de retrait, de sorte qu'il est facile de le démouler pour l'envelopper dans des feuilles d'étain et de papier et le livrer aux consommateurs.

Souvent, lorsqu'on veut faire des approvisionnements, on coule le chocolat dans de grands moules, de façon à le mettre sous forme de très-grosses briques ou pains volumineux; il se conserve mieux ainsi dans un endroit sec qu'à l'état de cacao torréfié ou de menues tablettes, qui perdraient plus vite leur arome.

Dans certaines contrées, on vend le cacao simplement réduit en poudre à froid, après l'avoir torréfié et mondé; c'est encore une habitude assez générale en Angleterre, mais qui cessera probablement lorsque la population aura pu comparer ce produit grossier, difficile à conserver, sujet à beaucoup de mélanges, avec la préparation plus délicate du chocolat, que plusieurs manufacturiers français s'occupent depuis deux ans d'y introduire.

On pourrait s'étonner que cet aliment sain et si agréable ne fût que lentement entré dans la consommation, si l'on ne savait que naguère, préparé sur une échelle moins étendue, son prix était généralement élevé, au point de laisser aux fabricants et aux intermédiaires des bénéfices de 80 à 100 pour 100, avant de parvenir aux consommateurs[1].

Que si l'on trouvait dans le commerce des produits à des prix mieux en rapport avec le cours des matières

---

1. C'est ainsi que pendant longues années des produits très-ordinaires, coûtant de 2 fr. à 2 fr. 20 c. le kilog. au fabricant, étaient livrés à 2 fr. 75 c. aux marchands en détail, qui les vendaient au public à 4 fr. le kilog., ou 2 fr. le demi-kilog , sous la désignation de *chocolats à bon marché!*

premières, ces produits n'offraient aux acheteurs qu'un bon marché fictif, car il entrait dans leur composition des cacaos de qualité inférieure, parfois avariés, des *germes*, des sucres bruts déliquescents, à odeur de mélasse, et souvent enfin des farines de légumineuses ou autres, dont le goût et l'odeur contribuaient à dénaturer ou altérer les qualités naturelles du mélange normal du sucre et du cacao qui devraient entrer exclusivement dans la préparation du chocolat.

Ce déplorable état de choses commence à changer, grâce à la concurrence active des fabricants qui, sans éclat, sans frais exagérés d'annonces, *perfectionnant leurs machines, supprimant les broyages entre des surfaces de fer ou de fonte pour employer exclusivement les broyeuses en granit*, faisant choix de bonnes matières premières et poussant plus loin la pulvérisation, ont pu livrer à bon marché des produits de qualité irréprochable et portant la marque de leur fabrique : ils se sont ainsi formé une clientèle désormais prémunie contre les promesses trompeuses publiées à grands frais.

Altérations spontanées.

Dans toutes les phases de leur extraction et de leurs diverses préparations, les amandes du cacaotier sont sujettes à de nombreuses altérations : défaut de maturité, excès de fermentation, moisissures, perte d'arome par le trop long séjour en magasin, torréfaction inégale ou trop forte, produisant des vapeurs empyreumatiques, etc., etc. Ces altérations véritables du cacao expliquent les qualités si diverses du chocolat, qualités qu'il serait impossible de déterminer ou d'apprécier exactement au moyen de l'analyse ; car elles ne diffèrent guère que par des modifications entre les corps à peine pondérables qui composent ou qui peuvent développer l'arome. Ce n'est donc qu'à l'aide de la dégustation comparative, en cherchant à bien reconnaître l'odeur et la saveur, que l'on parvient à classer les produits du cacao et à leur assigner leur valeur réelle.

Falsifications du cacao.

En France, on consomme rarement le cacao pulvérisé ou aggloméré en trochisques. En Angleterre, on en vend beaucoup sous ces formes et sous les désignations suivantes : *granulated* ou granulé, *flake* ou en flocons, *rock* ou en roche, *soluble* ou soluble, *dietetic* ou diététique, *homœopathic* ou homéopathique, en ajoutant à chacun d'eux quelque autre adjectif comme *perfectionné* ou *de première qualité*, ou *de qualité supérieure*, ou *naturel*, ou *très-pur* ou *extra-soluble*. Sur soixante-dix échantillons portant ces désignations variées, la commission sanitaire de Londres en a trouvé trente-neuf qui étaient colorés par de l'ocre rouge. Cette falsification, généralement peu dangereuse, sans doute, mais qui ne saurait être permise, est facile à découvrir : il suffit d'incinérer complétement un échantillon. Le cacao naturel donne des cendres d'un blanc grisâtre, tandis que, s'il est mêlé d'ocre, il donne des cendres de couleur orangée rougeâtre ; on peut en constater la proportion en déterminant le poids des cendres.

Le plus grand nombre (48 sur 56) des mêmes cacaos essayés contenaient des fécules de pommes de terre, de canna gigantea ou de maranta arundinacea, ou de la farine de blé ou d'orge. Il a été facile de découvrir cette fraude : car, sous le miscroscope, les fécules étrangères au cacao sont en grains ayant des formes caractéristiques ; on les voit d'ailleurs hors des cellules du tissu de l'amande du cacao, et elles ont des dimensions linéaires de quatre à douze fois plus grandes que l'amidon naturel du cacao. Les proportions des fécules ou des farines ajoutées se sont trouvées de cinq à cinquante pour cent.

Ces mélanges, dit-on, sont utiles pour donner au cacao la propriété d'*épaissir* lorsqu'on le soumet à la coction dans l'eau ou le lait. Cela est possible; mais, pour leur enlever le caractère de fraude, il conviendrait de vendre ces préparations en indiquant les substances qu'elles contiennent : autrement, on laissera croire que le principal but des mélanges a été d'augmenter le poids à l'aide d'un produit moins cher que le cacao, et par conséquent d'accroître le bénéfice en trompant l'acheteur.

Une autre falsification consiste à extraire du cacao, par la pression à chaud, une partie de la matière grasse (beurre de cacao), qui se vend à part trois ou quatre fois plus cher que le cacao lui-même, puis quelquefois de la remplacer par une matière grasse à bon marché (huile d'olive ou d'amandes douces, graisse de veau). On peut reconnaître cette fraude en étendant le cacao pulvérisé en couche mince sur une assiette, et en le tenant pendant quinze jours dans un endroit chaud ; les corps gras étrangers acquièrent alors une rancidité qui indique leur présence à l'odorat et au goût. On y parviendrait plus sûrement en extrayant la matière grasse par l'éther et en examinant ses propriétés.

Falsifications du chocolat.

Les chocolats de qualités inférieures sont sujets aux mêmes falsifications que les cacaos ; on peut reconnaître ces falsifications par les moyens indiqués ci-dessus. En France, on trouve plutôt dans le chocolat de la farine que de la fécule de pommes de terre, et jamais on n'y rencontre les fécules exotiques, dont le prix est plus élevé.

On était parvenu chez nous, dans ces derniers temps, à mieux déguiser l'introduction de la fécule en la soumettant préalablement à une torréfaction légère (amidon grillé) ou en la convertissant en dextrine; ainsi préparée, elle est soluble et ne peut épaissir le chocolat à la cuisson, comme le font la fécule et la farine, caractère qui permet de découvrir aisément le mélange.

Heureusement, la solubilité de la dextrine dans l'eau froide la fait reconnaître plus facilement encore : il suffit effectivement de réduire le chocolat en poudre, de le délayer dans dix fois environ son volume d'eau, et de verser le mélange sur un filtre. Le liquide filtré donne une coloration violette intense lorsqu'on y ajoute quelques gouttes de solution d'iode, tandis qu'il resterait légèrement jaunâtre, si le chocolat était exempt de dextrine.

Rôle du cacao et du chocolat dans l'alimentation.

Le cacao et le chocolat, en raison de leur composition élémentaire et de l'addition de sucre directement ou indirectement faite avant de les consommer, constituent des aliments respiratoires ou capables d'entretenir la chaleur animale par l'amidon, le sucre, la gomme, la matière grasse qu'ils contiennent ; ce sont aussi des aliments favorables à l'entretien ou au développement des sécrétions adipeuses, en raison de la matière grasse (beurre de cacao) qui leur est propre ; enfin ils peuvent concourir à l'entretien et à l'accroissement de nos tissus par les substances azotées congénères, susceptibles de s'y assimiler. L'arome naturel et parfois celui que l'on y ajoute (vanille, cannelle, etc.) excitent l'appétit et favorisent sans doute l'action digestive.

On complète souvent pendant les repas la ration alimentaire de chocolat en y introduisant une certaine quantité de pain, qui augmente surtout les proportions de la substance amylacée ou des aliments respiratoires.

CAFÉ.

État naturel du café. — Extraction du café. — Quantités importées en France.— Composition du café. — Préparation. — Infusion.— Effets du café dans l'alimentation. — Propriétés nutritives comparées. — Variétés commerciales. — Café dit de chicorée. — Falsifications du café en grains crus.— Falsifications du café torréfié en grains.—Falsification du café torréfié et moulu. —Falsifications de la chicorée.

État naturel du café.

La substance alimentaire que l'on désigne sous le nom de café est le périsperme du fruit de la plante appelée caféier (*Coffea Arabica*), de la famille des rubiacées, tribu des cofféacées.

L'arbre qui porte ces fruits pourrait atteindre 7 ou 8 mètres de hauteur, si l'on ne préférait l'étêter quand il a 1^m,50 ou 2 mètres, dans la vue de faciliter la récolte. Il est originaire de l'Arabie, des environs de la ville de Moka. Les meilleurs produits viennent des belles plantations situées vers la pointe de l'Arabie. Le caféier n'est guère cultivé que depuis un siècle en Amérique, dans les Antilles, dans la Guyane et à l'île Bourbon, d'où nous viennent la plus grande partie de nos importations [1].

Extraction du café.

Le fruit du caféier ressemble à une cerise ; sa couleur rougeâtre et une saveur douce aigrelette annoncent sa maturité : on cueille les fruits en plusieurs fois, au fur et à

---

1. Un hectare de terrain dans les vallées d'Aragua, portant 2560 pieds de caféier, donne en moyenne 2278 kilogrammes de graines sèches, suivant M. de Humboldt.

mesure qu'ils mûrissent. Ces sortes de cerises contiennent au milieu de la pulpe charnue deux, trois ou quatre graines, plus généralement deux, et parfois une seule, lorsque les autres ont avorté ; de là les formes plus ou moins déprimées des grains de café et la conformation ovoïde que présentent ceux qui se trouvent fréquemment isolés dans chaque fruit de certaines variétés.

On extrait suivant deux procédés différents les périspermes, sortes de *noyaux*, partie la plus utile de ces fruits[1]. Un des moyens d'extraction consiste à écraser les fruits entre deux cylindres ; on les laisse macérer pendant vingt-quatre heures dans l'eau, afin de les mieux débarrasser de la pulpe en les frottant les uns contre les autres ; on les étend ensuite pour les faire sécher. Cette manipulation doit enlever une partie de la matière aromatique, qui est effectivement soluble dans l'eau. En mettant ainsi au dehors une petite quantité de la matière colorable, les grains ou périspermes exposés à l'air prennent une coloration verte.

Le deuxième moyen consiste à étendre et à laisser sécher les *cerises*; la pulpe et la deuxième enveloppe, devenues friables, sont séparées par un broyage et un vannage. On obtient ainsi des grains de café de couleur légèrement jaune ou à peine verdâtre.

Dans certaines localités, comme aux environs de Moka, on laisse mûrir complétement les fruits jusqu'à ce qu'ils puissent tomber et se dessécher spontanément. C'est peut-être le procédé qui laisse développer le plus de principes immédiats et qui occasionne le moins de déperdition dans la substance aromatique; aussi remarque-t-on une plus grande richesse dans la composition de ces cafés et un

---

1. La pulpe sucrée est quelquefois, mais rarement, utilisée pour préparer par la fermentation une boisson vineuse dont il serait facile, cependant, d'obtenir de l'alcool.

arome plus prononcé à la torréfaction usuelle ; leurs grains sont d'une grosseur irrégulière ; débarrassés de leurs enveloppes, ils ont une couleur jaunâtre. Ils nous arrivent ordinairement incomplétement décortiqués et mêlés de fragments quartzeux.

On pourrait probablement améliorer les différentes variétés de café en observant mieux le degré convenable de maturité, et en hâtant leur dessiccation dans des salles ventilées, sans écrasement de la pulpe ni lavage préalables. Il y aurait peut-être avantage, pour conserver l'arome, à transporter intacts les fruits desséchés, sauf à les décortiquer aux lieux de consommation.

Sous le nom de *café en parche*, on expédie en France du café dont les fruits ont été seulement débarrassés de leur pulpe charnue : ils ont donc conservé l'enveloppe qui touchait le périsperme. Celui-ci en se desséchant diminue de volume, mais reste protégé contre les altérations des couches externes par cette enveloppe friable mais peu perméable, qui, ayant éprouvé moins de retrait, ne s'applique plus sur le périsperme.

Les cafés ainsi préparés ont un arome très-délicat ; mais la main-d'œuvre et les soins nécessaires à la dessiccation les rendent dispendieux.

Quantités importées en France.

Les importations de café augmentent chez nous à mesure que la consommation du sucre fait des progrès : en effet, on a introduit en France, pour la consommation intérieure annuelle, pendant les deux années 1830 et 1831, en moyenne, 9 200 000 kilogrammes ; la consommation s'est élevée pendant les deux années suivantes, 1832 et 1833, à 9 900 000 ; les importations pour le commerce intérieur ont atteint, en 1851, 18 659 000, indépendamment des quantités réexportées, qui se sont élevées à 11 404 000 kilogrammes.

La même année, les importations des racines sèches de chicorée, venant de Belgique et d'Allemagne, ont atteint le chiffre de 1 322 000 kilogrammes formant environ le quart des quantités employées à la préparation du produit brun à odeur empyreumatique, dit *café chicorée*. La quantité totale, 5 288 000 kilogr. de racines, représente 4 758 000 kilogr. de produit torréfié[1].

L'ensemble de ces quantités de café et de chicorée (23 947 000 kilogr.) correspond à l'emploi spécial d'une quantité de sucre très-probablement moitié plus forte, ou équivalant à 35 millions de kilogrammes.

La consommation du café a été de 21 720 000 kilogr. en 1854; elle augmentera sans doute encore lorsque le prix du sucre s'abaissera et que l'on consommera moins de chicorée.

Proportionnellement à leur population, les Anglais, et surtout les Belges, consomment plus de café que nous. Voici les quantités importées dans chacun de ces pays pour la consommation intérieure en 1851 :

France..........	18 659 000
Belgique.........	18 500 000
Angleterre.......	16 350 000

Si l'on considère que la population de la Belgique est seulement de 4 500 000 habitants, tandis que celle de la France est de 35 000 000, on reconnaîtra que la consommation du café par chaque individu est à peu près huit fois plus grande chez les Belges que chez nous.

1. La préparation de la chicorée consiste dans le triage des racines, l'épluchage, la torréfaction, le broyage sous des meules et plusieurs tamisages ayant pour but d'éliminer la poudre très-fine et d'obtenir la matière en grains de différentes grosseurs. Une seule des fabriques, à Lille, prépare chaque jour 6000 kilogr. de cette matière.

Composition.

Plusieurs chimistes ont fait des recherches analytiques sur le café [1]. Voici la composition immédiate ad-
mise d'après les dernières analyses que j'en ai faites
moi-même :

Cellulose..	34
Eau hygroscopique...........................	12
Substances grasses........................ de 10 à	13
Glucose, dextrine, acide végétal indéterminé..	15,5
Légumine, caféine, etc....................	10
Chloroginate de potasse et de caféine[2]....... de 3,5 à	5
Organisme azoté............................	3
Caféine libre...............................	0,8
Huile essentielle concrète insoluble.........	0,001
Essence aromatique soluble, à odeur suave...	0,002
Substances minérales : potasse, magnésie, chaux, acides phosphorique, silicique et sulfurique, chlore.............................	6,697
	100

Les indications que donne cette composition, l'observation de la structure du café, ainsi que plusieurs essais
spéciaux, nous permettront d'expliquer ce qui se passe
durant la préparation ou la torréfaction, la mouture et la
décoction du café.

Préparation.

La première opération consiste dans une torréfaction
ménagée, qui donne aux grains du café une teinte rousse

1. Payssé, Chenevix, Cadet de Vaux, Cadet de Gassicourt, Robi-
quet, Rocheleder, Boutron et Fremy, Payen (*Annales de chimie et de
physique,* tome XXVI, 3ᵉ série).

2. Ce composé, par l'acide chloroginique qu'il contient, donne à
l'infusion du café cru la propriété remarquable de développer une
belle coloration vert émeraude sous l'influence de l'air et de quelques
gouttes d'ammoniaque.

marron, et leur fait perdre seize ou dix-sept pour cent de leur poids, tout en gonflant chacun d'eux et en augmentant de près d'un tiers (de 100 à 130) le volume total.

Afin d'éviter que la caramélisation ne se prolonge au delà de ce terme, on se hâte de verser le café hors de *la brûloire*[1] et de le vanner à l'air. En même temps que cette aération produit un refroidissement utile, elle fait dégager une petite quantité d'huile volatile pyrogénée à odeur désagréable, analogue à celle de la *corne brûlée* et due à la caramélisation d'une partie des substances azotées.

Dès que le café est froid, on le renferme dans des vases bien clos pour le moudre au moment de s'en servir.

Si la torréfaction avait été poussée jusqu'à la coloration brune foncée, une partie notable de l'arome agréable se serait évaporée, et l'odeur empyreumatique des substances azotées serait plus forte.

Infusion.

Afin d'obtenir la plus grande partie de l'arome agréable, il faut effectuer rapidement la filtration de l'eau bouillante sur le café récemment moulu, et dans la proportion de 100 à 120 grammes pour un litre d'eau. Par la filtration d'un seul litre d'eau bouillante sur 100 grammes de café torréfié jusqu'à la couleur rousse, on peut dissoudre 25 grammes de substance dans l'infusion. Si la torréfaction était poussée jusqu'à la couleur marron, le café ne céderait à l'eau que 19 grammes de matière

---

1. M. Vandenbrouck construit ces ustensiles en tôle doublée intérieurement d'un canevas métallique qui prévient le contact direct des grains contre les parois souvent trop chaudes; la température se répartit mieux ainsi, et le café est plus facilement et plus régulièrement torréfié au point convenable.

soluble. Dans le deuxième cas, un litre d'infusion contient 4^{gr},53 de substance azotée, et dans le premier cas, il en contient de 5 à 6 grammes. Les cafetières qui permettent de refouler par la vapeur l'eau bouillante au travers du café, et de hâter la filtration en opérant le vide aussitôt, réalisent les conditions les plus favorables. Le principe de ces ingénieux ustensiles a été indiqué d'abord par M. Babinet.

Effets du café dans l'alimentation.

L'expérience de chaque jour nous apprend que, tout différent des boissons fortement alcooliques et des vapeurs narcotiques qui enivrent et engourdissent les sens, le café procure, par son parfum exquis, les plus agréables sensations, tout en excitant les facultés de l'intelligence au lieu de les assoupir.

Un des effets les plus remarquables du café est, sans contredit, de soutenir les forces des hommes soumis à de rudes travaux ou bien à de fatigants voyages, tout en permettant de réduire passagèrement de vingt-cinq à trente centièmes la quantité de leur aliments. Les ingénieuses observations de M. de Gasparin conduiraient à conclure que le café a la propriété de rendre plus stables les éléments de notre organisme, en sorte que, s'il ne peut par lui-même nourrir davantage, il empêche de *se dénourrir*, ou diminue les déperditions.

Propriétés nutritives comparées.

Le café préparé avec 100 grammes pour un litre d'eau contient en moyenne 20 grammes de substances alimentaires dans un litre d'infusion ; il représente trois fois plus de substance solide, à volume égal, que le liquide obtenu en faisant infuser 20 grammes de thé dans un litre d'eau bouillante, et plus du double de matière organique azotée. On comprendrait donc que le café à l'eau, dit *café noir*, d'un usage si général en Italie et en Égypte, eût une action nutritive utile, surtout avec le concours des propriétés éminemment stimulantes de cette agréable boisson.

Si nous essayons d'apprécier la qualité nutritive du café, en y comprenant l'influence du lait auquel on l'associe généralement pour le repas du matin, un litre étant supposé formé de parties égales d'infusion de café et de lait, nous aurons les résultats suivants. Un litre contient :

	Subst. solide.	Subst. azot.	Mat. grasses, salines et sucrées.
1/2 litre d'infusion de café	9gr,5	4gr,53	4gr,97
1/2 litre de lait........	70	45	25
Sucre en moyenne.....	75		75
En totalité........	154gr,5 ou	49gr,53 plus	104gr,97

Ce liquide alimentaire représenterait six fois plus de substance solide et trois fois plus de matière azotée que le bouillon.

On doit donc admettre que le café possède des propriétés nutritives ; mais sa principale valeur se fonde sur sa saveur, sur son arome agréable et sur les effets excitants qu'il peut développer dans vingt fois son poids de liquide (eau et lait), et transmettre à un égal volume de pain, substance éminemment nourrissante, mais peu sapide.

Variétés commerciales.

Le café moka est le plus estimé et celui qui développe le plus d'arome : il est en grains inégaux, d'un gris jaunâtre ; un grand nombre de ces grains restent enveloppés dans le fruit desséché. Ces fruits entiers sont extraits de la sorte dite *moka trié*.

Le café bourbon est en grains petits, assez réguliers de grosseur, d'un gris jaunâtre, doués d'un arome qui se développe par une torréfaction légère.

Le café martinique se présente en grains plus volumineux et plus déprimés que les précédents ; sa couleur est verdâtre, et son arome moins doux et moins abondant : trois sous-variétés sont appelées martinique fin vert, fin jaune et ordinaire. On peut rapporter les autres sortes commerciales (cafés verts et cafés jaunâtres) à ces trois sortes. La plupart sont moins estimées ; souvent on les mélange afin de varier l'arome, après avoir traité à part les cafés verts, qui exigent une torréfaction plus prolongée.

Café dit de chicorée.

Employée au commencement de ce siècle, en raison du prix élevé du café[1], la chicorée, à laquelle les consommateurs se sont peu à peu habitués, rendit beaucoup de personnes trop exigeantes quant à l'intensité de la couleur de l'infusion, et amena la pratique vicieuse de pousser la torréfaction du café lui-même et de faire bouillir le mélange avec l'eau, au point de lui faire perdre en grande partie son arome. Ces détériorations furent accrues par l'addition de vingt-cinq à cinquante centièmes de chicorée, dans la vue de rendre plus foncée la couleur du café. On conçoit que sous ces influences réunies la saveur et l'arome aient été si profondément altérés,

---

1. C'est sans doute encore au prix trop élevé chez nous qu'occasionnent les droits d'entrée qu'est due la consommation restreinte du café comparativement à ce qu'elle est en Belgique ; dans ce pays, les droits, suivant les provenances, varient de 9 à 15 fr. par 100 kilogrammes, tandis qu'en France ils s'élèvent à 50, 60, 78 et 105 fr., suivant qu'ils proviennent de nos différentes colonies ou de l'étranger.

qu'entre ce breuvage grossier et celui que donne la chicorée seule, la différence n'était pas très-grande, et qu'on ait été disposé à pousser plus loin l'économie, en substituant le produit indigène au produit exotique. Et cependant il existe une différence énorme entre une infusion âcre, nauséabonde lorsqu'on la prend sans addition de lait, et un breuvage dont les qualités stimulantes, la saveur et le parfum exquis constituent la principale qualité, et qui tient un rang élevé parmi ceux qui remplissent les conditions d'une nourriture saine et agréable.

Nous avons voulu cependant rechercher ce que représente en substance solide et en matière azotée soit la matière extraite par l'eau de la chicorée en poudre ou en grains de première et deuxième qualité, soit la décoction comparable au café, comparable, bien entendu, pour la couleur seulement.

Le tableau suivant indique les résultats de nos essais.

QUANTITÉ DE CHICORÉE.	EAU hygroscopique.	RÉSIDU d'incinération.	EXTRAIT par l'eau bouillante.
100 de chicorée dite 1re qualité, moulue en paquets, ont donné.....	10,11	8,9	72,3
100 de chicorée, 2e qualité, moulue en paquets, ont donné	10,90	36,8	48,5

Les différences entre les cendres des deux sortes commerciales dépendent des matières terreuses ajoutées à la première sorte pour former la deuxième qualité[1].

1. Les détritus employés dans ces mélanges varient beaucoup; ce sont tantôt des débris terreux de racines mondées, tantôt de la tourbe pulvérisée, parfois même les marcs épuisés du café normal.

Les deux sortes donnent une quantité plus considérable d'extrait soluble que le café, ce qui augmente le goût âcre et l'intensité de couleur de la décoction brune de la chicorée.

Bien que l'on puisse épuiser la chicorée de ses parties solubles (car, en opérant ainsi, on n'a pas à craindre de perdre son arome), nous avons cru devoir agir comme dans la pratique habituelle, et déterminer les quantités dissoutes par un litre d'eau bouillante filtrée au travers de cent grammes de chicorée.

QUANTITÉ DE CHICORÉE.	EXTRAIT dans 1 litre.	AZOTE dans cet extrait.	SUBSTANCE azotée équivalente.
100 grammes de chicorée de 1re qualité........	35	0,574	3,55

La décoction fut alors comparée, sous les rapports de la densité et de l'intensité de la couleur, avec les différentes infusions de café obtenues également par la filtration d'un litre d'eau.

QUANTITÉ DE CAFÉ.	DEGRÉS Baumé.	INTENSITÉ au colorimètre.
100 gr. café martinique (couleur brune, à 0,25 de perte)........	1,25	108
100 gr. café martinique (couleur marron, à 0,20 de perte).....	1,50	100
100 gr. café martinique (couleur rousse, à 0,15 de perte)......	1,55	60
100 gr. de chicorée de première sorte....................	2,50	150

On voit que la principale différence appréciable pour les consommateurs est la couleur plus intense que fournit une quantité égale de chicorée.

La coloration et la densité de la dernière décoction étaient trop fortes ; en les ramenant au terme moyen du café torréfié à la teinte marron, on arrive aux données suivantes :

QUANTITÉ DE CHICORÉE.	DEGRÉ à l'aréomètre.	INTENSITÉ au colorimètre.	SUBSTANCE dissoute dans 1 litre.	AZOTE.	SUBSTANCE azotée équivalente.
Décoction de chicorée provenant de 1 litre d'eau sur 66 grammes.....	1,60°	100	23,34	0,382	2,36°

Ainsi, à couleur et à densité égales, la solution de chicorée contiendrait moitié moins de substances azotées que l'infusion de café. Ce pourrait être une cause d'infériorité réelle ; mais cette infériorité paraîtra de peu d'importance si on la compare à l'énorme différence qui sépare ce liquide, dépourvu d'odeur et de saveur agréables, d'une infusion dont les qualités stimulantes, la saveur et le parfum exquis, augmentent à un si haut degré la valeur ; si on admet avec nous que l'arome, qui, en général, guide l'instinct des animaux vers les aliments qui leur conviennent, doit aussi être une des principales conditions d'une nourriture agréable et saine pour l'homme.

En voyant s'établir une comparaison aussi défavorable à la chicorée, on se demande si du moins l'intérêt de notre agriculture peut offrir quelque compensation. Non sans doute ; car les récoltes de chicorée exigent des fumures doubles ou épuisent le sol, donnent à peine plus de bénéfice que la culture du trèfle, et, au lieu de laisser dans le sol un engrais équivalent aux racines, elles l'emportent évidemment. Nos habiles agriculteurs du Nord l'ont bien compris , puisque , peu jaloux de disputer aux Belges et aux Allemands notre marché intérieur, en profitant du cours qui s'élève chez nous en raison du droit de 6 pour 100 , ils ont abandonné à l'importation un placement qui s'est élevé à 786 000 kilogrammes en 1844, et qui a atteint 1 322 000 kilogrammes en 1851.

Falsifications du café en grains crus.

Le café à l'état cru , tel qu'on l'importe, n'est guère sujet qu'à deux espèces de falsifications, dont l'une est plutôt une altération accidentelle déguisée par le vendeur : en effet , il arrive parfois que le café, pendant les transports, se trouve exposé à une immersion dans l'eau ou à des lavages plus ou moins prolongés par l'eau pluviale ; desséché ensuite , il a perdu en partie la matière aromatique soluble ; c'est une sorte de qualité inférieure, donnant à la torréfaction moins de matière colorante et développant moins d'arome. On peut , par ce simple essai pratique, reconnaître la mauvaise qualité du produit ; on s'en assurerait d'une façon plus précise par un essai de la matière colorable en vert, ou par une analyse comparée.

La deuxième falsification du café en grains crus n'a été que très-rarement observée : on l'a pratiquée en imitant la forme bien connue des grains de café avec de la glaise (argile plastique grise, verdâtre ou jaunâtre), qu'on moulait très-facilement, tandis qu'elle était humide, puis qu'on faisait sécher à l'air. Les grains de café factice ainsi obtenus ont sensiblement la conformation et l'apparence des grains du café naturel. On peut reconnaître cette fraude par une simple inspection attentive; on y parviendrait mieux en essayant de triturer le tout dans un mortier : les grains terreux s'écraseraient, tandis que les autres résisteraient ou se casseraient en deux ou trois fragments. Enfin, par la combustion sur une pelle chauffée au rouge, les grains de café naturels brûleraient avec flamme et laisseraient une cendre blanchâtre très-légère, tandis que le café factice argileux ne donnerait ni flamme ni cendre, car il garderait sa forme et presque tout son volume.

Falsification du café torréfié en grains.

Une falsification nouvelle, reconnue par le Conseil d'hygiène et de salubrité, s'est produite dans ces derniers temps en vue de mieux tromper l'acheteur en donnant la forme, la couleur et jusqu'à un certain point l'odeur, en un mot les principaux caractères du café torréfié en grains, au mélange ci-dessous indiqué :

Café torréfié en poudre......................... 15
Farines de maïs, de seigle, d'orge, de glands et de blé. 85
                                                 ———
                                                 100

Ces matières, agglomérées en pâte à l'aide de l'eau et de la chaleur, puis moulées sous la forme de grains de café, desséchées puis torréfiées légèrement, ressemblent à s'y méprendre au café torréfié en grains.

Toutefois, pour peu qu'on se défie de cette fraude, il est facile de la reconnaître : les grains de ce faux café sont bien plus friables que ceux du café véritable; leur cassure ne présente pas la même homogénéité : elle est granuleuse et n'offre pas la conformation interne enroulée ni les cavités celluleuses ni la mince pellicule externe qui caractérisent la structure du périsperme du café. L'inspection microscopique lèverait tous les doutes, s'il en pouvait rester.

Falsification du café torréfié et moulu.

Ainsi que le fait justement remarquer la commission sanitaire de Londres, les falsifications les plus ordinaires du café moulu consistent dans des mélanges de chicorée torréfiée réduite en poudre. On a cherché à faire excuser cette fraude en disant que le mélange se vend à meilleur marché que le café pur, et que l'infusion de chicorée est salubre et nourrissante.

Sur le premier point, les faits cités dans *la Lancette* ont prouvé que, sous prétexte d'un meilleur marché pour l'acheteur, le bénéfice le plus clair reste au vendeur.

Quant au deuxième motif, des expériences directes ont paru démontrer que l'infusion de chicorée est généralement plus lourde ou plus difficile à digérer, et que, dépourvue de l'arome si agréable du café, elle est entièrement incapable de produire l'effet stimulant, l'excitation, le sentiment de bien-être que procure le délicieux breuvage des Orientaux.

Nous ajouterons à ces justes considérations qu'en acceptant de pareils mélanges on s'expose aux inconvénients des falsifications auxquelles la chicorée est bien plus souvent soumise que le café, et dont nous parlerons bientôt.

Un des moyens les plus sûrs de reconnaître cette falsification du café mélangé de chicorée consiste dans une observation sous le microscope. Un grossissement de cent cinquante diamètres suffit pour montrer, soit exclusivement le tissu cellulaire à parois très-épaisses et irrégulièrement perforées qui caractérise le périsperme du café, soit un mélange de ces fragments de tissus avec le tissu qui appartient à la racine de chicorée : ce dernier offre des cellules à parois très-minces, non perforées, et des tubes criblés de trous (vaisseaux ponctués).

Un autre essai, à la portée de tous, consiste à introduire dans un tube ou une éprouvette en verre la poudre soupçonnée ; on y ajoute environ dix fois son poids d'eau aiguisée par cinq ou dix centièmes d'acide chlorhydrique ordinaire ; on agite un instant le mélange, puis on le laisse en repos : la poudre de café pur surnagera en grande partie, et le liquide prendra à peine une légère teinte paille ; la poudre de chicorée, au contraire, se déposera entièrement, ou à peu près, au fond du tube, et le liquide aura acquis une teinte brune. Ce dernier caractère se manifesterait d'une manière moins prononcée pour un mélange de vingt-cinq à cinquante centièmes de chicorée.

M. Lassaigne a récemment indiqué un autre moyen de distinguer la chicorée du café torréfié et moulu. Une infusion de dix grammes de chacune de ces poudres dans cent grammes d'eau donne une liqueur qui, filtrée, est de couleur fauve plus ou moins foncée : en y ajoutant quelques gouttes de solution de *sulfate ferrique* (persulfate de fer), l'infusion de café devient trouble et d'un vert brunâtre, tandis que l'infusion de chicorée reste fauve et se trouble à peine. J'ai reconnu qu'un essai de lavage des cendres donne des indices également certains : car cent parties de cendres de café laissent dissoudre dans l'eau soixante-dix parties ; cent parties de cendres de chicorée n'en laissent dissoudre que dix-sept environ.

Falsifications de la chicorée.

Ces falsifications sont nombreuses : elles s'effectuent surtout en torréfiant avec les racines une quantité notable des épluchures, des radicelles chargées de terre, divers débris ligneux, du tan épuisé, de la sciure de bois, etc. Ces mélanges donnent en général de vingt à trente-trois centièmes de cendres au lieu de sept à neuf que laisse la chicorée plus ou moins bien épluchée et torréfiée; la proportion des matières solubles dans les cendres est amoindrie encore; enfin on reconnaît aisément sous le microscope les fibres ligneuses, dont les parois sont très-épaisses.

La commission sanitaire de Londres a constaté, dans les divers échantillons de chicorée pris chez plusieurs marchands, la présence de sciure d'acajou, de tan épuisé en poudre, de foie de cheval séché et pulvérisé, de cinabre, d'ocre rouge, de pois et d'orge torréfiés et réduits en poudre grossière.

THÉ.

Renseignements historiques. — État naturel et variétés du thé. — Composition. — Infusion du thé. — Influence du thé noir. — Action du thé vert. — Altérations spontanées et falsifications. — Usage du chocolat. du café et du thé dans toutes les classes de la population.

Renseignements historiques.

Le thé est encore un des produits végétaux alimentaires les plus remarquables par la suavité de son arome; il occasionne une grande consommation de sucre, et peut communiquer à d'autres substances plus nutritives, notamment au lait et au pain, un agréable parfum qui provoque l'appétit et stimule l'énergie vitale ainsi que les facultés intellectuelles.

On attribue, non sans quelque raison, à l'usage du thé la résistance aux effluves insalubres et aux fièvres paludéennes qui se remarque dans certaines contrées de la Chine.

Établi de temps immémorial en Chine et au Japon, l'usage du thé s'est de là répandu dans l'Inde, l'Arabie, la Tartarie et la Perse; il ne s'est introduit en Europe que vers le milieu du XVIIᵉ siècle, à la faveur des spéculations de la compagnie des Indes hollandaises. On consomme annuellement en Angleterre au moins 25 millions de kilogrammes de thé en infusions, associés avec 60 millions de kilogrammes de sucre, tandis que chez nous, où l'usage du café est plus général, la consommation du thé ne s'élève qu'à 232 000 kilogrammes, c'est-à-dire qu'elle est à peu près cent fois moindre.

État naturel et variétés du thé.

Le thé est un arbuste de la famille des aurantiacées. Sa hauteur varie de 1ᵐ,30 à 8 et même 10 mètres. Ses feuilles alternes, portées sur de très-courts pétioles, sont d'un vert intense, elliptiques, aiguës, dentées, longues de 6 à 9 ou 10 centimètres, larges de 25 à 30 millimètres; elles constituent le produit principal de l'arbuste. Bien que leur odeur soit très-faible, elles offrent des glandes[1] contenant une huile essentielle, et leur arome se prononce sous l'influence de la température et de l'air, dans les manipulations qu'on leur fait subir.

Le thé est un arbuste indigène de la Chine; il a été transplanté au Japon, au Brésil, etc.

Les nombreuses variétés de thés du commerce diffèrent surtout par le mode de préparation et par l'état plus ou moins avancé de la végétation au moment où l'on récolte les feuilles.

Le thé pekoe ou pak-ho est le plus aromatique des thés

1. Voy. l'*Anatomie des feuilles de thé*, par MM. de Mirbel et Payen, *Mémoires de l'Institut*, tomes XX, 1845, et XXI.

noirs; c'est aussi le plus cher. Il provient de la première récolte des feuilles allongées, encore en bourgeons bruns recouverts d'un duvet blanc [1].

D'après M. Houssaye, les thés noirs provenant de feuilles plus développées, ou de deuxième et troisième récoltes, se classeraient ainsi : *pekoe d'Assam*, *orange pekoe*, *hung-muey* ou *pekoe noir*, *Congo* (*koong-foo*), *pouchong* (*paou-chung*), *sou-chong* ou *seaou-chung*, *ning-yong*, *hou-long*, *campoy* ou *kien-poey*, *Caper* (*shwang-che*), et *bohea* ou *woo-e* de deux sortes, dites de Fokien et de Canton.

Le premier est le meilleur, quoique les deux sortes soient très-communes, car elles sont formées d'un mélange de feuilles de diverses plantes et de véritable thé.

Parmi les thés verts, on distingue les sortes commerciales suivantes, en commençant par la plus estimée de toutes : *hyson* ou *he-chun*, *hyson junior*, *yu-tseou*, *hyson shoulang*, *hyson skin*, *poudre à canon* (*chou-cha*), *impériale* [2], *tonkay* ou *tun-ke*.

Ce dernier est une sorte commune qui correspond au bohea des thés noirs.

Composition [3].

Le thé, à certains égards, se rapproche du café dans sa

1. Les Chinois augmentent le parfum si délicat du thé pekoe en y mêlant quelques fleurs de l'*olea frograns*. Cette sorte de thé vient des provinces septentrionales de la Chine, au travers de la Tartarie chinoise. Les Anglais emploient le thé pekoe en le mélangeant, en faibles proportions, avec d'autres thés noirs dont ils augmentent ainsi l'arome.

2. Cette sorte de thé est toute différente du véritable thé impérial, destiné à la cour de Pékin, et que l'on ne trouve pas dans le commerce.

3. Voy. le *Mémoire* de M. Péligot, publié dans la *Monographie du thé* par M. Houssaye.

composition chimique, notamment en ce que ces deux produits contiennent une huile essentielle, aromatique, de la caféine ou théine, et des substances azotées en fortes proportions.

Voici les résultats de l'analyse du thé, faite par M. Mulder sur deux sortes commerciales différentes :

	Thé vert.	Thé noir.
Huile essentielle...............	0,79	0,60
Chlorophylle (matière verte).......	2,22	1,84
Cire.........................	0,28	»
Résine.......................	2,22	3,64
Gomme.......................	8,56	7,28
Tanin.......................	17,80	12,88
Théine (ou caféine).............	0,43	0,46
Matière extractive.............	22,80	21,36
Substance colorante particulière...	23,60	19,19
Albumine.....................	3	2,80
Fibres (cellulose)...............	17,08	28,32
Cendres (matières minérales)......	5,56	5,24

M. Stenhouse, dans des analyses postérieures, a trouvé des proportions plus fortes de théine, 1 à 1,27. M. Péligot en a obtenu plus que le double, de 2,34 à 3 ; il a trouvé aussi des quantités plus considérables de matières azotées (de 20 à 30 pour 100)[1].

On remarque dans le tableau ci-dessus des différences notables entre la composition du thé vert et celle du thé noir : le premier contient généralement un peu plus de tous les principes, sauf la théine, la résine et la cellulose.

M. Péligot a déterminé sur vingt sortes commerciales les quantités d'eau et de matières solubles qui se trouvent dans chacune de ces deux sortes de thé ; ce qui était

1. Lorsque les feuilles sont consommées dans leur ensemble, comme cela se pratique, dit-on, chez quelques populations indiennes, il est certain qu'elles constituent un aliment plus riche en substance azotée que la plupart des autres produits végétaux.

effectivement fort utile au point de vue pratique. Suivant ses recherches, les thés noirs contiennent plus d'eau (10 pour 100 en moyenne) que les thés verts (en moyenne 8 pour 100), et ces derniers renferment plus de matières solubles (de 40 à 48 pour 100) que les thés noirs, qui ont donné de 31,3 à 41,5.

Les cendres des diverses sortes de thé sont légèrement rougeâtres et contiennent un peu d'oxyde de fer. M. Péligot a constaté, en outre, que les thés verts non falsifiés ne contiennent pas de cuivre, comme on l'avait soupçonné d'abord.

Infusion du thé.

On prépare le thé au moment de le prendre en l'arrosant d'abord avec un peu d'eau bouillante, que l'on décante aussitôt, de façon à opérer un lavage superficiel des feuilles; on verse alors la totalité de l'eau, puis on laisse infuser pendant quelques minutes.

Pour l'infusion, on emploie environ 20 grammes de thé pour un litre d'eau bouillante. Dans les mêmes conditions, le thé vert donne à cette infusion, qui représente six tasses environ, 6 grammes de matières dissoutes, tandis que le thé sou-chong ne donne que 4^{gr},55. La proportion plus forte de principes solubles cédés à l'eau par le thé vert doit exercer une influence relativement aux effets plus énergiques de ce thé sur l'économie [1].

Les premières parties de cette infusion que l'on emploie sont plus aromatiques, moins colorées et moins astringentes que celles obtenues après une macération plus longue, de dix à vingt minutes, par exemple; au

___

1. On voit que, pour une égale quantité d'eau, on emploie de cinq à six fois moins de thé que de café : aussi l'infusion du café est-elle toujours plus chargée de principes solubles.

delà de ce laps de temps, une légère amertume se manifeste. L'astringence augmente relativement aux autres éléments de la saveur, lorsque, après avoir décanté tout le liquide libre, on verse sur le résidu des feuilles une nouvelle dose d'eau bouillante, ordinairement moins forte que la première.

Si l'on soumettait le mélange d'eau et de thé à l'ébullition, l'astringence, le goût amer et une odeur de foin se prononceraient davantage à mesure que l'arome délicat, le premier parfum si doux, disparaîtrait et cesserait de provoquer l'appétit.

Influence du thé noir.

L'influence du thé varie suivant qu'elle s'exerce sur l'homme en bonne santé avant ou après que l'habitude de ce liquide alimentaire a été acquise[1].

De l'avis de tous les praticiens et de tous les consommateurs qui ont pu étudier sur eux-mêmes les effets de ce liquide, une très-grande différence se remarque en général entre l'action du thé noir et celle du thé vert. Celui-ci manifeste une énergie plus grande et souvent trop forte.

L'infusion de thé noir, convenablement préparée, produit en nous une excitation générale, non pas seulement temporaire ou d'une ou deux minutes, comme toute boisson chaude dépourvue de principes excitants, mais plus ou moins durable, capable de rendre une énergie nouvelle à l'homme affaibli par la diète, par le froid, par la tristesse : le pouls s'accélère, la force, l'activité succèdent à l'abattement et se soutiennent durant quelques heures, sans laisser ensuite aucun malaise.

1. Voy. dans la *Monographie* de M. Houssaye le chap. viii traitant des propriétés hygiéniques et médicales, rédigé par M. le docteur Trousseau.

Tous ces effets, favorables à la santé comme au bien-être, sont obtenus sans grands sacrifices, et peuvent être mis à la portée des personnes dans toutes les positions de fortune, en y consacrant le thé noir dit Congo, l'un des plus salubres et des plus usités en Angleterre, que nos principaux fabricants, marchands de thé et de chocolat, livrent aux consommateurs moyennant le prix de 9 à 10 fr. le kilogramme.

Si le breuvage aromatique et chaud est pris en quantité trop considérable, il peut déterminer un mouvement fébrile qui se résout parfois en une sueur passagère.

Action du thé vert.

On éprouve d'abord les sensations agréables que nous venons de décrire; mais ensuite un grand nombre de personnes ressentent, de la part du thé vert, d'autres effets : une heure au plus après l'ingestion du liquide, des troubles nerveux surviennent, caractérisés par des bâillements, par une irritabilité particulière, une gêne dans la région de l'estomac, des palpitations de cœur et des tremblements sensibles dans les membres, dont le résultat est une faiblesse générale.

On remarque surtout ces symptômes parmi les personnes qui font rarement usage du thé vert; quelques-unes même ne peuvent s'y accoutumer, tandis que chez d'autres l'habitude fait cesser graduellement les accidents fâcheux. Chez celles-ci encore, le thé vert, pris le soir, agite et trouble le sommeil, tandis que le thé noir ne produit pas sur elles d'effet semblable.

La plupart des consommateurs doués d'un tempérament assez robuste s'habituent facilement à faire usage du mélange des thés noir et vert, plus aromatique que le thé noir pris isolément, sauf toutefois le thé pekoe.

Altérations spontanées et falsifications.

Dans le plus grand nombre des cas, les falsifications du thé se pratiquent en vue de cacher aux consommateurs les altérations spontanées ou accidentelles. Ce sont notamment les effets des décolorations occasionnées par l'humidité et la lumière, ou par une immersion plus ou moins prolongée dans l'eau douce ou l'eau de mer. Dans ces circonstances, les thés ont perdu leurs qualités utiles et leur apparence; le désir de leur rendre au moins ce dernier caractère extérieur, qui peut dissimuler l'altération réelle, a sans doute inspiré les falsificateurs. On remarque, en effet, que les thés falsifiés sont enduits ou imprégnés de matières colorantes, et par suite les thés verts sont plus sujets que les thés noirs à ces falsifications.

On a constaté, dans des échantillons de thés verts saisis sur les côtes de France, à Paris et à Fécamp, l'addition de composés divers, notamment de chromate de plomb mêlé au bleu de Prusse ou à l'indigo[1]. La commission sanitaire de Londres a trouvé chez les marchands de thé, dans un grand nombre d'échantillons de thés verts, des résidus de thés infusés, du bleu de Prusse, du curcuma et de la terre à porcelaine; plusieurs, contenaient des feuilles étrangères, feuilles de prunier, de camellia. La plupart devaient être plus ou moins insalubres.

---

1. Les Chinois employaient autrefois l'indigo pour donner une plus belle couleur au thé vert; ils se servent maintenant. dans le même but, de bleu de Prusse, auquel ile ajoutent un peu de curcuma, afin d'obtenir une teinte verte. Suivant M. Robert Fortune, les Chinois teignent ainsi tous les thés verts qu'ils expédient, mais non ceux qu'ils doivent consommer; en outre, ils mêlent au thé d'exportation un peu de sulfate de chaux pulvérulent (plâtre) pour lui donner un aspect efflorescent analogue à celui du duvet des jeunes feuilles.

Les principaux thés noirs, particulièrement les Congo et les sou-chong, étaient exempts de falsifications. Quelques échantillons de thés noirs, notamment les pekoe et la variété dite poudre à canon, étaient colorés par des carbures de fer (mine de plomb). Enfin, certains thés, parmi ceux désignés sous les dénominations d'hyson et de poudre à canon, étaient mêlés de poussière de thé ou d'autres feuilles agglomérées à l'aide de gomme.

Il a paru évident à la même commission que les thés épuisés sont fréquemment remis sous forme commerciale à l'aide de la gomme, puis roulés ou froissés, séchés et revendus pour servir à de nouvelles infusions, dont les résidus fournissent probablement plus d'une fois encore la matière première de ces fraudes repoussantes; enfin que de grandes importations de faux thés préparés en Chine sont destinées à falsifier les thés verts chez les marchands en Angleterre.

La commission sanitaire résume les conclusions de ses recherches nombreuses en émettant le vœu 1° que le droit soit diminué sur les thés noirs, afin de restreindre la consommation des thés verts, sujets effectivement aux falsifications les plus nombreuses et les plus insalubres; 2° que tous les thés faux ou entachés de fraude soient saisis à la douane et brûlés ou détruits par un moyen quelconque.

Usage du chocolat, du café et du thé dans toutes les classes de la population.

En examinant la valeur réelle de ces trois produits, chocolat, café, thé, et en supposant qu'un commerce loyal s'abstienne de bénéfices exagérés qui nuisent au développement de la consommation et restreignent l'importance des affaires aussi bien que la somme totale des profits réalisables en un temps donné, on reconnaît à n'en pas douter que ces trois aliments, conservant leur arome agréable et leurs utiles propriétés, pourraient être à la portée de toutes les fortunes, de toutes les positions sociales, et qu'il n'y aurait alors aucun avantage pour les consommateurs, tant s'en faut, à introduire à leur place dans l'alimentation les produits que chaque jour la cupidité invente et prône au détriment de la santé publique. Voici en effet ce que coûte au consommateur une tasse de chocolat, de café ou de thé.

Chocolat, une tablette (24 au kil. de 2 fr. 40 c.), 10 cent.
Café pour 1 litre 100 gr. $=$ 20 c. } 36 c. 1/3; la tasse, 12 cent.
Plus sucre..... 100 gr. $=$ 16 }

En supposant deux tiers de lait plus un tiers de café, le prix ne différerait pas sensiblement.

Thé, 8 gr. à 40 fr. le kilo..... 8 c. } 24 c. ou pour 1/3 de litre
Sucre, 100 gr............. 16 } $=$ 8 centimes.

En ajoutant une quantité de 200 grammes de pain au prix ordinaire de 30 à 40 c. le kilogr., ce qui fait au plus 8 c., le déjeuner coûterait en somme de 16 à 20 c., et, aux cours actuels des farines, de 18 à 22 c., au plus 25 c.

Afin de donner une idée approximative de la valeur des chocolats le plus généralement employés, j'ai cru devoir en présenter les comptes de fabrication.

En examinant ces comptes basés sur les cours moyens des matières premières depuis plusieurs années[1], on reconnaîtra :

Qu'il est facile de livrer aux consommateurs des produits purs et de bonne qualité à des prix variant, suivant les qualités des cacaos, entre 2 fr. 20 c. le kilogr. (ou 1 fr. 10 c. le demi-kilogr.) et 3 fr. (ou 1 fr. 50 le demi-kilogr.);

---

1. Une hausse survenue depuis quelques mois sur les cacaos et les sucres, comme sur toutes les substances alimentaires, n'a pas encore modifié les prix chez les principaux fabricants de chocolats, qui étaient approvisionnés aux cours ordinaires.

Que les chocolats les plus fins, doués de l'arome le plus délicat, peuvent être vendus au public au prix de 3 fr. 20 c. à 4 fr. le kilogr. ou de 1 fr. 60 à 2 fr. le demi-kilogr. ;

Que l'addition de la vanille produirait tout au plus une augmentation de 1 fr. le kilogr., et qu'à ces prix les bénéfices des fabricants dont les usines produisent de 1500 à 3000 kilogr. par jour, sont largement rémunérateurs;

Qu'en élevant autrefois, et jusque dans ces derniers temps, les cours des diverses sortes à 4 fr., 6 fr., 8 fr., 10 fr. et 12 fr. le kilogramme, on a retardé de beaucoup le développement de la consommation de cette excellente substance alimentaire.

		fr.	c.	fr.	c.
65 k. Sucre lumps claircé à 1 fr. 40 c......		91	»		
25 Cacao des îles et Guyaquil[1], à 2,40...		60	»		
10 Cacaos ou Para et Trinité, à 2,60....		26	»	202	»
Frais de fabrication, enveloppes, etc..		26	»		
100 k. Vendus à 2,20 le kil. (ou 1,10 le 1/2 kil.)..				220	»
Bénéfice...........				18	»

		fr.	c.	fr.	c.
60 k. Sucre lumps terré, à 1 fr. 40 c.......		84	»		
30 Cacao Guyaquil, à 2,40.............		72	»	207	»
10 Cacao Trinité, 2,60.................		26	»		
Frais de fabrication , etc...........		25	»		
100 Vendus à 2,30 le kil. (ou 1,15 le 1/2 kil.)..				220	»
Bénéfice...........				23	»

		fr.	c.	fr.	c.
50 k. Sucre blanc, à 1 fr. 70 c...........		85	»		
35 Cacao Trinité, à 2,60...............		91	»	263	»
15 Cacao petit caraque, 3,95...........		59	25		
Frais de fabrication, enveloppes, etc..		27	75		
100 Vendus à 3 fr. le kil. (ou 1,50 le 1/2 kil.)...				300	»
Bénéfice...........				37	»

1. Les cacaos indiqués dans ces comptes sont supposés triés, torréfiés et décortiqués, opérations qui ont occasionné un déchet de 20 à 22 pour 100 et des frais spéciaux.

50 k.	Sucre blanc, à 1 fr. 70 c................	85	»
32	Cacao maragnan, à 3 fr..............	96	»
18	Cacao caraque, à 4 fr. 50 c..........	84	»
	Frais de fabrication, etc.............	28	»

$\left. \begin{array}{c} \\ \\ \\ \\ \end{array} \right\}$ 290   »

100	Vendus à 3,20 le kil. (ou 1,60 le 1/2 kil.)....	320	»
	Bénéfice..............	30	»

XV.

BOISSONS.

EAUX POTABLES. — VINS. — CIDRES. — BIÈRES. — ALCOOL. —
LIQUEURS.

EAUX POTABLES.

Rôle de l'eau dans l'alimentation. — Variétés : eaux de rivières et de
pluie, eaux de sources, de puits, de mares, de citernes. — Caractères des meilleures eaux potables. — Eaux troubles ; filtration,
clarification. — Altérations spontanées des eaux. — Eau de mer
distillée. — Altérations des eaux distillées et pluviales par le
plomb. — Eau de Seltz. — Préparation de l'eau de Seltz. — Altérations.

Rôle de l'eau dans l'alimentation.

Considérée d'une manière générale, on peut dire que
l'eau est indispensable à la nutrition des plantes comme
à l'alimentation des animaux : tous les êtres organisés
vivant au milieu de l'air exhalent continuellement des
vapeurs aqueuses ; et cependant ils doivent, pour se
maintenir à l'état de santé, conserver des proportions
d'eau considérables. On trouve dans les plantes en végétation des proportions d'eau qui varient depuis cinquante à soixante centièmes (arbres) jusqu'à quatre-vingt-
quinze centièmes (très-jeunes tiges de cactus, bourgeons

et radicelles de divers végétaux), et un très-grand nombre d'animaux ne contiennent pas moins de quatre-vingts à quatre-vingt-dix d'eau pour cent de leur poids total.

Les hommes, en particulier, pour réparer les déperditions journalières de l'exhalation aériforme par les poumons et par la peau ainsi que des excrétions qui éliminent les résidus et les produits altérés de la digestion, doivent consommer, suivant la température et l'exercice ou le travail auquel ils se livrent, de un à deux litres d'eau par jour, quelquefois davantage.

Ces doses peuvent sans doute être contenues dans les diverses boissons ou liquides alimentaires alcooliques, sucrés ou autres ; mais, sous une forme quelconque, elles sont indispensables à l'entretien de la vie.

On reconnaîtra d'ailleurs que, dans les diverses boissons, l'eau remplit le principal rôle, en considérant que des hommes robustes et laborieux ont pu vivre longtemps exempts de maladies et d'infirmités sans faire usage d'aucune autre boisson que de l'eau naturelle.

L'eau qui, seule ou mélangée avec d'autres liquides, fait partie de notre régime alimentaire, agit surtout en dissolvant, en désagrégeant ou en délayant les différentes substances nutritives, en facilitant ainsi les actes de la nutrition, et en réparant les déperditions aqueuses ; là se borne même son rôle, alors que, durant des voyages de long cours sur mer, les hommes n'ont à leur disposition que de l'eau distillée plus ou moins aérée.

Variétés : eaux de rivière et de pluie ; eaux de source, de puits, de mare, de citerne.

Les eaux potables naturelles des sources et des rivières paraissent préférables en raison des substances minérales et gazeuses, qu'elles contiennent cependant en très-faibles proportions ; elles sont alors plus agréables au goût, plus légères et plus salubres[1].

Les substances gazeuses qui contribuent aux bonnes qualités des eaux potables sont l'air (oxygène et azote[2]) et l'acide carbonique.

Parmi les substances minérales, le carbonate de chaux paraît jouer le rôle le plus utile : c'est lui qui domine dans les eaux de rivière et dans les meilleures eaux de source ; il y est tenu en dissolution, ainsi que le carbonate de magnésie, à l'aide de l'acide carbonique en excès, et paraît être utile pour fournir une partie de la substance calcaire des os[3]. La silice se trouve dans toutes les eaux potables, et le sulfate de chaux dans la plu-

1. Dans l'article *Eau* et *Eaux minérales* (XIV⁰ vol. du *Dictionnaire des Sciences naturelles*, 1819), M. Chevreul indique les substances diverses rencontrées dans ces eaux : il présente des considérations géologiques sur les terrains qui permettent aux eaux naturelles de se charger de gaz, de sels et même de substances organiques ; il décrit la composition générale des eaux de puits, de sources, de rivières, etc., et quelques particularités locales relatives aux eaux stagnantes ; il montre comment les sels ammoniacaux peuvent se produire dans des eaux où se trouvent à la fois des matières organiques et des sels terreux : l'ammoniaque des matières organiques s'unissant aux acides des sels, tandis que l'acide carbonique s'unit aux bases (chaux ou magnésie), l'auteur constate la présence de l'acide carbonique, de l'ammoniaque, de l'air, et souvent d'une matière à odeur empyreumatique, dans les eaux distillées de la Seine et des puits.

2. L'air dissous dans les eaux naturelles contient plus d'oxygène que l'air atmosphérique. L'air que contient l'eau des rivières varie, quant aux proportions d'oxygène, depuis 0,26 jusqu'à 0,34 et même au delà. En général, le gaz acide carbonique représente du dixième à la moitié des gaz dissous, et la totalité de ces gaz forme de 3 à 4 1/2 pour 100 du volume du liquide.

3. M. Dupasquier, de Lyon, a conclu d'un grand nombre d'expériences l'utilité d'une certaine dose de sels calcaires, particulièrement du carbonate de chaux, pour obtenir les beaux blancs propres à la teinture des soies. Voyez, pour la composition détaillée et pour une foule d'applications des eaux naturelles, l'*Annuaire des eaux de*

part d'entre elles ; toutes les autres substances, assez nombreuses dans les eaux potables naturelles, y sont en faibles doses. Il ne faut pas oublier que la température des eaux potables exerce une influence parfois très-grande sur l'économie animale.

Les meilleures eaux naturelles, bues rapidement lorsque leur température est très-basse, surtout comparativement avec la température de l'air et avec l'état accidentel de personnes suréchauffées par l'exercice, peuvent avoir sur la santé des effets très-fâcheux, très-graves même.

Nous indiquons dans le tableau ci-contre les proportions et la composition des matières minérales contenues dans cent litres de l'eau de plusieurs rivières, d'après les analyses de **M. H. Deville.**

On voit par ce tableau que le poids total des substances minérales contenues dans les eaux de rivière représente une proportion de 13 grammes 1/2 à 25 grammes 1/2 et même 51 grammes pour cent litres, ou de 1 gramme 1/3 à 2 grammes 1/2 et 5 grammes pour dix litres. La plupart des eaux de source servant de boisson diffèrent de ces eaux de rivière en ce qu'elles contiennent plus de substances minérales; et dans celles-ci figure souvent une plus forte dose de sulfate de chaux. Ces proportions pourraient être presque doubles de celles que l'eau de Seine contient, comme cela se rencontre dans l'eau d'Arcueil, sans que l'eau cessât pour cela d'être salubre.

Les eaux de puits sont plus chargées encore, et généralement insalubres ou très-sensiblement défavorables à la santé comme à certains usages domestiques, parce

la France, rédigé par une commission spéciale composée de **MM.** Héricart de Thury, président. Orfila, Milne Edwards, Payen, Becquerel, Chevalier, Henry, Bouchardat, Dubois, Patissier, et Deville, secrétaire, publié chez **MM.** Gide et Baudry, libraires.

CENT LITRES D'EAU.	GARONNE.	SEINE.	RHIN.	LOIRE.	RHONE.	DOUBS.	MARNE[1].
Silice	4,01	2,44	4,88	4,50[2]	2,38	1,59	3,00
Alumine	0,00	0,05	0,25	0,71	0,39	0,21	
Oxyde de fer	0,34	0,25	0,58	0,55		0,30	
Carbonate de chaux	6,45	16,55	13,56	4,81	7,89	19,10	30,10
Carbonate de magnésie	0,64[3]	0,27	0,50	0,61	0,49	0,28[4]	12,00
Sulfate de chaux		2,69	1,47		4,66		2,20
Sulfate de magnésie[5]					0,63		4,80
Chlorure de sodium	0,32	1,23	0,20	0,48	0,17	0,23	2,00
Carbonate de soude	0,65			1,46			
Sulfate de soude	0,53		1,35	0,34	0,74	0,51	
Sulfate de potasse	0,76	0,50					
Azotate de potasse			0,38		0,40	0,41	
Azotate de soude		0,94			0,45	0,39	
Azotate de magnésie		0,52					
Poids total (en grammes)	13,67	25,44	23,17	13,46	18,20	23,02	54,10

1. Analysée par MM. Boutron et Henry.
2. Y compris 0,44 de silicate de potasse.
3. Dans ces 0,64 se trouvent 0,30 de carbonate de manganèse.
4. Ces 0,28 comprennent 0,05 de chlorure de magnésium. Il faut admettre dans toutes ces eaux une petite quantité de matières organiques parmi lesquelles j'ai toujours rencontré une substance colorante jaune.
5. Et de soude.

qu'elles contiennent ordinairement moins d'air, et d'oxygène surtout, plus de sulfate de chaux, d'azotate et de matières organiques[1].

Dans les eaux potables et ménagères, le sulfate de chaux (*gypse*, *sélénite*) devient nuisible aux divers usages alimentaires et économiques lorsqu'il dépasse certaines proportions : on dit de ces eaux qu'elles sont *crues* ou *séléniteuses* ou *gypseuses;* elles ont une légère saveur styptique désagréable; elles dissolvent mal le savon (ou plutôt le décomposent en formant un savon calcaire insoluble); elles ne *cuisent* pas les légumes secs ou graines de légumineuses (haricots, fèves, pois, lentilles). En effet, ces eaux, lorsqu'elles sont soumises à l'ébullition, déposent sur ces graines une sorte d'incrustation qui empêche le liquide de pénétrer à l'intérieur, d'hydrater et d'amollir le périsperme. On peut, il est vrai, éviter en partie cet inconvénient en laissant les graines immergées dans de l'eau froide pendant vingt-quatre heures avant de les faire cuire.

1. Quelques médecins anglais attribuent au carbonate de chaux certains effets des eaux, défavorables à la santé dans plusieurs localités, tandis que l'usage des eaux très-pures coïncide en beaucoup de villes d'Angleterre et d'Écosse avec un excellent état hygiénique des populations. Ils disent que les eaux chargées de carbonate de chaux produisent facilement une obstruction des viscères en diminuant les sécrétions naturelles, d'où il résulte un état de constipation habituel nuisible à la santé.

La Société médicale de Glascow a constaté que, dans la partie nord de cette ville, alimentée par des eaux crues, la santé générale est bien moins satisfaisante que dans la région sud, où les habitants disposent des eaux douces venues des montagnes.

Les mêmes faits ont été constatés, par des médecins très-recommandables, à Paisley, à Bolton, et dans d'autres villes alimentées avec des eaux douces.

Il est très-probable que les effets défavorables attribués au carbonate de chaux dans ces circonstances sont dus au sulfate; car c'est le sel calcaire qui donne en réalité les principaux caractères aux eaux dites *crues*.

A ces propriétés défavorables, qu'il est facile de constater, on reconnaît les eaux *crues* plus ou moins séléniteuses.

Un assez grand nombre de sources sont dans ce cas, et laissent, après l'évaporation, un résidu solide pesant de 26 à 54 centigrammes par litre. Certaines sources sont plus défavorables encore aux usages domestiques en raison des sels calcaires qu'elles contiennent. Les eaux de Belleville et de Ménilmontant ont présenté, par litre, dans l'analyse qu'en ont faite MM. Boutron et Henry, 2 grammes 520 milligrammes de résidu renfermant plus de sulfate de chaux que les eaux de puits elles-mêmes[1].

La plupart des eaux de puits offrent à un degré très-marqué ces caractères défavorables; il s'y joint souvent une odeur désagréable provenant de l'altération des matières organiques[2]. Le résidu salin et calcaire par litre s'y élève de 50 centigrammes à 90 centigrammes et même jusqu'à 2 grammes. La quantité ainsi que la composition de ce résidu varie beaucoup suivant les terrains que les eaux traversent pour parvenir aux puits. Ce sont souvent aussi les matières organiques, les débris des

---

1. Certaines sources, comme celle dite du puits de Grenelle, sont complétement exemptes de sulfate de chaux. L'eau du puits de Grenelle est légèrement alcalisée par les carbonates de soude et de potasse; elle ne contient que $0^{gr},145$ de matières fixes par litre. Cette eau, moins agréable à boire que l'eau de rivière, est surtout favorable aux lessives, aux savonnages et à la production de la vapeur, car elle ne forme pas d'incrustations dans les chaudières.

2. Un grand nombre de faits démontrent en outre l'influence grave qu'exercent sur la santé publique les eaux stagnantes dans les marais, surtout dans les saisons où le sol, habituellement submergé, est périodiquement mis à nu, et, encore fortement imprégné d'humidité, exhale en se desséchant par degrés des vapeurs *miasmatiques* dont on ignore la composition spéciale, mais dont les fâcheux effets, produisant des fièvres *paludéennes* endémiques, ne sont que trop bien constatés.

végétaux qui communiquent aux eaux des mares, des marais et des citernes, des propriétés délétères, ou du moins les rendent insalubres.

Caractères des meilleures eaux potables.

Une eau potable de bonne qualité doit être limpide, fraîche, sans odeur, incolore, exempte de saveur fade, salée ou styptique; elle est aérée, dissout le savon sans former de précipité opaque, et cuit bien les *légumes secs.*

Eaux troubles; filtration, clarification.

Les eaux des rivières, principalement, sont sujettes à devenir troubles lorsque d'abondantes eaux pluviales et des crues subites entraînent, agitent et mettent en suspension des argiles ou des terres sableuses excessivement fines. Ces matières limoneuses se déposent presque totalement, en général, lorsque les eaux ont été mises à l'abri de tout mouvement pendant vingt-quatre ou trente-six heures dans les réservoirs. Elles conservent alors presque toujours un aspect louche ou opalin, et sont moins agréables à la vue que les eaux claires. Dans cet état, elles paraissent ne présenter aucun inconvénient pour la santé. Cependant on préfère, avec raison, les rendre limpides, soit pour éviter d'attendre que le dépôt se fasse, soit afin d'éliminer tous les corps étrangers en suspension. Ce qu'il y a de mieux dans ce cas est d'effectuer la filtration à l'aide des pierres poreuses filtrantes disposées dans les fontaines usuelles [1].

---

1. Lorsqu'il s'agit d'effectuer la filtration sur de grandes masses d'eau, on emploie des filtres formés de sables de différentes grosseurs; le gros sable reçoit les premiers dépôts de l'eau, et celle-ci pénètre dans des couches de sable de plus en plus fin, où l'épuration mécanique se complète. On obtient, à volume égal de matières fil-

Cette méthode est simple et suffisante pour atteindre le but ; en certaines occasions, on a cru utile de hâter la filtration à l'aide d'une clarification préalable, et, à cet effet, on ajoute 250 grammes environ d'alun pour mille litres de l'eau trouble. Sous l'influence du carbonate de chaux, il se forme du sulfate de chaux et un *alun aluminé* (sous-sulfate d'alumine et de potasse), qui se précipite, entraînant avec lui les particules argileuses et siliceuses en suspension. L'eau décantée est alors plus facile à filtrer ; mais il n'est pas bien sûr que l'eau ainsi clarifiée, retenant plus de sulfate et moins de carbonate calcaire, soit aussi salubre, et il vaut mieux, pour ne laisser rien de douteux, se contenter des filtres de pierre ou de sable, de laine ou de charbon en grains. Ce dernier filtre peut enlever à l'eau quelques matières organiques ou gazeuses à odeur légèrement désagréable ; mais la faculté absorbante de la substance charbonneuse est promptement épuisée, et elle n'agit plus alors que comme le sable ou la pierre.

Altérations spontanées des eaux.

Les eaux de source ou de rivière, conservées dans des fontaines ou dans des réservoirs quelconques, s'altèrent spontanément par la fermentation putride de la matière organique qu'elles contiennent ; parfois, des végétations ou des moisissures s'y développent et leur communiquent une odeur et une saveur désagréables. Il arrive encore que le sulfate de chaux, décomposé pendant ces réac-

trantes, plus d'effet utile des filtres formés par la laine tontisse. Cette laine présente en effet des interstices plus étroits, et en somme plus de sections de passage, que les sables assortis. Le mode de filtration sur la laine coupée a été imaginé par M. Souchon : un système de filtration sur sable et laine, plus rapide encore, dû à M. Fonvielle, est appliqué en grand à Marseille dans plusieurs établissements.

tions qui lui enlèvent l'oxygène, donne lieu à la formation d'un sulfure de calcium, et par suite au développement de l'acide sulfhydrique, exhalant une odeur d'œufs pourris.

' Ces altérations sont plus fréquemment observées en été qu'en hiver. On les évite en renouvelant l'eau à de plus courts intervalles dans cette saison. Les filtres sont eux-mêmes une cause d'altération, soit par suite du séjour prolongé et de la stagnation de l'eau dans leurs interstices, soit par le fait de la putréfaction des éponges qu'ils contiennent, soit enfin par la dissolution, durant les chaleurs, des matières organiques déposées lorsque la température était plus basse. De fréquents nettoyages des matières filtrantes préviennent ces effets accidentels, qui sont toujours plus ou moins nuisibles à la santé.

Eau de mer distillée.

On est parvenu, depuis plusieurs années [1], à distiller économiquement, à bord des navires, l'eau de la mer, en appliquant à la cuisson des aliments la chaleur que rend la vapeur d'eau par sa condensation. On se procure ainsi de l'eau douce en abondance; les matelots peuvent en disposer pour le savonnage et le rinçage de leur linge, et se préserver des maladies qu'occasionnait autrefois l'emploi de l'eau de mer, entretenant par ses composés hygroscopiques une humidité constante dans les vêtements. On évite aussi par là de rationner les marins à une dose d'eau potable insuffisante pour une bonne alimentation. Mais un inconvénient non moins grave pourrait résulter de la préparation même de l'eau distillée, si l'on n'avait le soin, ainsi que l'a conseillé

1. Voy. le rapport du jury central pour l'exposition nationale des produits de l'industrie en 1849.

M. Chevreul, de s'assurer que cette eau ne contient pas d'oxyde ou de sel métallique délétère.

On évite facilement ce danger en faisant usage, pour condenser la vapeur, de tubes et de vases bien étamés, et surtout en évitant de faire couler ou de conserver l'eau distillée dans des tubes ou des vases de plomb [1].

En tout cas, il est prudent d'essayer de temps à autre le produit de la distillation en versant dans un petit échantillon de cette eau, par exemple un dixième de litre, quelques gouttes d'acide sulfhydrique. Ce réactif donne une coloration brune ou un précipité noir, lorsque les eaux contiennent des traces de cuivre ou de plomb.

Altérations des eaux distillées et pluviales par le plomb.

Les eaux distillées aérées, comme les eaux pluviales, ont sur le plomb métallique une action très-énergique, capable d'oxyder le métal superficiellement et, en moins d'une minute, de répandre de l'oxyde de plomb dans toute la masse du liquide ; cette sorte d'action corrosive se continue lentement sous l'influence de l'air, et produit un dépôt de plus en plus considérable.

Nous venons de voir comment on peut reconnaître, à l'aide de l'acide sulfhydrique, la présence du plomb dans l'eau ; mais le mieux est de l'éviter : si l'on avait

1. A doses égales et même très-faibles, les oxydes et les sels de plomb sont plus dangereux encore que les composés de cuivre dans les eaux et dans les autres substances alimentaires, parce qu'ils ont la funeste propriété de s'accumuler dans l'organisme : l'intoxication peut donc se faire d'une manière lente, et d'autant plus dangereuse qu'on ne sait à quoi l'attribuer lorsqu'elle se manifeste. C'est à Guyton de Morveau que l'on doit la connaissance de ce fait de l'action corrosive de l'eau pure, aidée du contact de l'air, sur le plomb et le zinc. M. Chevreul eut l'occasion d'en reconnaître l'exactitude à l'établissement des Gobelins.

à recueillir et à conserver des eaux pluviales pour les usages domestiques, comme s'il s'agissait d'eau de mer ou de toute autre eau soumise à la distillation, il faudrait bien se garder d'employer des conduits, des réfrigérants ou des réservoirs en plomb, puisque, dans ces tubes ou dans ces vases, l'eau pluviale comme l'eau distillée deviendrait promptement vénéneuse.

Il n'en est pas de même des eaux de plusieurs rivières ; l'eau de la Seine, en particulier, peut se conserver long-temps dans des vases en plomb et passer dans des tubes du même métal sans former des quantités appréciables d'oxyde de plomb.

Cependant, en certaines circonstances encore peu étu-diées, des bassins contenant de l'eau de Seine se sont localement oxydés ; j'ai en outre observé, en frottant avec une brosse la surface du plomb en contact avec l'eau de Seine, que celle-ci, en une ou deux minutes, est troublée légèrement et paraît blanchâtre : elle acquiert une teinte brune dès que l'on y verse un peu d'acide sulfhydrique, et donne ensuite un précipité de sulfure de plomb.

Un assez grand nombre d'eaux de rivière et de source, essayées en Angleterre, après avoir séjourné dans des réservoirs ou dans des tuyaux de plomb, contenaient des quantités notables d'oxyde de plomb [1]. Plusieurs ac-cidents qui offrirent les caractères de l'empoisonnement par le plomb, notamment le liséré brun des gencives, et

1. Dans un travail sur les eaux de plusieurs sources destinées à la ville de Preston, M. Calvert a constaté que la source de Cowlay-Brook et une autre, ne donnant que $0^{gr},060$ et $0^{gr},066$ de résidu fixe par litre, attaquaient à peine le plomb au bout de trois jours, tandis que deux autres sources qui laissent un résidu égal à $0^{gr},170$, ainsi qu'une troisième aussi peu chargée que les deux premières, s'étaient dans le même temps chargées d'assez de plomb pour manifester une teinte brune foncée lorsqu'on y versait de l'acide sulfhydrique.

Les eaux de la Tamise et celles des puits profonds où puisent les dont quelques-uns ont amené la mort des personnes atteintes, semblent n'avoir pas eu d'autres causes. Enfin, plusieurs phénomènes d'intoxication saturnine à divers degrés, observés en 1849 au château de Claremont, près de Londres, chez les princes de la famille d'Orléans et chez les personnes de leur maison, ont été attribués à l'eau employée aux usages alimentaires, et qui, comme on l'a constaté depuis, arrivait légèrement chargée d'oxyde de plomb. La suppression des surfaces métalliques en contact avec cette eau potable fit cesser tous les accidents. Il serait donc prudent, même pour les eaux de rivière conservées dans des réservoirs en plomb, de vérifier si ces eaux ne contiendraient pas, au bout d'un certain temps et en certaines saisons, des quantités sensibles de l'oxyde vénéneux. Le mieux, sans doute, serait de s'abstenir d'employer des réservoirs et des tubes en plomb pour conserver l'eau destinée à la boisson et aux diverses préparations alimentaires.

Eau de Seltz.

Sous ce nom, on désigne l'eau potable ordinaire, rendue gazeuse par l'acide carbonique. Cette boisson pé-

grandes machines qui alimentent d'abondantes distributions dans la ville de Londres, toutes ces eaux, d'après les recherches attentives de la commission sanitaire, sont alcalines; elles offrent sous le microscope une foule d'animalcules vivants; toutes aussi, elles attaquent rapidement le plomb métallique, propriété fâcheuse, qui a paru aux membres de la commission dépendre de la présence de l'acide carbonique et des bicarbonates de chaux et de magnésie. Souvent d'ailleurs, en Angleterre, on recueille par des drains (tubes en terre cuite appliqués au drainage sous le sol), dans des terres sableuses, les eaux pluviales ou superficielles, et on rassemble même l'eau de pluie dans des réservoirs spéciaux, afin de se procurer de l'eau plus douce pour préparer l'infusion de thé. Il se pourrait que ces eaux, passant sur des surfaces en plomb (tubes ou bassins) eussent contribué à porter l'oxyde dans les eaux de rivière ou de source arrivant aux mêmes réservoirs.

tillante est considérée comme très-salubre. Elle offre
l'avantage de se mêler au vin sans affaiblir la saveur et
l'arome du mélange autant que le ferait l'eau simple ; il
en est résulté qu'un assez grand nombre d'ouvriers
font maintenant usage de cette boisson au lieu de consommer du vin pur exclusivement, et que, par suite,
les faits déplorables de l'ivresse et ses fâcheuses conséquences ont pu diminuer dans les lieux où ces nouvelles
habitudes se sont introduites.

Préparation de l'eau de Seltz.

Les qualités de l'eau de Seltz varient suivant les matières premières et les moyens de préparation. Lorsque
l'on prépare cette eau gazeuse en grand, on emploie
comme matières premières l'acide sulfurique et la craie.
Il arrive que celle-ci, mal lavée ou décantée trop tôt,
contient des sulfures et donne, par la réaction de l'acide
sulfurique, des traces notables d'acide sulfhydrique mêlé
au gaz acide carbonique ; il s'y joint parfois une odeur
dite de marécage, provenant de matières vaseuses qui
contiennent des substances putrescibles et qui sont
introduites avec la craie. L'eau de Seltz préparée en
grand, si l'on a la précaution d'employer de la craie
bien épurée et de laver le gaz lui-même dans de l'eau
alcaline (solution légère de bicarbonate de soude), n'offre pas ces inconvénients.

Un autre procédé de préparation économique consiste
à verser dans une bouteille bien résistante et remplie
préalablement aux huit dixièmes environ d'eau potable :
1° un petit paquet de cinq grammes de bicarbonate de
soude pulvérisé ; 2° un autre petit paquet contenant cinq
grammes d'acide tartrique concassé. On ferme aussitôt
avec un bon bouchon, que l'on maintient à l'aide d'un

fil fort. On agite pendant quelques minutes ; puis, lorsque l'on ôte le fil, le bouchon part et l'eau gazeuse peut être immédiatement consommée. Ce procédé, très-simple et économique, est cependant sujet à un inconvénient qui peut avoir quelque gravité. L'acide tartrique, en s'unissant à la soude du bicarbonate, a dégagé l'acide carbonique gazeux ; mais il reste lui-même dans le liquide, combiné à l'état de tartrate de soude.

La présence de ce sel, légèrement purgatif, dans une boisson dont on fait journellement usage, pourrait, à la longue, exercer une action défavorable sur la santé, particulièrement chez les personnes dont les organes de la digestion seraient affaiblis ; il est prudent, en tout cas, de s'abstenir d'une boisson qui, de l'avis des praticiens, ne peut être entièrement exempte de pareils inconvénients.

Un troisième procédé, parfaitement à l'abri de tout reproche de ce genre, permet d'obtenir à peu près aussi économiquement de l'eau de Seltz agréable au goût et d'une pureté complète. On réalise cette préparation usuelle au moyen d'un simple et ingénieux appareil composé de deux vases : la décomposition s'opère dans l'un de ces vases, qui retient les produits liquides et solides de la réaction (tartrate de soude en dissolution), tandis que le gaz acide carbonique passe en très-nombreuses petites bulles dans le grand vase, et sature l'eau en déterminant une certaine pression. Au bout de vingt minutes, après avoir agité le mélange pour faciliter la dissolution du gaz, on peut tirer au robinet l'eau chargée d'acide carbonique. Avec un appareil où l'on emploie douze ou treize grammes d'acide tartrique et quatorze ou quinze de bicarbonate de soude, on obtient un litre d'eau bien gazeuse, très-agréable et salubre, qui rend gazeuses, légères et plus agréables les boissons vineuses ou sucrées contenues dans un verre, et sur lesquelles on projette cette eau de Seltz en ouvrant le robinet. Le premier appareil de ce genre qui ait eu un véritable succès a été construit par M. Briet, et c'est encore aujourd'hui l'un des meilleurs, des plus usités et des plus remarqués à l'Exposition universelle de 1855.

Altérations.

Les eaux rendues gazeuses par l'acide carbonique ont été altérées accidentellement, dans les premiers temps où l'on a fabriqué ces préparations, par suite de leur contact prolongé avec des tubes et des garnitures en plomb ou en alliages contenant de 10 à 18 de ce métal pour 82 à 90 d'étain : une petite quantité d'oxyde de plomb, formé alors sous l'influence de l'oxygène de l'air, se transformait en carbonate de plomb dissous en partie dans le liquide et en partie précipité. Ce composé, vénéneux à une certaine dose, aurait pu, surtout à la longue, occasionner des accidents graves. Heureusement l'autorité administrative, prévenue à temps, prohiba l'usage des alliages plombifères dans la construction des appareils et des flacons siphoïdes à eaux gazeuses. On y emploie maintenant de l'étain pur, et dès lors tout danger cesse. Il faudrait toutefois se défier des appareils anciennement confectionnés, et s'assurer, par un simple essai avec l'acide sulfhydrique, que l'eau que l'on y prépare ne contient, au bout de vingt-quatre ou de quarante-huit heures, aucune trace de composé plombeux. Dans le cas où la présence du plomb se manifesterait par une coloration brune, on devrait faire remplacer toutes les garnitures et tous les tubes en plomb de ces appareils par de l'étain fin.

VINS.

Composition des vins. — Vins rouges; leur préparation. — Vins blancs. — Vins mousseux. — Piquette. — Rôle du vin dans l'alimentation. — Maladies des vins : astringence; excès de matière colorante; défaut de couleur; vins troubles; acidité; graisse des vins; goût de fût; amertume; vins bleus; pousse; inertie; altérations diverses durant les voyages. — Falsifications des vins; altérations par la litharge, la grenaille et les vases en alliages plombifères.

Sous le nom générique de vin, on désigne généralement le jus du fruit de la vigne soumis à une fermentation plus ou moins avancée; par extension, on a donné le nom de vins aux liquides alcooliques provenant du jus de divers fruits ou même de certains liquides sucrés : ainsi l'on dit vin de groseilles, de cerises, vin de jus de cormes ou de betterave, vins de mélasses, etc. Les vins proprement dits, dont nous nous occupons spécialement, sont rouges, blancs ou rosés.

De toutes les boissons fermentées usuelles, le vin est la plus importante. Chez nous, sur 2 millions d'hectares de terres plantées en vignes, il se produit, année commune, 40 millions d'hectolitres des vins les plus variés, la plupart recherchés des consommateurs de tous les pays, et dont la valeur dépasse 500 millions de francs [1]. Nulle part ailleurs qu'en France le climat

---

1. Sur cette quantité, Paris consomme annuellement 1 175 000 hectolitres, dont le prix, en y comprenant les droits d'entrée et d'octroi (ensemble 17 fr. 60 c.), peut être porté à 68 fr. l'hectolitre, et la valeur totale à 79 900 000 fr.; la production du vin a éprouvé depuis deux ans, par suite de la maladie de la vigne, une diminution considérable, mais passagère, il faut l'espérer. (Voy. les *Maladies des pommes de terre, des betteraves, des blés et des vignes*, volume qui fait partie de la Bibliothèque des chemins de fer.) Les espérances que nous avions exprimées de voir le fléau s'amoindrir après une saison rigoureuse n'ont pas été trompées; les moyens auxquels

doux et tempéré et les expositions favorables ne sont aussi bien appropriés à la production de vins légers, délicats et variés. C'est que les huiles essentielles et les autres principes immédiats qui concourent à développer les aromes agréables sont généralement plus suaves dans les plantes qui croissent sous des climats tempérés que dans les mêmes plantes végétant sous des climats chauds. Sur les 100 millions d'hectolitres de vin qui sont obtenus annuellement dans toute l'étendue du continent européen, l'Angleterre en consomme 270 000 hectolitres, et la France lui en fournit seulement 21 600 hectolitres, c'est-à-dire moins d'un dixième de la quantité totale importée chaque année dans la Grande-Bretagne, tandis que l'Espagne en expédie 116 000 hectolitres, et le Portugal 105 000. Il est très-probable que ces rapports changeront à notre avantage dès que la réduction des droits dont s'occupe le gouvernement britannique pourra être réalisée; qu'alors aussi les boissons décorées du nom *British-wines*, grossières imitations des vins de Champagne, de Bordeaux, de Porto et de Sherry, perdront beaucoup de leur vogue, uniquement due au bon marché relatif[1].

Composition des vins.

Les mêmes principes immédiats existent presque tous dans les différentes variétés de raisin; mais leurs proportions diffèrent ainsi que les principes de l'arome : ce dernier est complexe et varie suivant les cépages, les expositions, la culture et les circonstances météoriques des saisons. Les substances suivantes font partie des fruits de la vigne et se retrouvent dans le vin, sauf quelques

nous avions cru devoir donner la préférence pour combattre ces maladies n'ont pas non plus trompé nos prévisions.

1. Nos vins sont frappés à leur entrée en Angleterre d'un droit de 151 fr. 33 c. par hectolitre.

exceptions et quelques transformations que nous indiquerons plus loin :

Eau, cellulose ou tissu organique, *acide pectique, tanin, albumine, plusieurs matières azotées, des huiles essentielles, des matières colorantes,* jaune, bleue, rouge (la première existe seule dans le vin blanc); *une substance colorable à l'air, des matières grasses, des pectates de chaux, de potasse, de soude; du bitartrate de potasse, des tartrates de chaux et d'alumine, du sulfate de potasse, des chlorures de potassium et de sodium, du phosphate de chaux et de magnésie, de l'oxyde de fer, de la silice.*

Par suite des opérations de pressurage et de fermentation, la cellulose est éliminée, ainsi qu'une partie de l'acide pectique, du tanin qui s'unit avec l'albumine, du pectate et du phosphate de chaux et de la silice. Il s'est formé des ferments, et une partie de la glucose (sucre de raisin) s'est transformée en alcool qui reste dans le vin, et en gaz acide carbonique qui s'est en partie dégagé; enfin il s'est produit de l'éther œnanthique, qui fait partie des substances odorantes de tous les vins, outre les arômes particuliers aux vins des meilleurs crus.

La plupart des vins de liqueur contiennent de 17 à 23 centièmes en volume d'alcool pur; les vins des contrées méridionales et du midi de la France en renferment de 14 à 17 centièmes. Un assez grand nombre des vins de Bordeaux, de la Gironde, du Lyonnais, en contiennent de 13 à 14 pour 100. On trouve aussi dans la Gironde, dans la Haute-Garonne, dans les Pyrénées-Orientales, des vins qui, suivant les expositions, ne donnent que de 8 à 13 centièmes d'alcool. Les vins de la Côte-d'Or en contiennent de 11 à 12 pour 100, quelques-uns seulement 9 ou 10. Le champagne mousseux contient de 9 à 10 et 11 pour 100 d'alcool; les vins de Châtillon, d'Orléans et de Blois contiennent de 7 à 7,6, à 8 et à 9 centièmes, également en volume, d'alcool pur.

Vins rouges; leur préparation.

Les vins rouges diffèrent des vins blancs non-seulement par la matière colorante, mais encore par les proportions plus fortes de tanin (acide tanique) qu'ils contiennent, et par une dose plus faible de matière azotée.

La préparation des vins rouges exerce une grande influence sur leur qualité : il faut cueillir le raisin à l'époque où sa maturité complète a développé dans le fruit le maximum du sucre (glucose) et des produits qui concourent à la formation de l'arome dit *bouquet*. On doit diriger et surveiller la fermentation, de manière à éviter que les matières surnageantes (ferments, pellicules du raisin) n'exposent trop longtemps le liquide dont elles sont imprégnées aux réactions atmosphériqnes qui le feraient passer à l'*acide*[1]. Le décuvage à temps opportun est une des plus utiles précautions à prendre. La clarification des vins rouges s'effectue en répartissant dans tout le liquide une substance animale dissoute (de 4 à 6 blancs d'œufs battus dans l'eau, ou 3 décilitres de sang battu, ou 25 grammes de gélatine dissoute dans 2 décilitres d'eau pour une pièce de 230 litres) : le tanin contenu dans le vin s'unit avec une partie de la matière azotée (albumine ou gélatine), et la combinaison insoluble se précipite ; on laisse déposer trois ou quatre jours, puis on soutire au clair. On emploie pour les vins blancs, qui contiennent peu de tanin, de la colle de poisson battue et triturée dans l'eau froide.

1. On est parvenu récemment à doubler la quantité des vins ordinaires en ajoutant au raisin foulé un égal volume d'eau contenant de 11 à 13 centièmes de sucre de canne blanc, et en laissant cuver comme à l'ordinaire.

Vins blancs.

Les vins blancs diffèrent des vins rouges en ce qu'ils ne contiennent pas les matières colorantes rouge et bleue[1], ne renferment que très-peu de tanin[2], et retiennent une plus forte proportion de matières azotées, lorsqu'on n'y a pas ajouté de tanin pour précipiter l'excès de matière azotée et faciliter les clarifications et la conservation du vin. Enfin, une partie des principes aromatiques que le cuvage peut extraire manque dans les vins blancs. Mais en revanche ils sont exempts des huiles essentielles à odeur désagréable que le cuvage fait en partie passer dans les vins rouges en agissant sur les tissus des pellicules du raisin. Cette particularité permet d'expliquer la qualité meilleure ou le goût plus agréable des eaux-de-vie extraites de vins blancs.

Vins mousseux.

Ces vins diffèrent des précédents par la présence de l'acide carbonique que des manipulations spéciales y ont retenu, et qui doit rendre cette boisson gazeuse. Ils gardent en outre une plus forte proportion de sucre de raisin, et contiennent une dose plus ou moins forte de sucre de canne que l'on y a ajouté (et qui s'est probablement changé partiellement en glucose). Les meilleurs vins

---

1. Lors même qu'ils sont fabriqués avec le raisin noir, comme les bons vins de Champagne : dans ce cas, la matière colorante est restée dans les pellicules du raisin, parce qu'on a exprimé ce fruit sans le laisser *cuver*, et qu'on a évité ainsi de faire dissoudre dans le jus les principes colorants contenus dans un tissu spécial sous l'épiderme du raisin.

2. Le cuvage fait dissoudre le tanin dans les vins rouges, en agissant sur les rafles, les pepins et les pellicules.

mousseux viennent de crus spéciaux en Champagne; ils sont moins alcooliques que les vins de Bourgogne, et d'ailleurs la délicatesse de leur arome, due sans doute à des circonstances toutes locales, les a rendus inimitables jusqu'ici.

Piquette.

On prépare cette boisson en mettant dans des tonneaux les marcs de raisin pressés, puis en remplissant ces tonneaux d'eau; ou bien on remplit de raisins des tonneaux que l'on fonce, et l'on y ajoute ensuite toute l'eau qui peut tenir dans les interstices. Au bout de huit ou dix jours, on commence à soutirer à la cannelle, et, au fur et à mesure que l'on extrait un ou deux litres de cette boisson, on ajoute une égale quantité d'eau.

Il en résulte que la boisson dite piquette devient de plus en plus acide et faible; elle ne peut guère convenir qu'aux personnes habituées à en faire usage, et qui se livrent à des exercices très-laborieux.

Rôle du vin dans l'alimentation.

Pris par doses modérées, le vin a une action excitante, stimulante, qui est utile au plus grand nombre. Il joue encore un autre rôle dans l'alimentation des hommes : l'alcool éprouve dans les actes de la digestion (plus rapidement même que les sucres, l'amidon ou la fécule et les matières grasses) les phénomènes de combustion qui entretiennent la chaleur animale et produisent du gaz acide carbonique et de l'eau; les substances grasses et sucrées, qui sont en minimes proportions dans le vin, produisent des effets analogues, dont nous avons décrit plus haut les particularités; les sels de chaux, de potasse, de soude et la silice peuvent concourir au renouvellement des matières salines propres à nos tissus ou habituellement comprises dans nos excrétions ; les matières azotées remplissent, quoique pour une bien faible part, plusieurs des fonctions de leurs congénères ; enfin, l'eau, qui forme environ les quatre-vingt-huit centièmes de la plupart des vins ordinaires, joue le rôle indispensable que nous avons décrit ci-dessus, parfois même sans partage : car il est un assez grand nombre de personnes qui, bien à tort sans doute, font du vin pur leur boisson exclusive.

Maladies des vins.

Sous cette dénomination l'on comprend certains défauts naturels et différentes altérations spontanées qui dénaturent les vins au point de les rendre impropres à servir de boisson, si l'on ne parvient à prévenir ou à arrêter ces altérations en temps utile.

Astringence.

Dans certains crus du Bordelais et ailleurs, lorsque, les fruits ayant partiellement avorté, les rafles dominent, et lorsque le cuvage a été prolongé, on remarque dans les vins une astringence trop forte ; on corrige ce défaut par plusieurs collages qui entraînent chaque fois une partie du tanin combiné avec la matière animale employée (albumine ou gélatine). Une longue fermentation dans les fûts ou des voyages sur mer amoindrissent l'astringence en changeant une partie du tanin en acide gallique.

Excès de matière colorante.

Quelquefois la couleur des vins persiste longtemps avec une intensité trop forte ; les collages suffisent ordinairement pour précipiter une grande partie de la matière colorante et affaiblir la nuance jusqu'au point convenable.

Défaut de couleur.

Lorsque les vins rouges offrent , au contraire, une coloration faible, on remédie à ce défaut en y ajoutant des vins de nuance foncée ou du vin *teinturier* obtenu avec du raisin contenant une forte proportion de substance colorante sécrétée dans toute la pulpe du fruit. Quant aux matières colorantes étrangères , elles doivent être exclues de la préparation des vins : car elles introduiraient d'autres principes nuisibles à la saveur ou même à la salubrité de la boisson.

Vins troubles.

Lorsque la température ambiante s'élève, il arrive parfois qu'un mouvement de fermentation met les dépôts et les ferments en suspension dans le liquide; il faut, dans ce cas, soutirer le vin dans un fût où l'on vient de brûler une mèche soufrée; si on le peut, il faut abaisser la température en changeant le tonneau de place, et coller le vin. Le soufrage arrête la fermentation , le collage précipite les ferments, et l'abaissement de la température facilite le dépôt. On soutire au clair aussitôt que possible.

Acidité.

Souvent un excès d'acide acétique se produit par une fermentation trop vive ou trop prolongée avec accès de l'air; on peut saturer cet excès d'acide en ajoutant une quantité convenable de tartrate neutre de potasse (de 200 à

400 grammes par pièce de 230 litres) ; il se forme de l'acétate de potasse et du bitartrate de potasse : ce dernier sel, peu soluble, se dépose en grande partie à l'état de menus cristaux.

Graisse des vins.

On nomme ainsi la fermentation visqueuse qui se manifeste quelquefois dans les vins dépourvus de tanin et chargés de matières azotées, notamment de gliadine. On parvient à corriger ce défaut en ajoutant dans une pièce 15 ou 20 grammes de tanin ; celui-ci se combine avec la substance visqueuse et la précipite. On peut se servir dans la même vue de sorbes (ou cormes), qui sont très-astringentes avant leur maturité ; on en emploie de 400 à 500 grammes, après les avoir broyées. On pourrait encore faire usage de 100 grammes environ de pepins de raisins réduits en poudre [1].

Goût de fût.

Cette altération est ordinairement due au développement de moisissures. On la fait sinon disparaître, du moins diminuer, d'abord en changeant le vin de fût, puis en agitant assez longtemps un litre d'huile d'olive dans une pièce de vin : l'huile grasse dissout et amène à la superficie du liquide une portion de l'huile essentielle qui cause le mauvais goût.

---

1. Chacun peut aisément reconnaître la présence du tanin dans ces pepins, en les broyant entre ses dents : on ressent aussitôt les effets d'une forte astringence.

Amertume.

C'est une altération qui arrive dans les vins gardés trop longtemps. On les améliore pour quelques jours, en les mêlant avec des vins plus jeunes dont la fermentation est beaucoup moins avancée.

Vins bleus.

Cette couleur tient à une altération légèrement putride, notamment lorsque le collage d'un vin nouveau y laisse un excès de matière azotée ; la fermentation, ou putréfaction de cette matière, peut transformer partiellement le tartrate de potasse en carbonate, et rendre les vins alcalins. L'addition d'une petite quantité d'acide tartrique ramène ces vins, si l'altération n'est pas trop prononcée [1].

Pousse.

On désigne ainsi une fermentation vive survenue dans les tonneaux et capable d'exercer, par le dégagement de l'acide carbonique, une pression qui peut aller jusqu'à rompre les cercles. Les bondes de sûreté font éviter ce dernier inconvénient ; mais, pour arrêter la fermentation, il faut soutirer le vin dans un fût soufré, ajou-

---

1. Plusieurs des altérations spontanées des vins, notamment l'acidité, l'amertume, le développement des moisissures (*fleurs, vins piqués ou tournés*) dépendent de l'accès libre de l'air dans les fûts, lorsque l'on oublie, après un soutirage, de remettre le fausset. M. Bélicart a construit un fausset hydraulique sur le même principe que les bondes hydrauliques, et qui permet également de soutirer le vin sans percer un trou à l'aide du foret ; il ne reste d'air que le volume déplacé par le soutirage : on évite ainsi l'embarras d'ôter et de remettre un fausset d'aérage, et les principales chances des altérations dont nous venons de parler.

ter un ou deux litres d'eau-de-vie, coller et tirer au clair. En outre, si on le peut, il faut placer le tonneau dans un lieu plus frais.

Inertie.

C'est l'accident contraire, nuisible surtout dans les vins préparés pour être mousseux; on parvient à ramener la fermentation, qui est utile dans ce cas, en élevant par un poêle la température du lieu, ou en plaçant les fûts dans un cellier exposé au midi.

Altérations diverses durant les voyages.

Les vins destinés à l'exportation éprouveraient souvent des changements défavorables durant les transports, par suite des secousses qui accélèrent les fermentations, si l'on n'avait le soin d'y ajouter deux ou trois centièmes d'eau-de-vie.

Falsifications des vins; altérations par la litharge, la grenaille et les vases en alliages plombifères.

Un volume entier serait insuffisant pour décrire toutes les falsifications dont les vins ont été l'objet; mais, à mesure que les moyens analytiques se sont perfectionnés et que la sollicitude de l'administration sur ce point est devenue plus active, un plus grand nombre de ces fraudes ont cessé : on ne rencontre plus guère de vins *adoucis* par la litharge, et dans lesquels il était si facile de reconnaître la présence du plomb. Il suffit souvent d'y ajouter quelques gouttes d'acide sulfhydrique pour y produire une coloration brune ou même un précipité noir[1].

1. Si les quantités de plomb étaient très-faibles, si par exemple elles n'étaient introduites qu'accidentellement par suite de l'emploi

Les principales causes de l'introduction du plomb dans le vin résident dans l'emploi des comptoirs recouverts d'alliages d'étain contenant de 10 à 18 pour 100 de plomb ; dans l'usage des mesures (litre, demi-litre, etc.) et autres ustensiles en alliages semblables. Déjà l'autorité administrative a prohibé dans Paris l'usage des comptoirs en alliages plombeux et les a fait remplacer par des doublages en étain fin ; il est probable que les mêmes dispositions seront étendues prochainement à tous les vases qui servent à mesurer, à contenir ou à écouler les vins. Elles se généraliseront sans doute en France, et détruiront des causes graves d'insalubrité.

Une autre cause d'empoisonnement par l'usage des vases métalliques attaquables s'est accidentellement manifestée chez un propriétaire agriculteur qui s'est empressé de me le faire connaître, afin que des recommandations nouvelles missent en garde contre un pareil accident.

Ce propriétaire, ayant voulu récompenser le zèle de ses ouvriers dans l'accomplissement de travaux d'amélioration sur son exploitation rurale, mit à leur disposition une pièce de vin. Ceux-ci s'occupèrent aussitôt d'en répartir entre eux le contenu, et, n'ayant pas sous la main de brocs ou d'autres vases en bois, ils se servirent, pour soutirer et transporter la boisson, de seaux en zinc, habituellement employés pour porter de l'eau. Tous les ouvriers qui burent une certaine quantité du vin ainsi dis-

---

de grenailles en plomb pour rincer les bouteilles, par le contact du vin avec des mesures ou avec toute autre espèce d'ustensiles en étain allié de plomb, il faudrait faire évaporer le vin à siccité, calciner le résidu, puis le traiter par l'acide azotique, qui oxyderait et dissoudrait le plomb ; on l'étendrait d'eau, et l'acide hydrosulfurique, en produisant dans le liquide filtré et incolore une coloration et un précipité noirs, décèlerait, comme plusieurs autres réactifs, la présence du plomb.

tribué éprouvèrent bientôt des indispositions plus ou moins graves dont on devina heureusement la cause, et qui purent être combattues à temps par un praticien habile[1].

Les falsificateurs ont en général cessé, par les mêmes motifs, les fabrications des vins avec divers jus fermentés, avec les bois colorants[2], etc. Nos habiles dégustateurs reconnaissent à l'instant de pareils mélanges; ils savent même découvrir les fraudes plus simples consistant à augmenter le volume du vin d'un tiers ou de moitié par l'addition d'alcool, d'eau et de vin coloré. Dans ce cas, l'un des plus difficiles à constater, la chimie peut presque toujours intervenir utilement et arriver à une démonstration complète par une analyse des résidus de l'évaporation. Il est presque impossible, en effet, que les relations entre les divers principes immédiats organiques et inorganiques ne soient point troublées par une addition d'alcool, qui n'apporte aucun de ces principes, et par une addition d'eau de rivière ou de puits, qui n'introduit pas une quantité sensible de principes organiques, tandis qu'elle ajoute des sels calcaires et autres différant de ceux qui forment la matière minérale des vins, et notamment des sels dont on connaît ou dont on essaye comparativement la composition. On a parfois ajouté de l'alun en

1. A cette occasion, nous avons constaté que le séjour pendant deux heures de deux litres d'un vin blanc ordinaire dans un vase en zinc avait suffi pour faire dissoudre 2 grammes 22 centigrammes d'oxyde de zinc dans ce liquide.

2. On a employé, pour colorer les vins falsifiés, les sucs des fruits de sureau, de l'hièble, du mûrier noir, et des décoctions de campêche, de fernambouc et de pétales de coquelicot. Le meilleur moyen pour reconnaître les matières colorantes, suivant M. Fauré, c'est de rendre le vin très-astringent par le tanin, puis d'effectuer plusieurs collages à la gélatine; le vin sera promptement décoloré en grande partie, si sa matière colorante est naturelle; dans le cas contraire, la coloration persistera : elle indiquera la présence d'une matière colorante étrangère.

assez forte proportion (150 ou 200 grammes par hectolitre) au vin d'exportation pour le clarifier et mieux assurer sa conservation, peut-être aussi dans la vue de lui
donner une saveur styptique analogue à celle qu'offre le
vin de Bordeaux; mais cette fraude a été aisément découverte par l'analyse du résidu de l'évaporation.

Les vins blancs sont parfois mélangés avec du cidre de
poires; il ne paraît pas que la boisson ainsi composée
ait rien d'insalubre, mais elle est vendue souvent à un
prix qui dépasse sa valeur réelle. On découvre la fraude
par la saveur âpre toute spéciale du poiré. D'ailleurs, le
liquide étant évaporé, si l'on chauffe le résidu à une
température de 200 degrés environ, une sorte de caramélisation légère se produit et développe l'odeur particulière à la poire légèrement torréfiée.

Chez certains marchands de vins, aux environs des
villes, on vend quelquefois comme *vin de champagne* du
cidre de poires mousseux; les connaisseurs ne prendraient
pas le change, si d'ailleurs le bas prix de la vente ne devait à la fois déceler et jusqu'à un certain point excuser
la fraude.

CIDRES.

Variétés des fruits à cidre. — Composition. — Préparation des cidres.
— Altérations spontanées des cidres. — Falsifications. — Effets
des cidres dans l'alimentation.

On connaît deux sortes de cidre bien distinctes : le
cidre de pommes et le cidre de poires (ou poiré). Chacune
de ces sortes comprend un grand nombre de variétés
dépendantes de la nature des fruits, de leur maturité, de
la préparation des cidres, des accidents de la fabrication
et de la durée de la fermentation.

On produit annuellement, dans les anciennes provinces
de Normandie et de Picardie, environ quatre millions

d'hectolitres de cidre de pommes, et huit cent soixante et onze mille hectolitres de poiré.

Variétés des fruits à cidre.

On peut ranger dans trois classes les nombreuses variétés de pommes à cidre : 1° pommes douces ou sucrées; 2° pommes acides; 3° pommes acerbes ou âpres. Ces dernières fournissent le jus le plus riche en matière sucrée et en autres principes solubles ; elles donnent le meilleur cidre, le plus clair, le plus facile à conserver. On obtient des pommes douces un cidre agréable à boire, mais qui se conserve peu. Les pommes acides donnent un jûs faible, trouble, difficile à clarifier et à conserver. Enfin, on prépare encore une qualité inférieure, et qui ne peut se garder longtemps, avec les pommes que les attaques des insectes et divers accidents font tomber avant la maturité.

Les poires à cidre offrent aussi différentes variétés; mais toutes sont caractérisées par la saveur âpre du fruit, par son poids spécifique plus fort, par la densité ainsi que par la richesse saccharine plus grande du jus. Toutes les poires, d'ailleurs, contiennent sous l'épiderme, autour des loges centrales, et même disséminées dans la pulpe, des concrétions ligneuses, dites *pierres*, que l'on ne rencontre pas dans les pommes. Une des variétés de poires à cidre les plus estimées et les plus productives est désignée en Normandie sous le nom de *poire de sauge*.

Le jus obtenu par expression des pommes broyées marque, à l'aréomètre Baumé, de 4 à 8°, tandis que le jus des poires marque, au même aréomètre, de 5 à 10°. Aussi le poiré est-il généralement plus fort (ou plus alcoolique) que le cidre de pommes.

Composition.

Les fruits à cidre présentent un maximum de richesse saccharine lorsque, après la cueillette, la maturation a pu se compléter par un séjour d'un mois ou six semaines en magasin. Avant la maturité comme passé ce terme, les proportions du sucre sont moindres, et le cidre obtenu est inférieur en qualité. Voici la composition moyenne des poires arrivées à cet état convenable de maturité :

Composition des poires à cidre mûres.

Eau...........................	82,88
Glucose ou sucre de fruits................	11,52
Cellulose du tissu charnu et concrétions ligneuses...........................	2,20
Gomme, dextrine ou matière mucilagineuse.	2,05
Acide malique (libre et combiné)............	0,08
Chlorophylle (matière verte sous l'épiderme).	0,02
Albumine et autres substances azotées.....	1,21
Chaux (combinée)......................	0,04
Acide pectique, pectine, sels de potasse, matières grasses, substances azotées, huile essentielle.....................	en proportions non encore déterminées.
	100,00

Le cidre de poires diffère de cette composition, principalement en ce que la matière sucrée s'est en grande partie convertie en alcool et en acide carbonique, que la cellulose et les concrétions ligneuses sont restées dans le marc, ainsi que la chlorophylle, et qu'une partie des matières azotées et des autres principes immédiats a donné lieu à la formation de ferments qui se déposent lorsque le cidre s'éclaircit.

Le cidre de pommes a sensiblement la même composition que le poiré, si ce n'est qu'il renferme, en général, moins d'alcool, et que son arome diffère, sans doute parce qu'il contient une ou plusieurs huiles essentielles spéciales.

Préparation des cidres.

Cette opération très-simple exige cependant des soins : les fruits sont d'abord broyés entre des cylindres en fonte cannelés ou sous des meules verticales en pierre roulant dans une auge circulaire.

La pulpe broyée est immédiatement soumise à la presse, s'il s'agit de poires destinées à fournir un cidre presque incolore, analogue au vin blanc. Lorsqu'on veut obtenir un cidre de pommes plus ou moins coloré, la pulpe de ces fruits est laissée en tas à l'air pendant dix, douze et même vingt-quatre heures ; elle éprouve une macération spontanée qui facilite la sortie du jus, la formation du ferment et une coloration d'un brun rougeâtre qui se transmet partiellement au liquide.

La pulpe soumise à la presse donne une quantité de jus égale à peu près à la moitié du poids de la pulpe. On *rebroie* le marc, en y ajoutant moitié de son poids d'eau, afin de mieux l'épuiser et d'obtenir une nouvelle quantité de jus que l'on réunit à la première, si l'on veut obtenir un cidre de qualité moyenne.

En tous cas, les jus, versés dans des cuves ou dans des tonnes debout, ne tardent pas à fermenter et à produire une sorte d'écume, tandis que diverses matières se déposent. On doit attentivement surveiller l'opération, pour soutirer au clair le liquide dès que la fermentation cesse et qu'une sorte de clarification spontanée a lieu ; car le plus important pour préparer et conserver le cidre, c'est de réaliser le mieux possible cette clarification spontanée, puisque les moyens artificiels ne réussissent pas dans cette boisson faible et dépourvue de tanin.

Le cidre tiré au clair se conserve bien, surtout s'il est

mis dans des fûts qui ont contenu de l'*eau-de-vie* de vin ; les barriques doivent être closes de préférence avec des bondes hydrauliques, qui laissent exhaler l'excès d'acide carbonique sans permettre à l'air extérieur d'entrer librement.

Dans les villes, on consomme généralement le cidre aussitôt qu'il est clarifié, et tout le temps qu'il conserve assez de glucose pour offrir une saveur douce plus ou moins sucrée. Au bout d'un certain temps, le cidre, continuant de fermenter, ne contient presque plus de sucre ; il est alors devenu moins sucré, plus alcoolique et plus acide : c'est le moment où les gens de la campagne préfèrent le boire, parce qu'il est *plus fort*, qu'il rafraîchit mieux ; ils le nomment *cidre paré*, c'est-à-dire *prêt* à être bu.

Le mélange de dix à vingt centièmes de cidre de poires dans le cidre de pommes rend celui-ci plus fort et plus facile à clarifier et à conserver.

Altérations spontanées des cidres.

Dans le cours d'une année, les cidres laissés en barrique et soutirés au fur et à mesure de la consommation deviennent graduellement plus acides. Ces changements affectent peu les personnes qui en font un continuel usage, mais doivent exercer une influence défavorable sur la santé, du moins si l'on en juge par les effets de l'eau acidulée par le vinaigre, qui a été reconnue moins salubre pour les troupes en campagne que l'eau alcoolisée avec un peu d'eau-de-vie.

L'altération des cidres peut aller jusqu'à la putridité, lorsque les matières azotées de ces liquides entrent elles-mêmes en fermentation. Enfin, par suite du libre accès de l'air dans les tonneaux, une coloration brune se prononce quelquefois au point de rendre repoussant l'aspect de cette boisson.

On évite ou l'on retarde beaucoup le développement de toutes ces détériorations en fermant les fûts avec une bonde hydraulique, qui ne laisse rentrer d'air que le volume correspondant à la quantité de liquide soutiré chaque fois. On peut conserver beaucoup plus longtemps le cidre bien préparé et bien liquide en le mettant dans des bouteilles et en le tenant dans un endroit frais. Il importe beaucoup d'ailleurs d'éviter que les cidres ne soient entreposés, même momentanément, dans des vases ou ne passent dans des tubes de plomb ou d'alliage plombifère, ou dans des vases de zinc ; car, suivant que cette boisson aurait acquis plus ou moins d'acidité, elle attaquerait plus ou moins fortement ces vases métalliques, et exposerait aux mêmes chances d'accidents, au moins, que les vins dans des conditions semblables (voy. ci-dessus, page 269).

Falsifications.

Des dangers plus graves et même des accidents déplorables sont résultés d'une sorte de falsification involontaire sans doute ; car elle n'avait d'autre but de la part des fabricants que d'effectuer une clarification plus complète et plus prompte de leurs cidres. Ces manufacturiers employaient, pour une pièce de cidre contenant 230 litres, 125 grammes de potasse et 125 grammes d'acétate de plomb. Plusieurs composés plombiques se formaient par suite des réactions sur les acides et sur les principes organiques. En se déposant dans le liquide trouble, ces composés peu solubles entraînaient d'autres corps en suspension et effectuaient ainsi une clarification quelquefois incomplète.

Malheureusement il restait dans le liquide des composés plombeux, et d'ailleurs, en certaines circonstances, les dépôts plus chargés de ces substances délétères se mettaient en suspension dans le cidre, surtout dans les dernières parties soutirées, qui dès lors présentaient des dangers plus graves encore. Des enquêtes publiques, des poursuites et des condamnations judiciaires ayant eu lieu à cette occasion, il est évident qu'aujourd'hui chacun est suffisamment averti que l'usage de pareils moyens de clarification constituerait une des plus criminelles falsifications.

Nous devons ajouter que les fâcheux accidents produits par les cidres ont appelé l'attention des conseils d'hygiène sur toutes les boissons, et que des essais nombreux ont fait découvrir dans la plupart les causes d'insalubrité analogues que nous avons indiquées plus haut, inaperçues jusque-là, et celles dont il nous reste à parler relativement à la bière. D'importantes mesures ont été prises en conséquence par l'administration, afin de prévenir tout danger à l'avenir.

Effets des cidres dans l'alimentation.

Les cidres limpides plus ou moins sucrés, alcooliques et gazeux, constituent une boisson légèrement aromatique et acidulée, agréable et salubre, capable de fournir, outre l'eau indispensable à la nutrition, une partie des aliments respiratoires (sucre et alcool).

Le cidre de pommes est souvent préféré en raison de son arome particulier; on lui a reproché parfois des propriétés laxatives ou débilitantes, qui ne paraissent se manifester réellement que lorsqu'il est trouble, lorsqu'il contient des ferments en suspension [1], et encore lorsqu'il présente une acidité trop forte. Quant au poiré, on lui

1. Comme cela se remarque si souvent lorsque l'on consomme du vin doux.

attribuait une action défavorable ou enivrante, qui paraît en réalité dépendre de ce que la force alcoolique de ce cidre est plus grande (car souvent elle égale celle du bon vin blanc), et surtout de ce que les consommateurs qui ne sont pas prémunis contre cette particularité de sa composition en usent trop largement. Le cidre de pommes, en général de moitié plus faible quant à la dose d'alcool, n'aurait pas pour eux les mêmes inconvénients.

BIÈRE.

Préparation de la bière. — Composition. — Effets de la bière dans l'alimentation. — Altérations spontanées. — Falsifications.

La boisson que chacun connaît sous ce nom est un liquide légèrement alcoolique offrant une odeur aromatique, sa saveur participe de ces deux propriétés à la fois ; elle est, en outre, mucilagineuse, douce, et développe une amertume prononcée, à laquelle se joint presque toujours la sensation aigrelette et piquante due à l'acide carbonique.

C'est surtout dans le nord de la France, en Angleterre et dans les diverses contrées septentrionales qui ne produisent pas de vin et qui récoltent peu de fruits à cidre, que la bière constitue la boisson principale.

En effet, tandis qu'à Londres la consommation annuelle de la bière, variable suivant que les étés sont plus ou moins chauds, dépasse 250 millions de litres, à Paris elle atteint à peine de 8 à 15 millions de litres annuellement.

Préparation de la bière.

Les matières premières de la fabrication de la bière sont principalement l'eau, l'orge, le houblon, la levûre et l'ichthyocolle (colle de poisson).

L'orge est destinée à fournir, outre une substance gommeuse (la dextrine), des matières azotées, quelques sels et la matière sucrée qui doit elle-même se transformer partiellement en alcool par la fermentation. C'est en humectant et en faisant germer l'orge que l'on développe un principe (*diastase*) capable de changer l'amidon en dextrine et en sucre (glucose); cette transformation a lieu lorsque l'orge germée (*malt*) est délayée dans trois ou quatre fois son poids d'eau, et que le mélange, graduellement échauffé, est ensuite maintenu pendant deux ou trois heures à la température de 75° du thermomètre centigrade (ou 60° Réaumur).

Le houblon doit donner au *moût*, ou liquide sucré extrait de l'orge, surtout l'odeur aromatique et la saveur amère [1], à l'aide de la décoction qu'on lui fait subir à la température de 100° environ.

La levûre est ajoutée dans de grandes cuves au liquide provenant de cette décoction, lorsqu'il y arrive refroidi à la température du 18 à 22 degrés centésimaux, afin de déterminer une fermentation alcoolique plus ou moins active.

L'ichthyocolle, préparée comme pour le vin blanc, est ajoutée à la bière lorsque celle-ci, mise en tonneaux ou en petits barils, a été transportée au lieu où le soutirage doit se faire [2]. Au bout de quarante-huit heures, le dépôt

---

1. Le houblon contient les substances suivantes, dans les petites glandes jaunâtres situées à la base des folioles ou bractées qui entourent ses graines, parfois avortées : *eau, cellulose, huile essentielle aromatique, résine, matières grasses, matières azotées, principe amer, substance gommeuse, acétate d'ammoniaque, soufre, chlorure de potassium, sulfate et phosphate de potasse, carbonate de chaux, magnésie, silice, oxyde de fer.* A l'exception de la cellulose, toutes ces substances passent en partie dans l'infusion faite à chaud.

2. Il ne faut que 5 grammes environ de colle de poisson sèche, préalablement divisée dans l'eau, puis étendue de 2 décilitres de vin blanc ou de bière aigre, pour clarifier 100 litres de bière ordinaire.

est en général suffisamment effectué dans les barils, et l'on peut procéder au soutirage.

Composition.

D'après ce que nous avons dit des matières premières employées, on voit que la bière doit contenir les produits solubles du malt et du houblon, plus l'alcool et une faible partie de l'acide carbonique provenant de la transformation de la glucose.

La bière renferme donc dans sa composition : de l'eau, de l'alcool, de la dextrine, de la glucose, des matières azotées, des traces des substances grasses et de l'huile essentielle de l'orge ; des essences aromatiques, un principe amer, des substances gommeuses, colorantes, et d'autres principes immédiats du houblon, une quantité variable de gaz acide carbonique et d'acide acétique, du phosphate de potasse, de magnésie et de chaux, des chlorures de sodium et de potassium, de la silice.

Ces nombreux produits peuvent être classés en quatre groupes, et alors on aura la composition suivante, pour un litre de bonne bière analogue à celle dite de Strasbourg :

Eau....................................	947,00
Alcool.................................	4,50
Dextrine, glucose et substances congénères..	41,40
Substances azotées......................	5,26
Sels minéraux..........................	1,84
Principe amer, essence aromatique, quantité indéterminée.	
	1000,00

La composition et la force des bières varient surtout en raison des proportions de malt et de houblon employées : pour la bière destinée à l'exportation, on en emploie plus que pour les bières de table, usuelles surtout en Allemagne et en Angleterre, la bière n'étant guère à Paris qu'une boisson de luxe consommée particulièrement durant les chaleurs.

L'une des meilleures bières anglaises est l'*ale ;* elle exige l'emploi d'orge de première qualité, bien germée et séchée à basse température ; c'est une bière blanche analogue à celle de Louvain, qui est plus délicate et moins houblonnée.

Le *porter*, plus coloré à l'aide du malt torréfié, est plus chargé de houblon et se conserve mieux.

La bière double de Paris est plus légère ; sa nuance est intermédiaire entre le porter et l'ale. La petite bière de Paris est une des plus faibles : on peut juger de la force de ces différentes boissons par les quantités d'extrait et par leur richesse alcoolique. Voici les proportions d'alcool que contiennent 100 parties de leur volume :

Bières anglaises.	Ale.	Burton	8,2
		Édimbourg	5,7
	Porter ; Londres		de 3,9 à 4,5
	Petite bière, id		1,2
Bières de France.	Strasbourg		de 2,5 à 4,5
	Lille		de 2,9 à 3,5
	Paris.	double	de 2,5 à 3
		petite	de 1 à 1,1

Effets de la bière dans l'alimentation.

On doit admettre que la bière de bonne qualité exerce, par l'eau et l'alcool, une action analogue à celle des autres boissons légèrement alcooliques ; mais en outre la matière solide qu'elle contient, et qui est d'environ 48 grammes par litre, se composant de substances non azotées analogues à la dextrine, à la glucose, et de substances azotées analogues à celles du grain, on peut attribuer à ces 48 grammes de substance solide des propriétés nutritives semblables à celles d'un poids égal, ou 48 grammes, de pain ; cette hypothèse s'accorde en effet avec plusieurs observations et indique dans la bière une certaine faculté nutritive.

La bière, en raison peut-être de l'odeur vireuse du houblon, ne semble pas douée de propriétés stimulantes aussi agréables ni capables d'inspirer des idées aussi vives et aussi gaies que les aromes doux et variés des bons vins de France.

Altérations spontanées.

C'est surtout pendant les chaleurs que les bières s'altèrent, parfois rapidement : elles deviennent acides ou même sensiblement putrides, et cessent d'être potables. On amoindrit beaucoup cette tendance aux fermentations nuisibles en diminuant d'un cinquième ou d'un quart les proportions d'orge germée, et en y substituant une quantité de sirop de fécule (glucose) équivalente en matière sucrée ; mais alors les substances nutritives solubles que l'orge aurait fournies diminuent dans la même proportion, en même temps que le sulfate de chaux augmente et peut rendre la boisson moins légère et moins agréable au goût, si le sirop a été fabriqué à l'aide de l'acide sulfurique. On éviterait ce dernier inconvénient en préparant le sirop avec la diastase (principe actif contenu dans le malt et qui saccharifie la fécule).

Les bières qui sont troubles, soit par suite d'une clarification incomplète ou manquée, soit par l'effet d'un nouveau mouvement de fermentation qui a ramené une partie des dépôts dans toute la masse du liquide, ont parfois exercé une influence défavorable sur la santé. On a cru pouvoir attribuer cet effet, analogue à celui que les cidres troubles et le vin doux ont souvent produit, aux propriétés laxatives de la levûre de bière ou des ferments alcooliques en général. Quoi qu'il en soit des causes réelles, il est prudent de s'abstenir de boire des boissons fermentées troubles.

Une altération accidentelle plus dangereuse aurait pu tôt ou tard offrir de graves conséquences, si l'autorité, prévenue à temps, n'avait prohibé l'usage des vases et des tubes en plomb dans les brasseries : il a été constaté, en effet, par M. Chevalier, que la bière, toujours légèrement acide après sa fermentation, attaque le plomb, et qu'elle pourrait, en certaines circonstances, s'en charger au point d'agir défavorablement sur la santé des consommateurs et même d'accumuler dans leurs organes une dose de plomb telle qu'à la longue des accidents toxiques se manifesteraient.

J'ai, de plus, constaté avec M. Poinsot que les tubes et les vases en alliages contenant de 10 à 18 de plomb et de 82 à 90 d'étain, sont attaqués par la bière comme par le cidre et par le vin blanc ; on doit donc donner la préférence à l'étain pur ou au cuivre étamé.

Sans doute les ustensiles de cuivre ne présentent pas le même danger, surtout les chaudières où le moût arrive avant toute fermentation ; cependant on ne doit jamais négliger les précautions qui ont pour objet d'éviter tout contact de la bière avec des surfaces en cuivre oxydées ou légèrement tachées de *vert-de-gris*.

Falsifications.

On a falsifié autrefois la bière en substituant à une partie du houblon diverses substances d'un prix beaucoup moindre, capables de donner une amertume prononcée et même une odeur ayant quelque analogie avec celle du

houblon. Les menus rameaux et les feuilles de buis ont
été employés pour atteindre ce double but. Mais les dégustateurs exercés ne s'y tromperaient pas, et une pareille
fraude ne tarderait guère à être dévoilée, constatée et pu-
nie, depuis que l'éveil a été donné à cet égard.

La racine de gentiane (*gentiana lutea*) a pu être mise
en usage pour communiquer une certaine amertume, afin
d'économiser le houblon ; il est peu probable qu'une
pareille fraude pût être de nos jours pratiquée dans
une brasserie sans amener bientôt des plaintes et la
saisie des substances employées pour opérer cette falsification.

ALCOOL. — LIQUEURS.

Origines et qualités diverses des alcools. — Applications. — Essais
des alcools. — Effets de l'alcool dans l'alimentation. — Altérations
et falsifications.

Les divers liquides sucrés qui ont subi la fermentation
alcoolique, et pour lesquels on n'a pas de débouché suffisant comme boisson, sont distillés afin d'en obtenir de
l'alcool, ce qui réduit le volume et le poids des huit ou
neuf dixièmes, parfois même davantage : on obtient ainsi
un produit (alcool) ayant, à volume égal, quatre, cinq et
même dix fois plus de valeur.

Origines et qualités diverses des alcools.

C'est ainsi que l'on est conduit à distiller les vins dans
plusieurs contrées viticoles, et dans d'autres localités à
distiller diverses solutions fermentées ; on soumet également à la distillation le cidre, lorsque la production
excède la consommation, les marcs de raisin, les grains
et les pommes de terre saccharifiés par le malt et fermentés : les résidus de la distillation de ces matières servent

à la nourriture des animaux des espèces bovine et ovine. Depuis longtemps déjà l'on extrait l'alcool des vins de mélasse, dont les résidus fournissent des sels alcalins de potasse et de soude, et maintenant, par suite du haut prix auquel la maladie de la vigne a porté l'alcool, on soumet dans de vastes usines, et dans des distilleries annexées aux fermes, le jus des betteraves à la fermentation alcoolique, puis à la distillation.

La pulpe pressée ou imprégnée de vinasse fournit une nourriture abondante et saine aux animaux (bœufs, génisses et moutons), dont elle peut améliorer les fourrages secs et faciliter l'entretien ainsi que l'engraissement.

On sait que, dans les colonies, divers fruits, le riz (dont on obtient le rack), le jus des cannes détériorées et les mélasses donnent des produits alcooliques spéciaux (rack, rhum et liqueurs sucrées dites des îles). De là les nombreux produits qui sont désignés sous les noms suivants :

Eaux-de-vie ou alcools : de vin, de cidre, de grains, de pommes de terre, de fécule, de mélasse indigène, de betteraves, de cerises (kirsch)*, de riz, de mélasse exotique et de jus de canne.*

L'alcool est évidemment identique dans tous ces liquides, et cependant chacun d'eux est caractérisé par une odeur *sui generis* ou un arome spécial qui paraît dépendre des huiles essentielles sécrétées par les plantes des différentes familles ou espèces : de là le goût qui caractérise l'alcool de chaque provenance. Ce goût ou cette saveur est plus ou moins agréable, lorsque l'alcool provient des jus fermentés et distillés des raisins, des cerises, des cannes à sucre ou de leur mélasse; il est, au contraire, plus ou moins désagréable, lorsqu'il résulte de la distillation des liquides ou jus fermentés provenant des marcs de raisin, des cidres, des grains (orge, blé, seigle, maïs), des pommes de terre ou de la fécule saccharifiée, des betteraves ou de leur mélasse. On désigne les premiers sous le nom d'*alcool bon goût* et les autres sous la dénomination générique d'*alcool mauvais goût*, ou, ce qui revient au même, sous les noms particuliers d'*alcool de marcs, de grains, de pommes de terre, de fécule, de betteraves*, etc. ; et la différence entre les alcools bon goût, qui ont plus de valeur, et les alcools mauvais goût, qui ont une valeur moindre, est représentée commercialement par une différence de prix de 15 à 30 centimes par litre. Les qualités et la valeur des alcools varient encore suivant leur degré aréométrique ou leur contenance en alcool. On désignait naguère l'alcool le plus fort ou le plus pur sous le nom de 3/7, parce que 3 parties de ce liquide mélangées avec 4 d'eau donnaient 7 volumes d'*eau-de-vie* à 19° de l'aréomètre Cartier ; on appelait 3/6 l'alcool (à 33° Cartier) dont 3 volumes mêlés avec 3 volumes d'eau produisent 6 volumes à 19° ; enfin l'alcool 3/5 était celui dont 3 parties, mélangées avec 2 parties d'eau, donnaient 5 volumes de liquide à 19°.

On se sert encore dans le commerce de ces locutions et de ces sortes de vérifications ; mais plus généralement, et surtout dans toutes les relations administratives et dans les actes réguliers, on désigne le degré alcoolique en centièmes d'alcool : ainsi l'alcool marquant 50, 60, 80, 90 ou 100° est celui qui, pour 100 parties en volume, contient 50, 60, 80, 90 ou 100 d'alcool pur.

Applications.

Les alcools *bon goût*, ou *esprits Montpellier*, servent en général à la confection des liqueurs de table, au *vinage* ou alcoolisation des vins, à la confection des esprits aromatiques, des teintures et des extraits pharmaceutiques : on les mélange aujourd'hui par moitié avec les alcools très-soigneusement rectifiés[1] de mélasse ou de jus de betteraves. Suivant l'observation de M. Dubrunfaut, l'addition de ces derniers donne aux *esprits Montpellier* des caractères, une odeur et une saveur qui rapprochent beaucoup ces mélanges des esprits-de-vin affinés, c'est-à-dire des esprits-de-vin qui ont acquis de la qualité par un séjour en barils d'une ou deux années, pendant lesquelles une sorte d'éther à odeur forte s'est volatilisée. Les autres alcools s'emploient comme agents de chauffage et d'éclairage, à l'aide de lampes spéciales usitées aujourd'hui dans les laboratoires et dans l'économie domestique.

Les eaux-de-vie potables marquant de 18 à 24° Cartier ou de 45,5 à 64,2 centésimaux ont une valeur qui dépend beaucoup plus de leur arome (si ce n'est parmi les sortes très-communes) que de leur degré alcoolique. En effet, le prix des bonnes eaux-de-vie marquant de 50 à 58° centésimaux est souvent plus élevé que celui de l'alcool à 85, 90 et même 94°. Il varie d'ailleurs suivant les vignobles, les années plus ou moins favorables à la maturation du raisin et les soins apportés à la distillation.

On les emploie, en outre, pour préparer l'alcool anhydre, conserver les pièces anatomiques et les plantes des herbiers (dans ces deux applications, l'alcool tient en dissolution 2 ou 3 centièmes de bichlorure de mercure), pour l'essai des sucres bruts et des soudes, l'extraction des alcalis végétaux du quinquina, la fabrication des vernis dits à l'esprit-de-vin, le lustrage des bougies stéariques, la préparation des fils *ronds* en caoutchouc, du collodion et de l'éther.

---

1. Voy. ces systèmes perfectionnés de rectification nouvellement publiés : *Précis de chimie industrielle*, 3ᵉ édition.

Ce sont encore l'odeur et la saveur plus ou moins agréables qui servent de base à l'appréciation des liqueurs alcooliques ou alcooliques et sucrées, telles que le *rhum*, le *kirsch*, ainsi qu'à celle des liqueurs sucrées dites *curaçao* (aromatisé à l'aide de zestes d'oranges), *anisette* (aromatisée par suite de la distillation sur des graines d'anis), etc.

Essais des alcools.

On vérifie aisément la force ou qualité alcoolique des alcools simples (eaux-de-vie, rhum, kirsch) à l'aide de l'aréomètre Cartier, ou mieux de l'alcoomètre Gay-Lussac. Ce dernier aréomètre, plongé dans le liquide, montre sur la ligne d'affleurement, ou ligne superficielle où sa tige s'enfonce, le chiffre indiquant les centièmes d'alcool total en volume que contient le liquide essayé ; ainsi, si l'aréomètre marque 50 ou 60°, c'est que le liquide contient dans 100 parties de son volume total 50 ou 60 parties d'alcool pur, pourvu que la température de ce liquide soit à $+ 15°$ du thermomètre centésimal[1].

On ne peut faire ainsi la vérification des alcools et des liqueurs, si le liquide est plus ou moins chargé de sucre

1. Voici la correspondance à la température de 15° pour l'aréomètre de Gay-Lussac (indiquant des centièmes d'alcool pur en volume), et à la température de 12°,5 pour l'aréomètre Cartier, relativement à des alcools et à des eaux-de-vie du commerce :

	Aréomètre Gay-Lussac.	Aréomètre Cartier.
Alcool pur ou anhydre............................	100	$44 + x$
Esprit rectifié de mélasse, de betterave, etc..	94,1	39
Alcool 3/6 de mélasse, etc........................	89,6	36
Esprit-de-vin (3/6 Montpellier)..................	84,4	33
Eaux-de-vie ⎰ de Hollande......................	58,7	22
double cognac......................	52,5	20
commune............................	49,1	19
faible..............................	45,5	13

ou de sel. Dans ce cas, il faut l'étendre de trois fois son volume d'eau et le distiller jusqu'à ce que la distillation ait fourni une quantité égale au volume primitif. On y plonge alors l'alcoomètre, qui indique le degré réel, puisque ni le sucre ni le sel n'ont pu suivre l'alcool à la distillation.

Quant au moyen de distinguer les uns des autres les alcools *bon goût* et les alcools *mauvais goût*, l'alcoomètre ne saurait donner aucune indication. On parvient à les reconnaître en étendant l'alcool de trois ou quatre volumes d'eau, et en goûtant alors le liquide, dont l'odeur et la saveur ne sont plus dominées par l'alcool. On peut aussi établir cette distinction, et même apprécier l'arome des eaux-de-vie, du rhum, du kirsch, etc., en versant dans une de ses mains environ le volume que contient une cuiller à café du liquide à essayer; on frotte les deux mains l'une contre l'autre, puis, après avoir un instant laissé évaporer l'alcool, on cherche à déterminer l'odeur qui s'exhale des mains encore humides. Ici encore la plus grande partie de l'odeur reste débarrassée de la vapeur alcoolique; elle est appréciée facilement par les personnes habituées à ces essais pratiques.

Effets de l'alcool dans l'alimentation.

Les eaux-de-vie et les liqueurs alcooliques agissent comme aliments respiratoires capables de se transformer rapidement en eau et en acide carbonique, en produisant de la chaleur; mais ces liqueurs agissent en outre sur les organes par leur tendance à en extraire l'eau et à les contracter.

L'usage trop fréquent de ces boissons est sujet à des inconvénients réels et à des dangers plus ou moins graves, selon les individus. L'ivresse qu'elles produisent est presque toujours suivie de conséquences plus fâcheuses que celles qui résultent d'un abus du vin. Elle amène plus tôt aussi l'abrutissement des individus adonnés aux boissons alcooliques, et le danger devient chaque jour plus imminent : car on s'habitue d'autant plus à prendre de grandes quantités de liqueur et des liqueurs plus fortes, que les sensations s'émoussent à mesure que les organes sont graduellement frappés d'une insensibilité relative.

Jusqu'à un certain point, il est facile de comprendre comment ces boissons suppléent à une partie des aliments, parce que leur transformation, ou l'oxydation plus rapide qu'éprouve la partie alcoolique, retarde ou diminue les transformations des autres aliments. Mais, en tout cas, personne ne peut sérieusement songer à dire que ce soit là une alimentation normale, une alimentation capable de développer ou même seulement d'entretenir les forces, la santé, l'intelligence ; et c'est surtout lorsqu'elles ont eu en vue de restreindre l'abus de ces boissons, que les sociétés de tempérance ont fait de louables efforts.

Les administrations municipales de plusieurs villes se sont proposé d'atteindre le même but en élevant les droits d'entrée ou d'octroi sur les alcools, les eaux-de-vie et les liqueurs.

Altérations et falsifications.

Les eaux-de-vie et les liqueurs alcooliques communes sont sujettes à des altérations ou à des falsifications pratiquées afin de diminuer le prix coûtant et d'augmenter les bénéfices du fraudeur.

Les mélanges effectués dans ces vues coupables ont généralement pour effet de suppléer à la force alcoolique par la saveur âcre, chaude, piquante de certaines substances telles que le piment, le poivre, et même, assure-t-on, de principes acides, caustiques, introduits en faibles doses, mais cependant qui sont de nature à produire, après un usage prolongé, les plus graves désordres dans l'organisme.

Parmi les moyens de constater ces fraudes, un des plus simples consiste à laisser évaporer à une douce chaleur l'eau-de-vie ou la liqueur soupçonnée : l'alcool se dégageant d'abord en plus grande proportion que l'eau, le liquide restant devrait se rapprocher de plus en plus de l'eau ou d'une solution aqueuse, tandis que, s'il contient des substances âcres ou caustiques plus fixes que l'alcool, leur présence devient de plus en plus manifeste à la dégustation, surtout lorsque la presque totalité de l'alcool s'est évaporée. Si ces liqueurs avaient été frelatées par l'acide sulfurique, le liquide, après la disparition de l'alcool, présenterait une forte acidité au goût, et les réactifs (sels de baryte solubles) décèleraient sa présence par un précipité plus ou moins abondant et lourd, insoluble dans l'acide azotique.

Ce serait encore dans le liquide aqueux, résidu de l'évaporation, que l'on chercherait les sels métalliques qui auraient été frauduleusement ou accidentellement introduits dans les eaux-de-vie et dans les liqueurs. On pourrait, afin de s'en mieux assurer, pousser l'évaporation au bain-marie jusqu'à la siccité. Si la liqueur devait naturellement contenir une certaine dose de sucre ou d'autres matières organiques, il faudrait brûler le résidu ou l'extrait, et le soumettre à l'analyse par les moyens dont la chimie dispose. Ce sont des procédés d'une application facile ; mais le cadre que nous nous sommes tracé dans cet ouvrage ne nous permet pas de les décrire ici.

XVI.

THÉORIE DE L'ALIMENTATION OU ALIMENTATION NORMALE.

Préceptes généraux. — Quantité d'acide carbonique exhalée dans la respiration. — Déperditions d'azote, de matières azotées et de carbone par les déjections. — Rations normales. — Tableau des quantités d'azote, de carbone, de matières grasses et d'eau contenues dans différentes substances alimentaires. — Rôle des principales substances alimentaires : substances azotées : substances féculentes ou amylacées ; matières sucrées ; matières grasses. — Rations adoptées en différents pays. — Régime alimentaire des hommes d'étude, des jeunes gens et des enfants des lycées de Paris. — Système végétarien.

Préceptes généraux.

La théorie de l'alimentation des hommes se trouve établie aujourd'hui sur des bases certaines. Des faits nombreux et concordants observés par des hommes compétents, par les plus éminents physiologistes, on peut déduire plusieurs préceptes généralement faciles à suivre, pour réunir, sauf diverses circonstances accidentelles, les conditions favorables à l'entretien de la vie, au développement des organes, comme au maintien des forces physiques, qui ne sont pas sans influence, d'ailleurs, pour soutenir les facultés intellectuelles.

Il reste, à la vérité, bien des doutes à éclaircir parmi les phénomènes variés de la digestion et de l'assimilation ; mais les résultats nouveaux que l'on peut attendre de leur étude approfondie ne modifieront que bien peu, sans doute, les préceptes généraux que nous allons d'abord exposer ici.

1° Aucun des principes immédiats *pris isolément* dans le règne animal ou végétal ne suffit à la nutrition complète, même pendant un temps peu prolongé, et bien que l'on y joigne l'eau comme boisson.

Ainsi, parmi les produits comestibles, l'une quelconque des substances suivantes, prise seule, ne pourrait entretenir la vie : albumine (ou blanc d'œuf), gélatine (ou substances qui la produisent : peau, tendons, tissu fibreux des os), chondrine (extraite de la substance cartilagineuse adhérente aux côtes), fibrine (de la viande ou du sang), glutine (matière azotée extraite du gluten des farines de froment), lactose (ou *sucre* de lait), sucre (de canne ou de betterave), glucose (sucre de fécule, de miel ou de raisin), amidon (extrait des céréales), fécules (des pommes de terre, des batates ou de divers végétaux exotiques : dites *sagou*, *salep*, *tapioka*), alcool (de vin, de cidre, de mélasse, de glucose, de grain, de betterave, etc.), matières grasses des animaux (beurres, suifs, graisses d'os, huiles de pieds de mouton, etc.), graisses végétales (de cacao, de noix de coco, etc.), cires (d'abeilles), huiles (d'olive, de noix, de pavot, d'amandes, de sésame, etc.).

2° Dans toute ration alimentaire complète, pour l'homme, on doit toujours trouver des *substances azotées* (contenues dans les viandes, dans le fromage, le lait, les graines ou les fruits des végétaux); des *matières amylacées, féculentes* ou *sucrées* (que l'on rencontre dans les céréales, dans les tubercules farineux, les châtaignes, etc.); des *substances grasses* et *aromatiques* (qui accompagnent la plupart des aliments provenant des animaux et des végétaux); enfin de *l'eau* et des *matières salines* (notamment, parmi ces dernières, celles qui font partie des os et de nos propres tissus).

3° Il est utile d'introduire une certaine variété dans l'emploi des rations alimentaires qui réunissent toutes ces conditions.

4° Au nombre des aliments dont l'usage devrait être habituel chez l'homme ou revenir plusieurs fois par semaine pour développer et soutenir les forces à un assez haut degré, il faut compter au premier rang la chair des animaux, et principalement encore la viande dite de boucherie.

Quant à l'explication de ces faits positifs, on peut jusqu'à un certain point la donner d'après les formes, la composition et les dimensions de nos organes, d'après leurs fonctions, si bien étudiées dans ces derniers temps, et d'après les résultats d'une digestion normale.

En considérant, en effet, les formes, la structure et les dimensions de l'appareil musculaire, osseux et dentaire dont l'homme dispose pour diviser ses aliments, la capacité de ses organes digestifs [1], la nature des liquides sécrétés ou dissolvants qui complètent la désagrégation indispensable à l'assimilation des substances alimentaires [2], on arrive à reconnaître que la nourriture qui nous convient, distincte évidemment de celle qui peut suffire soit aux herbivores, soit aux carnassiers, doit être composée de fruits à tissus peu résistants, de viandes cuites, de racines ou tiges féculentes, et de graines farineuses amollies ou hydratées par la coction.

Quant à la composition immédiate des aliments qui doivent former la ration de l'homme, il est facile de s'en rendre compte en examinant la composition des

---

1. La longueur totale des intestins varie, en effet, d'après les rapports suivants, chez un carnassier, un omnivore et un herbivore : lion, trois fois la longueur de son corps ; homme, six fois ; mouton, vingt-huit fois.

2. Ces dissolvants spéciaux, qui concourent à la digestion, sont notamment la *diastase animale*, qui fluidifie et change en glucose l'amidon et les fécules amylacées ; la *pepsine* ou *gastérase*, qui désagrége et fluidifie la viande et les autres substances azotées de l'organisme ; le *suc pancréatique*, qui émulsionne les matières grasses.

produits et des résidus de la digestion qui doivent fournir la chaleur, les éléments assimilables, et les excrétions indispensables au jeu des organes comme à leur
développement et à l'entretien de la vie. Il faut tenir
compte aussi des conditions plus ou moins laborieuses
de l'existence menée par chacun.

D'après les expériences de plusieurs physiologistes, les
matières organiques qui doivent fournir la chaleur peuvent être représentées par les proportions de leur carbone
et de leur hydrogène (ce dernier en excès sur les éléments
de l'eau) qui, dans les actes de la respiration, éprouvent,
en se combinant avec l'oxygène de l'air, une véritable
combustion *humide* donnant à la fois de la chaleur et
deux produits, l'acide carbonique et l'eau, exhalés en
grande partie avec l'air expulsé des poumons.

On a pu déterminer les quantités de carbone brûlées
ainsi pendant la respiration, et arriver à en déduire la
quantité de divers aliments que représente cette consommation. Voici, suivant les âges et les sexes, quelques-uns
des résultats auxquels on est arrivé :

Quantité d'acide carbonique exhalée dans la respiration en vingt-
quatre heures, et représentée par son équivalent en carbone.

	Age.	Poids.	Carbone en 24 h.
Soldat................	28 ans	82^k	239^{gr},71
Jeune homme...........	16	57,75	224 ,37
Homme................	35	65,50	219 ,47
Femme................	19	55.75	165 ,88
Garçon................	9 1|2	22	133 ,13
Fille.................	10	23	125 ,42
Vieillard[1]...........	102		144 ,60

M. Scharling, à qui l'on doit ces résultats, sauf le
dernier, cité dans l'*Économie rurale* de M. Boussingault,

1. D'après l'expérience faite par MM. Andral et Gavarret.

a tiré les conclusions suivantes de son remarquable travail :

1° L'homme expire des quantités variables d'acide carbonique aux différentes époques de la journée ;

2° Dans sa respiration, l'homme brûle plus de carbone lorsqu'il a mangé que lorsqu'il est à jeun, plus aussi à l'état de veille que pendant le sommeil ;

3° Les hommes brûlent plus de carbone que les femmes ;

4° Les enfants brûlent proportionnellement plus de carbone que les hommes.

Cette dernière observation s'accorde avec tous les faits pour établir que, pendant sa croissance, un individu doit consommer plus qu'à l'état adulte, non-seulement des matières azotées congénères des tissus organiques et des phosphates de chaux et de magnésie contenus dans les os en voie de développement, mais encore des aliments respiratoires fournissant surtout la chaleur et l'acide carbonique.

Si nous prenons la moyenne des quantités relatives aux trois premiers individus comme représentant le carbone exhalé dans la respiration d'un homme, nous aurons 227 grammes 85 centigrammes ; or, il faut ajouter un dixième de cette quantité, ou 22 grammes 78 centigrammes au moins, pour subvenir à la plus grande activité de la respiration durant le travail, ce qui nous donnera 250 grammes. Ainsi, les besoins de la respiration et de la chaleur qu'elle produit exigent que l'on trouve dans les aliments 250 grammes de carbone.

Ce n'est pas tout : il faut encore que, dans les aliments, se rencontrent le carbone entraîné journellement dans les déjections liquides et solides, et les matières azotées équivalentes aux quantités d'azote que les mêmes déjections entraînent chaque jour.

Les moyennes des essais qui ont été entrepris sous ces deux rapports ont conduit aux résultats que nous allons maintenant indiquer :

Déperditions que l'homme éprouve en vingt-quatre heures par ses déjections, ses excrétions, etc., en azote ou en matières azotées supposées sèches et en carbone.

	Azote.	Matière azotée.	Carbone.
Urine en moyenne (24 heures) 1450 gr...	14,5	= 94,25	45
Excréments solides, 160 grammes....... Mucus divers, exhalations cutanées, etc.	5,5	= 35,75	15
	20	= 130	60

Ainsi, pour compenser les déperditions ou résidus de la digestion qui sortent par les urines, par les excréments solides, etc., il faut que les aliments journaliers fournissent 130 grammes de substances azotées, contenant 20 grammes d'azote, plus 60 grammes de carbone.

En faisant la somme des quantités journellement brûlées et expulsées, nous arriverons aux résultats suivants :

Carbone (ou son équivalent).....	Respiration........ 250 Excrétions......... 60	310 gr.
Substances azotées (contenant 20 d'azote).....	130	

On voit que, pour entretenir la vie et les forces d'un homme dans les conditions indiquées, il faut que les aliments pris en vingt-quatre heures contiennent 310 grammes de carbone, plus 130 grammes de substances azotées, renfermant 20 grammes d'azote.

Examinons maintenant quelles sont les doses de pain et de viande nécessaires, prises chacune isolément ou ensemble, pour fournir ces quantités de carbone et de matières azotées.

Rations normales.

Et d'abord, en ce qui touche le pain, base principale

de la nourriture, nous pouvons représenter ainsi sa composition moyenne et ses équivalents en carbone et en substance azotée ou en azote :

Principes immédiats.	Carbone.	Azote.
Substances azotées (glutine, fibrine, caséine, albumine, etc.)............	7 = 3,6	1,08
Matières amylacées (amidon, dextrine, glucose, etc.)..................	56,7 = 25,1	
Substances grasses [1]..................	1,3 = 1,3	
Sels (phosphates de chaux et de magnésie, sels alcalins).................	2	
Eau.............................	33	
Poids de pain.....................	100 = 30	1,08 [2]

Nous pouvons supposer maintenant que le pain sera, ou à peu près, la nourriture exclusive de l'homme pendant la plus grande partie de l'année; et cette supposition est la réalité dans plusieurs localités de la France. Cherchons donc quelle sera dans ce cas la quantité de pain nécessaire pour fournir les doses indispensables de carbone et d'azote ou de substance azotée.

Nous venons de voir (page 298) que 130 grammes de matière azotée, supposée sèche, représentent la consommation en vingt-quatre heures. Or, puisque 100 grammes de pain ordinaire contiennent 7 grammes de substance azotée, pour avoir une ration de 130 grammes, il faudra employer 1857 grammes de pain. Cependant la quantité de carbone utile dans le même temps est de 310 grammes, quantité contenue dans 1033 grammes de pain. Ainsi donc l'excès de pain,

---

1. Composées de carbone, d'hydrogène et d'un peu d'oxygène, elles représentent leur poids de carbone, relativement à la proportion d'oxygène utile pour leur combustion, en admettant que l'hydrogène exige trois fois et demie plus d'oxygène que le carbone pour se brûler, et relativement à la quantité de chaleur qu'il produit.

2. Ou en substance azotée, 7,02.

quant à la ration qui eût suffi pour le carbone, est de 824 grammes. L'emploi de cet excès de pain n'est pas indifférent ; il impose au consommateur une dépense inutile, nuisible même, car un excès considérable de pain fatigue les organes digestifs et laisse moins de force disponible chez l'homme, outre que parfois l'excédant de pain pourrait être remplacé avec économie par une ration de viande ou d'autre matière azotée, œufs, fromage, etc.

Supposons actuellement que l'on veuille former uniquement de viande la ration alimentaire complète du même homme, et voyons quel serait, au point de vue des quantités consommées, le défaut d'un pareil régime.

Représentons d'abord la composition de la viande :

Principes immédiats.	Azote.	Carbone.
Substances azotées (fibrine, tissu cellulaire, tendons, albumine, etc.)...	21=3,07	11
Phosphates et autres sels............	1	
Eau.........................	78	
Viande (sans os)............	100=3,07	11

D'après cette composition, on peut voir que, pour trouver la quantité de carbone (310 grammes) de la ration alimentaire, il faudrait 2818 grammes de viande, tandis que pour la substance azotée, dont 130 grammes forment la ration, il suffirait de 619 grammes : ainsi donc l'excès de viande ingérée, relativement à l'azote utile, serait de 2199 grammes. Un pareil régime, indépendamment de la dépense qu'il occasionnerait, serait évidemment impraticable.

Cherchons maintenant à établir sur ces bases théoriques une ration alimentaire mixte, qui fournirait les quantités nécessaires de carbone et d'azote (ou de matières azotées), sans employer un excès sensible de viande ni de pain. Cette ration, en quelque sorte normale, pourra être ainsi composée :

Ration normale.		Substances azotées.	Carbone.
Pain................	1000 gr. =	70	300
Viande............	286[1] =	60,26	31,46
	1286 =	130,26	331,46

Aux prix moyens actuels du pain et de la viande, cette ration alimentaire normale ne coûterait pas plus que la ration peu fortifiante composée presque exclusivement de pain[2].

Nous comparerons encore les rations alimentaires formées de deux produits végétaux très-usités, l'un riche en azote (fèves), l'autre très-pauvre sous ce rapport (riz); nous reconnaîtrons que chacune de ces rations, prise isolément, forcerait d'employer un poids et un volume considérables, capables de rendre l'aliment indigeste tout en imposant une dépense inutile, tandis que, réunies en proportions convenables, elles peuvent constituer une alimentation salubre et très-économique, comme on va le voir.

Si l'on voulait, par exemple, se nourrir exclusivement de fèves, dont la composition représente pour 100 (en admettant que les fèves contiennent 0,16 d'eau hygroscopique) 40 de carbone et 4,5 d'azote ou 29,25 de substances azotées, il faudrait, pour fournir l'aliment respiratoire, employer 775 grammes contenant 310 grammes de carbone et 228,6 de substances azotées; mais alors on aurait ingéré un excès de substances azotées, car il

1. Sans os, ce qui représente 357 grammes de viande avec la proportion d'os ordinaire.
2. Elle coûtera sans doute beaucoup moins encore, lorsque l'effet des nouvelles mesures qui permettent l'introduction des viandes conservées amènera en France cette substance. qui manque généralement à la nourriture des populations peu aisées.

n'en fallait que 130 grammes : la différence consommée en pure perte, fatiguant les organes digestifs, est égale à 98,6, ou excède des deux tiers environ la quantité utile.

C'est sans doute une des causes de la propriété indigeste attribuée aux fèves et à d'autres graines légumineuses (haricots, pois, etc.), et l'on peut éviter ou diminuer beaucoup cet inconvénient en associant les préparations alimentaires de ce genre avec d'autres substances riches en principes féculents et peu chargées de matière azotée.

La ration formée de riz presque seul va nous présenter des inconvénients contraires.

En effet, le riz ne contenant que 1,08 d'azote ou 7 de substance azotée, il faudra en employer 1857 grammes pour former la ration journalière; à cette quantité déjà considérable, on doit ajouter un poids d'eau triple, au moins, ou 5571 grammes, afin de faire hydrater et gonfler le riz par la cuisson jusqu'au point convenable.

La ration totale s'élèvera donc à 7428 grammes, et formera un volume dépassant 6 litres de matière épaisse; sur cette énorme quantité, nuisible à une digestion convenable, près des deux tiers, ou 4952 grammes de l'aliment, seront en excès sur la quantité qui eût suffi pour offrir la dose normale de carbone, ou 310 grammes.

Ainsi donc, si l'on fait usage des fèves seules, on est obligé d'en consommer un excès des deux tiers pour trouver l'aliment respiratoire indispensable; si l'on emploie exclusivement le riz, on est forcé d'en consommer un grand excès sous un poids et un volume considérables, afin d'y trouver la dose indispensable de substance azotée.

En associant les deux substances, on peut en réduire la quantité totale et réunir les conditions favorables à leur plus facile digestion. Voici, dans les conditions données, quelles seraient les doses capables de subvenir à l'alimentation sans excès inutile ou plutôt nuisible :

Ration normale.	Carbone.	Azote.	Substances azotées.
Fèves............	350 gr. = 140	15,75	101,375
Riz............	425 = 170	4,25	28,625
Ration alimentaire.	775 = 310	20	139

On voit qu'il n'y a aucun excédant inutile dans cette ration, et l'on comprend aisément que le volume et le poids des préparations culinaires ne dépassent pas les limites habituelles; qu'ainsi, à l'aide d'une pareille association, on peut faciliter la digestion des substances alimentaires. Si l'on voulait remplacer, dans la ration normale précédente (page 301), le pain par le riz, voici quelles seraient les doses convenables :

Ration normale.	Carbone.	Azote.	Matières azotées.
Riz............	590 = 256	6,1 ou	40
Viande..........	500 = 55	15	97
	1090 = 311	21,1	137

Le riz, soumis à la coction avec trois fois son poids d'eau, offrirait un volume d'un litre trois quarts, qui ne serait pas excessif.

Lorsqu'on voudra, tout en réglant convenablement les rations alimentaires, y introduire une utile variété, il sera toujours bon de substituer à l'une des rations normales une ration équivalente, et chacun y parviendra sans peine en prenant pour base la composition des aliments et en effectuant de simples règles de proportion.

C'est afin de faciliter les calculs de ce genre que nous donnons à la page suivante un tableau de la composition de divers produits alimentaires.

Dans ce tableau, la deuxième colonne comprend le carbone et son équivalent, représenté quelquefois par l'excès d'hydrogène sur les proportions nécessaires pour former de l'eau avec la quantité d'oxygène qui se trouve dans la substance.

Les nouvelles données inscrites dans ce tableau, relatives à la composition de différents poissons de mer et d'eau douce, sont extraites d'un travail analytique que j'ai entrepris avec M. Wood, jeune et habile chimiste.

Tableau des quantités d'azote, de carbone, de matière grasse et d'eau dans 100 parties de différentes substances alimentaires.

	Azote [1].	Carbone.	Graisse.	Eau.
Viande de boucherie (sans os)[2].	3	11	2 [3]	78,
Raie[4]............................	3,85	12,25	0,47	75,49
Anguille de mer (congre)......	3,95	12	5,02	79,91
Morue salée..................	5,02	16	0,38	47,02
Harengs salés...............	3,11	23	12,72	49
— frais.................	1,83	21	10,03	70
Merlan.....................	2,41	9	0,38	82,95
Maquereau.................	3,74	19,26	6,76	68,28
Sole......................	1,91	12,25	0,25	86,14
Limande...................	2,89	11,50	2,05	79.41
Saumon....................	2,09	16	4,85	75,70
Brochet...................	3,25	11,50	0,60	77,53
Carpe.....................	3,49	12,10	1,09	76,97
Barbillon..................	1,57	5,50	0,21	89,35
Goujons...................	2,77	13,50	2,67	76,89
Anguille..................	2,00	30,05	23,86	62,07
Sardines (à l'huile, en boîte)...	6	29	9,36	46,04

1. Les nombres de cette colonne, multipliés par 6,5, donnent le poids de la substance azotée.

2. Les os formant un cinquième du poids total, il faut compter 125 de viande avec les os pour 100 de viande désossée.

3. La quantité de graisse varie de 2 à 20 pour 100.

4 La raie avait été débarrassée des arêtes, des intestins, de la tête; c'est donc la chair nette, comestible, dont la composition est indiquée ici; il en est de même pour les différents poissons suivants. Le carbone, en y comprenant son équivalent en hydrogène, a été calculé d'après la chair sèche et la matière grasse; ce n'est qu'une approximation.

	Azote[1].	Car-bone.	Graisse.	Eau.
Ablettes......................	2,79	17	8,03	72,89
OEufs (blanc et jaune ensemble).	1,90	13,50	7	80
Lait de vache.................	0,66	8	3,70	86,50
Lait de chèvre..............	0,69	8,60	4,10	83,60
Fromage de Brie............	2,25	23,60	5,56	58
Fromage de Gruyère.........	5	38	24	40
Chocolat....................	1,52	58	26	8
Fèves[2].....................	4,50	40	2,10	15
Haricots....................	3,88	41	2,80	12
Lentilles...................	3,75	40	2,65	12
Pois.	3,50	41	2,10	10
Blé dur du Midi............	3	40	2,10	12
Blé tendre.................	1,81	39	1,75	14
Farine blanche de Paris......	1,64	39	1,80	14
Farine de seigle............	1,75	41	2,25	15
Orge d'hiver (escourgeon).....	1,90	40	2,20	13
Maïs.......................	1,70	44	8,80	12
Sarrasin...................	1,95	40	2	12
Riz........................	1,08	43	0,80	13
Gruau d'avoine.............	1,95	41	6,10	13
Couscouss des Arabes........	3	40	2	12
Pain blanc de Paris.........	1,08	29,50	1,20	36
Pain de munition ancien......	1,07	28	1,50	41
Pain de munition nouveau.....	1,20	30	1,50	35
Pain de farine de blé dur[3]....	2,20	31	1,70	37
Châtaignes ordinaires........	0,64	35	4,10	26
Châtaignes sèches...........	1,04	48	6	10
Pommes de terre............	0,24	10	0,10	74
Batates....................	0,18	8	0,09	80
Carottes...................	0,31	5,50	0,15	88

1. Les nombres de cette colonne, multipliés par 6,5, donnent le poids de la matière azotée.

2. La composition des graines des légumineuses, des céréales, ainsi que des tubercules, varie suivant les terrains, les expositions, les saisons et les engrais; mais les nombres moyens que nous donnons ici suffiront en général pour former la base des calculs, toujours approximatifs, de la détermination des rations alimentaires.

3. En comparant entre elles les qualités nutritives des différents pains, on voit que, sous le rapport des matières azotées et grasses, le pain de farine de blé dur est plus riche de 33 pour 100 environ que le pain de blé tendre; le premier exigerait donc moins de viande pour compléter la ration alimentaire. On voit encore que le nouveau pain de munition est plus nutritif que l'ancien dans la proportion de 120 à 107.

	Azote.	Carbone.	Graisse.	Eau.
Groseilles à maquereau.......	0,14	7,79	1	81,3
Figues fraîches............	0,41	15,50	1	66
Figues sèches.	0,92	34	1	25
Pruneaux.................	0,73	28	1	26
Café (quantités dans une infusion de 100 grammes).........	1,10	22	1,50	»
Lard....................	1,18	71,14	71	20
Beurre ordinaire (frais).......	0,64	83	82	14
Huile d'olive...............	Traces	98	96	2
Bière forte................	0,08	4,50	»	90
Alcool pur (à 100° de l'alcoomèt.)	0	52	»	»
Eau-de-vie commune........	0	27	»	49
Vin....................	0,015	4	»	90

1. Proportions de matière grasse non dosées.

Nous avons déterminé en outre les quantités pondérales des substances qui ne sont pas au nombre des parties comestibles (têtes, nageoires, queues, arêtes), et, pour quelques-unes, le chlorure de sodium.

Il faut tenir compte du poids de ces débris (et du sel relativement aux poissons salés), de même que l'on tient compte du poids des os dans l'évaluation de la substance comestible de la viande de boucherie.

Ce petit calcul sera facile, si l'on consulte les résultats ci-après, obtenus dans nos expériences. On verra que, sous ce rapport, les merlans, les limandes, les maquereaux, les brochets, les anguilles de rivière, les carpes, les barbillons laissent plus de déchets, tandis que les congres, les morues, les saumons, les raies, les soles, les harengs, les ablettes et les goujons en laissent moins que n'en occasionnent les os dans la viande de boucherie.

Tableau des quantités de déchets et de chair nette dans chacun des poissons tels qu'on les reçoit des marchands.

	Déchets.	Chair nette.	Mat. minérales[1].
Raie.....................	19,28	80,72	1,706
Congre (anguille de mer).	14,92	85,08	1,106
Morue salée.............	11,34	88,66	21, 23[2]
Harengs salés..........	12	88	16,433[2]
Merlan..................	40,88	59,12	1,083
Maquereau.............	22,13	77,87	1,846
Sole....................	13,86	86,14	1,901
Limande................	24,66	75,34	1,936
Saumon.................	9,04	90,52	1,279
Brochet................	31,88	68,12	1,293
Carpe..................	37,15	62,85	1,335
Barbillon..............	46,95	53,05	0,900
Goujons[3].............	0	100	3,443
Anguille..............	24,11	75,89	0,773
Ablettes..............	0	100	3,258
Sardines[4] (à l'huile et en boîtes)..................	19,54	80,46	7,9

Toutes les matières grasses de ces poissons, extraites soit par l'éther soit par le chauffage à feu nu et à sec, ont une couleur brune ou rougeâtre foncée, et une odeur forte ; obtenues par ébullition dans l'eau, elles sont jaunâtres et moins odorantes ; celles de l'anguille et du congre sont presque incolores. On peut remarquer que leurs proportions varient beaucoup entre les limites de

1. Pour 100 de la chair comestible ; ces matières sont composées de phosphates et carbonates de chaux et de magnésie.

2. Y compris le sel marin ajouté pour la salaison.

3. Les goujons et les ablettes ont été analysés sans en rien séparer, par le motif que l'on peut les manger en entier.

4. Les sardines qui ont fourni ces derniers résultats avaient été préalablement salées, étêtées, séchées, cuites et mises en boîtes avec de l'huile, suivant le mode de préparation décrit page 92.

24 centièmes, que contient la chair de l'anguille de rivière, et de 0,21, ou cent fois moins, que contient la chair du barbillon. La consistance de ces substances grasses diffère aussi : 7 sont fluides ; ce sont, en commençant par la plus fluide, celles de l'anguille, du hareng, de l'ablette, du maquereau, du congre, du saumon et du goujon ; 3 sont demi-fluides à la même température de 22° ; ce sont celles du brochet, de la carpe, de la limande ; 5 sont consistantes : celles de la morue, de la sole, de la raie, du merlan et du barbillon.

La proportion considérable de matière grasse que contient l'anguille est un fait très-digne d'attention : n'est-il pas remarquable en effet que près des deux tiers (environ 63 pour 100) de la substance fixe de la chair d'un animal soient formés d'une substance grasse, fluide, sans qu'on aperçoive à l'œil nu aucun tissu adipeux distinct ?

Non-seulement le tissu adipeux qui renferme la matière grasse de l'anguille est interposé entre les faisceaux des fibres musculaires, mais encore, ainsi que je l'ai constaté directement, les lames qu'il forme ainsi dans toute l'étendue du corps de ce poisson se continuent d'un bout en une enveloppe graisseuse adhérente autour de la colonne vertébrale, et de l'autre bout, vers la périphérie, en une couche plus épaisse contiguë à la peau.

Lorsqu'on dépouille une anguille, le tissu adipeux sous-jacent reste presque en entier adhérent au corps de l'animal, retenu par toutes les lames interposées entre les muscles.

On comprend que cette interposition des tissus adipeux et la double enveloppe qu'ils forment sous la peau comme autour de l'*arête* principale, doivent contribuer à rendre la chair de l'anguille très-savoureuse.

En voyant la grande variété de composition que présentent les différents poissons, on comprend mieux les effets spéciaux produits chez certaines personnes, qui éprouvent des dérangements sérieux lorsqu'elles introduisent la chair de l'anguille, par exemple, dans leurs rations alimentaires, tandis que plusieurs autres poissons ne leur causent aucun embarras gastrique.

On admettra sans peine qu'entre un poisson comme le barbillon, qui renferme seulement 2 millièmes et demi de matière grasse consistante, et l'anguille, qui contient 232 millièmes ou cent fois plus de substance grasse huileuse, la différence d'action sur les organes puisse être considérable aussi.

Dans la discussion des rations alimentaires où se trouvent en présence les *matières azotées* et les *principes féculents* ou *sucrés*, nous n'avons fait entrer ni les *matières grasses*, ni les *sels minéraux*, ni les *substances aromatiques*, qui accompagnent généralement en proportions suffisantes les rations alimentaires mixtes; ni les *boissons*, dont nous avons plus haut indiqué les qualités et les doses. Toutes ces substances jouent un grand et indispensable rôle dans les phénomènes de la digestion; mais nous pouvions aussi les considérer à part, et nous allons y revenir succinctement, afin d'exposer quelques faits nouveaux à leur égard.

Rôle des principales substances alimentaires : substances azotées.

Les substances azotées, réunies en abondance dans les viandes et dans divers produits des animaux (œufs, lait, fromage), et qui se rencontrent en proportions moindres dans les parties comestibles des végétaux (albumine, caséine, glutine, etc.), sont indispensables à la nourriture des hommes comme à celle de tous les autres animaux; car ces substances fournissent au renouvellement ou à l'entretien et au développement de nos propres tissus, en même temps qu'à la formation des résidus azotés de la digestion, que laissent les réactions éprouvées par ces substances dans nos organes : les déjections liquides et solides, en l'état de force, de travail et de santé, peuvent donner la mesure de ces résidus.

L'expérience nous indique non-seulement qu'il faut introduire une certaine variété dans notre régime habituel, mais encore qu'il faut parfois choisir entre les substances alimentaires du même genre, bien que leur composition élémentaire semble presque équivalente. Afin d'en donner des exemples irrécusables, j'ajouterai qu'un assez grand nombre de personnes digèrent avec plus ou moins de peine, et quelques-unes très-difficilement, le lait de vache, tandis qu'elles peuvent aisément digérer les diverses viandes, les œufs, et se maintenir en bonne santé en consommant ces derniers aliments; or, la principale différence entre les deux régimes paraît consister en ce que le principe azoté le plus abondant qui se trouve dans le lait est la caséine, tandis que dans les autres aliments ce sont l'albumine et la fibrine.

Ce choix peut acquérir une importance majeure lorsqu'il s'agit de ramener les forces digestives au moment de la convalescence. Il peut se faire alors que l'on ait de très-grands avantages à substituer au lait pur ou étendu qui ne pouvait être digéré, des œufs battus dans dix fois leur poids d'eau : ce dernier liquide, après qu'on l'aura convenablement sucré, pourra remplir les mêmes indications, car il sera également émulsif et contiendra des principes azotés, gras et sucrés, avec cette particularité remarquable qu'il sera supporté facilement s'il est employé en doses convenablement modérées, suffisantes pour préparer le rétablissement des fonctions de l'estomac [1].

Ce que nous venons de dire des différences que l'on observe dans certaines occasions entre les qualités digestives de l'albumine et du caséum ou de la caséine, se retrouve, bien qu'à un plus faible degré, entre les différentes viandes (voir les chapitres II, III, IV) comme entre les divers fromages. On ne peut à cet égard établir aucune règle absolue. Chacun doit à l'occasion faire personnellement l'expérience, mais à la condition expresse de porter son choix, non sur un aliment trop simple et prétendu léger, comme une gelée animale (de tendons, de peau ou de colle de poisson) ou végétale (de fruits, de salep, etc.), une fécule ou une substance sucrée, mais au contraire sur une matière comestible complexe, renfermant en doses convenables les principes azotés, féculents ou sucrés, gras, aromatiques et salins indispensables à toute nutrition fortifiante et durable.

Substances féculentes ou amylacées.

Les diverses fécules indigènes ou exotiques extraites des tubercules de pommes de terre, de batates, d'ignames ou des rhizomes du *maranta arundinacea* ou du sagoutier (*Cycas circinalis*), ou encore des graines ou fruits des céréales, constituent un seul et même principe immédiat, l'amidon, capable de fournir, par ses transformations et par la combustion graduelle de son carbone dans les actes de la digestion, la plus grande partie de la chaleur que la respiration entretient en apportant l'oxygène à cette combustion. De là le nom d'aliments *respiratoires*

---

1. On trouvera des détails plus complets sur cette substitution dans deux articles du *Journal de chimie médicale*, tomes IV, p. 138, et VII, p. 685.

donné à ces substances, et le rôle utile qu'elles accomplissent sous ce rapport, comme les principes sucrés et gras : le choix qu'on peut faire entre elles est motivé par leur qualité légèrement aromatique, ou plutôt par l'absence de saveur qui permet de les aromatiser ou de laisser intacts les aromes du bouillon ou du lait.

Matières sucrées.

Les sucres de canne et de betterave, les sucres et les sirops de raisin, de fécule, les miels, le sucre de lait, dont nous avons décrit plus haut la composition et les propriétés, ont des valeurs différentes, qui tiennent, comme nous l'avons dit, à leur saveur plus ou moins agréable et à l'odeur notable que donnent à plusieurs d'entre eux des quantités minimes de substances étrangères. D'ailleurs, le rôle que les matières sucrées accomplissent pour concourir à l'alimentation se résume dans la combustion de leur carbone, qui produit également de la chaleur ; mais leurs transformations sont plus faciles encore que celles des matières féculentes, et elles ont le pouvoir de communiquer à beaucoup d'autres aliments leur saveur douce et leurs effets antiseptiques, qui souvent prolongent avec avantage la conservation des substances alimentaires.

Nous l'avons dit déjà : tous nos aliments végétaux contiennent ou produisent du sucre dans l'économie animale ; une matière sucrée est constamment sécrétée dans le foie des animaux ; on a trouvé une substance congénère dans le blanc de l'œuf ; un principe sucré (lactose) se rencontre dans le lait des herbivores et des omnivores : ne sont-ce pas là des indices certains de l'utilité des sucres dans toute alimentation normale de l'homme?

Matières grasses.

On doit encore considérer ces substances comme des aliments respiratoires, avec cette particularité notable qu'à poids égal elles peuvent fournir beaucoup plus de chaleur que toutes les autres, lorsque leur combustion s'accomplit dans l'économie animale : en effet, les graisses plus ou moins pures contiennent beaucoup plus de carbone (de 65 à 75 centièmes), et en outre l'hydrogène, qui est dans leur composition en excès sur l'oxygène équivalent (pour former l'eau : H,O), fournit au moins 3 fois et ½ plus de chaleur qu'un égal poids de carbone; de sorte qu'en définitive, cent parties, en poids, de matière grasse donnent autant de chaleur que 85 à 110 parties de carbone pur. On comprend donc que les hommes du Nord aient besoin dans leur régime des mêmes matières grasses en plus grande quantité que les hommes du Midi : aussi en consomment-ils généralement davantage, et certaines peuplades, comme les Lapons, peuvent-elles se nourrir presque exclusivement d'huile de poisson, de beurre des rennes, de gibier et de poissons séchés [1].

L'utilité des matières grasses dans l'alimentation ressort plus évidente encore lorsque l'on considère les fortes proportions de ces matières qui se trouvent accumulées dans les œufs pour subvenir aux premiers développements du jeune animal [2]. Le rôle des matières grasses

1. Parmi les fréquents exemples qui se produisent chez nous, chacun a pu remarquer l'embonpoint, parfois exagéré, que prennent en hiver les chiens de chasse, embonpoint qui disparaît bientôt dans la saison où les journées se passent à la poursuite fatigante du gibier, parce que cet exercice violent, qui hâte la combustion de la graisse et des diverses substances alimentaires, augmente toutes les déperditions.

2. On trouve dans la substance supposée sèche de l'œuf de poule 33 parties de matière grasse pour 100 de son poids.

ne se borne pas là, car on les retrouve dans l'organisme partout où s'accomplissent des fonctions importantes, où les organes se développent, où les tissus adipeux plus ou moins développés accumulent des quantités de graisse plus ou moins grandes ; à des moments donnés, comme dans les exercices violents, les marches forcées, les pénibles travaux, cette sorte d'approvisionnement se dépense au profit de l'individu et concourt à soutenir ses forces.

Dans les actes de la digestion, un liquide d'une sécrétion spéciale (suc pancréatique) offre la propriété remarquable, signalée par M. Bernard, d'émulsionner les matières grasses au point de faciliter leur absorption.

Les matières grasses, enfin, accompagnent encore les déjections solides.

Ces phénomènes sont constants ; on peut en conclure que c'est une nécessité qui se manifeste, et à laquelle une alimentation normale doit subvenir.

Personne aujourd'hui ne conteste ces diverses fonctions ou les effets utiles que les matières grasses des aliments peuvent accomplir dans l'économie animale ; mais on a demandé si d'autres substances organiques, l'amidon, par exemple, ou le sucre, ne pourraient pas, dans la digestion des animaux, être transformés en matières grasses. Les recherches de MM. Dumas et Milne-Edwards sur la production de la cire par les abeilles, confirmant les essais d'Huber, ont prouvé que cette substance est, en effet, sécrétée en quantité plus grande qu'il ne s'en trouve dans le miel dont ces mouches disposent pour leur nourriture ; les observations et les analyses plus récentes de MM. Riche et Lacaze établissent, d'un autre côté, que l'insecte de la noix de la galle (*cynips* des galles d'Alep), enfermé dans une excroissance végétale, détruit l'amidon qui l'entoure et assimile une quantité de graisse plus grande que celle contenue dans sa demeure. Le doute n'est donc plus permis sur cette faculté chez les insectes[1], et il doit en être de même, bien qu'à un moindre degré, chez d'autres animaux : c'est la démonstration importante d'une faculté de plus ; mais cette donnée physiologique nouvelle n'affaiblit pas le rôle important des matières grasses dans l'alimentation , elle le confirmerait plutôt, de même que la formation du sucre retrouvé constamment dans le foie démontre, suivant les belles recherches de M. Bernard , une telle nécessité de la matière sucrée dans cet organe, que l'économie animale peut la produire aux dépens mêmes de substances très-différentes des sucres.

Il n'en reste pas moins établi , d'après les recherches expérimentales les plus concluantes et d'après des faits pratiques très-nombreux et concordants , non-seulement que les matières grasses sont indispensables dans toute ration alimentaire complète et produisent tous les effets

---

1. Dans l'étude du phénomène en question , MM. Riche et Lacaze ont signalé chez le cynips la propriété, toute spéciale, *d'assimiler sans déperdition* sensible la totalité de la matière azotée prise dans son alimentation : jamais on n'a vu semblable résultat, à beaucoup près, chez les grands animaux , qui d'ailleurs ne pourraient vivre dans les mêmes conditions d'espace étroit, de très-faible exhalation, etc., etc. Un fait plus contraire encore à ce qui se passe chez ces derniers a été constaté par MM. A. et Ch. Morren, et les a amenés à conclure que certains animalcules (les monadaires de couleur verte) décomposent l'acide carbonique dans l'eau , absorbent le carbone et dégagent l'oxygène. (*Annales de Chimie et de Physique*, 3ᵉ série, t. I.)

On sera moins étonné de ce fait curieux, si l'on admet , comme je crois dès longtemps l'avoir établi, que, dans les plantes, les parties organiques qui accomplissent principalement les fonctions de la vie les plus actives ont une composition quaternaire, comme les animaux eux-mêmes, et qu'ainsi se trouvent ramenés à l'unité de composition élémentaire tous les êtres vivants des deux règnes, entre lesquels il n'existe pas de limites absolues, mais seulement des distinctions relatives.

précités , mais encore que l'engraissement rapide des animaux de boucherie et autres a lieu sous leur influence et à l'aide de l'élévation graduée des doses. Depuis très-longtemps les tourteaux des graines oléagineuses sont employés avec succès à cet usage ; les graines elles-mêmes ont été essayées avec des résultats remarquables. On a supposé que, contenant trois ou quatre fois plus d'huile, elles produiraient plus d'effet dans le même sens, et c'est ce qui est arrivé : aussi la méthode nouvelle s'est-elle généralisée dans plusieurs comtés de l'Angleterre, où l'on cultive aujourd'hui le lin principalement, quelquefois même exclusivement, pour sa graine, que l'on emploie, avec la totalité de l'huile qu'elle contient, en vue d'engraisser les animaux, notamment ceux des espèces bovine et ovine.

Chacun sait avec quelle rapidité l'on parvient à engraisser les oiseaux de basse-cour et d'autres animaux des fermes en leur donnant du maïs gonflé dans l'eau ; or, ce grain ne diffère sensiblement de l'orge , du seigle , du blé, que parce qu'il contient quatre fois plus de substance grasse.

Voici d'autres faits conduisant aux mêmes conclusions : plus de cent jeunes porcs de la race de Hampshire furent nourris (à Grenelle, dans un de mes établissements), pendant deux , trois, quatre et cinq mois, principalement avec la viande cuite de têtes de mouton, qui contenait de 12 à 15 centièmes de graisse et formait le tiers au moins de leur ration , composée , pour les deux tiers au plus, de divers résidus de légumes. A plusieurs reprises on a constaté l'augmentation de poids de ces animaux, dont l'embonpoint était remarquable.

Une autre expérience se faisait parallèlement à celle-ci : de petits animaux semblables, provenant des mêmes portées obtenues à Sannois, chez Magendie, étaient

nourris principalement avec les aliments végétaux ordinaires (pommes de terre et divers débris d'épluchage
de légumes), contenant en somme, à l'état humide,
moins de deux millièmes de leur poids de matière grasse.
L'engraissement fut beaucoup plus lent dans ces conditions, et l'augmentation de poids resta constamment de
moitié moindre.

Ces deux expériences comparatives, répétées plusieurs
fois, ont toujours offert les mêmes résultats.

Nous croyons devoir citer encore ici un fait important
observé par Magendie : cet éminent physiologiste fit
nourrir, expérimentalement aussi, un chien, en introduisant chaque jour une forte proportion de beurre dans sa
ration alimentaire. L'augmentation de poids et l'engraissement eurent lieu rapidement sous l'influence de ce régime, à ce point qu'au bout de deux mois l'animal, en
assez mauvais état de santé d'ailleurs, n'était pour ainsi
dire qu'une boule de graisse.

Tous ces faits, et un grand nombre d'autres analogues
que nous pourrions citer, démontrent l'influence qu'exercent sur les animaux les substances grasses introduites
dans leur nourriture. Mais doit-on en conclure que les
choses se passent ainsi dans l'alimentation des hommes?
Il est permis de croire du moins que c'est en partie dans
ce sens qu'agit l'alimentation habituelle des beaux enfants de l'Écosse et de différents comtés d'Angleterre,
qui prennent pour base principale de la partie féculente
de leur nourriture le gruau d'avoine, si abondamment
pourvu de matière grasse[1].

Nous devons ajouter, toutefois, qu'en ce qui touche
l'action des matières grasses des aliments dans la nourri-

____

1. Il en contient 4 fois plus que la farine de blé. Voy. le tableau.
page 305.

ture des hommes, au delà des phénomènes relatifs à leur absorption, aucune expérience décisive n'a été réalisée, que nous sachions, et l'on peut dire que les expériences, les observations même, seraient bien difficiles à faire pour cette partie de la nutrition de l'homme et aussi pour les autres matières, azotées, féculentes, etc., si même les conclusions ne devaient rester longtemps incertaines.

C'est que l'homme est alternativement entraîné dans deux directions souvent opposées, tantôt par l'intelligence, tantôt par l'instinct.

C'est que ce dernier sentiment, sorte de loi primitive, qui suffit aux autres animaux pour les guider dans le choix de leurs aliments, s'affaiblit chez nous à mesure que l'intelligence domine, à ce point que l'on voit souvent le goût se dénaturer par des habitudes prises contrairement aux penchants naturels et aux premières impressions.

C'est encore que les excès du travail sédentaire ou les efforts trop soutenus de l'esprit, le défaut d'exercice ou les fatigues corporelles poussées au delà de certaines limites, les peines ou les plaisirs, les passions surexcitées, les ambitions déçues et jamais satisfaites, les privations ou les excès de nourriture, occasionnent fréquemment un trouble notable dans nos fonctions digestives, ne laissant apparaître, malgré une nourriture normale, que certaines aptitudes invincibles, soit à prendre un embonpoint extraordinaire, soit à persévérer dans un certain état de maigreur.

Quelles que soient, au surplus, les difficultés des observations à cet égard, chacun peut essayer de faire sur soi-même l'expérience, en éloignant le plus possible les causes de perturbation que nous signalons, et qu'il serait utile d'amoindrir en tout cas.

Rations adoptées en différents pays.

Le tableau inscrit ci-dessus (pages 304, 305 et 306) servira de guide jusqu'à un certain point dans ces essais de dosage des rations alimentaires appropriées aux divers tempéraments, suivant les états de convalescence ou de santé, les habitudes sédentaires ou de grand exercice, et après toutefois qu'on aura pris les conseils d'un habile praticien.

Nous n'avons pas tenu compte, dans ce tableau, des substances salines ou minérales, phosphates de chaux et de magnésie, chlorures alcalins, soufre, phosphore, oxydes de fer et silice, parce qu'ils se trouvent en proportions suffisantes, lorsque, outre la bière, le cidre, ou les eaux naturelles prises seules comme boisson ou ajoutées au vin, on emploie une des rations alimentaires normales ci-dessus décrites, ou, ce qui vaut mieux, plusieurs de ces rations successivement, ou bien encore les rations pratiques ci-après indiquées et reconnues suffisantes [1].

Les données théoriques que nous venons d'exposer s'accordent d'ailleurs avec les faits recueillis dans les prisons et dans les couvents, et des essais directs ont fait voir que la ration d'entretien d'un homme sédentaire doit contenir environ 2 grammes d'azote et 42 grammes 2 centigrammes de carbone pour 10 000 grammes ou pour 10 kilogrammes du poids de l'individu [1]. Il en ré-

---

1. Cependant, une addition de chlorure de sodium, ou sel marin, paraît indispensable pour compléter les doses préexistantes dans les substances alimentaires, et rendre plus agréable la saveur des mets; elle est évaluée actuellement à 17 grammes par jour, ou à 6 kilogrammes 205 grammes par an, pour chaque individu de toute une population; ce qui doit faire varier la dose de 12 à 24 grammes par jour, suivant les goûts, l'âge et la force des individus.

1. Voy. t. V du *Cours d'agriculture* de M. de Gasparin.

sulte que la ration d'entretien d'un homme pesant 62 kilogrammes 541 grammes, moyenne du poids des Français entre les limites de 20 à 60 ans, devrait contenir 12 grammes 51 centigrammes d'azote et 264 grammes de carbone.

Mais, ainsi que les données théoriques l'annoncent et que tous les faits le prouvent, la croissance, chez les enfants, le travail ou l'exercice plus ou moins fatigant, chez les hommes, augmentent la dépense des principes nutritifs par la respiration et l'exhalation qui se trouvent accélérées. La quantité supplémentaire d'aliments qui doit fournir à ce surcroît de dépense devrait contenir, d'après M. de Gasparin, jusqu'au double de la quantité d'azote de la ration d'entretien, et seulement un sixième ou un septième au delà de la dose de carbone.

Ainsi déterminée, la ration d'un homme chargé d'un rude travail ou accomplissant une longue marche serait composée, quant à l'azote et au carbone qu'elle représenterait :

	Ration d'entretien.	Ration de travail.	Ration totale.
Azote............	12,51	12,50	25,01
Carbone..........	264,06	45	309,09

On voit que la ration totale s'éloignerait peu de la ration normale que nous avons indiquée.

On pourra remarquer en outre que, sous l'influence d'un emploi considérable de force musculaire, la plus grande augmentation de dépense à laquelle la nourriture doive pourvoir est celle qui représente l'azote ; que, par conséquent, ce sont les doses de substance azotée ou de viande qu'il convient surtout d'accroître dans ce cas. Si l'on augmente principalement, au contraire, les doses de pain ou de substances féculentes, il en faut employer un volume si grand qu'il fatigue les organes de la digestion et laisse une somme moindre de travail ou de force vive disponible. Telles sont précisément aussi les conclusions que l'on doit tirer de l'examen des rations alimentaires qui correspondent au maximum de travail des hommes, et au travail le plus économique en définitive.

C'est à ce point que d'habiles entrepreneurs anglais, remarquant l'influence si défavorable sur le travail effectif d'un régime alimentaire trop abondant en substance farineuse (pain, pommes de terre, riz) et trop pauvre en matière azotée (ou viande), comme l'est d'ordinaire celui des ouvriers étrangers à l'Angleterre, ont exigé un changement de régime qui introduisît dans la ration des hommes du continent des doses convenables de viande, en supprimant l'excès nuisible de pain, et dès lors ils ont pu obtenir de ces hommes la même somme de travail que des ouvriers anglais [1].

1. Les habitudes et l'énergie digestive que procurent l'air vif et le travail des champs peuvent en partie compenser le régime alimentaire grossier des paysans dans nos campagnes. Je citerai sur ce point l'opinion de l'un de nos plus habiles praticiens, M. Beaude, membre du Conseil d'hygiène et de salubrité du département de la Seine :

« La viande, qui est de toutes les substances alimentaires celle dont l'assimilation est la plus réparatrice, est surtout indispensable à l'habitant des villes, là où l'absence d'un air vif et pur débilite les fonctions digestives, et leur enlève cette activité énergique que l'on trouve chez les habitants des campagnes, dont l'estomac sait digérer les aliments les plus grossiers ; ici la quantité supplée à la qualité des aliments, et ce n'est qu'à l'influence d'une oxygénation plus grande du sang et d'une combustion plus active du carbone et de l'hydrogène, que les habitants de certaines de nos provinces doivent cette santé vigoureuse qui maintient l'énergie de leurs organes digestifs. » (*Journal des Connaissances médicales*, t. VII, n° 23, 1854.)

RATION JOURNALIÈRE DU MARIN FRANÇAIS[1].	Quantités D'ALIMENTS.	AZOTE.	CARBONE.	GRAISSE.
Pain (ou son équivalent en biscuit ou en farine).........	1,000gr	10,80	295	12
Viande fraîche (ou équivalent en viande salée + fèves)..	300	9	33	6
Fèves, pois ou haricots (ou riz[2], viande ou fromage)....	120	5	48	3
Beurre 15gr et huile d'olives 6gr......................	21	0,12	14	16
Café (quantité dans l'infusion de 20 grammes).........	20	0,21	4	0,3
Sucre...	25		10,1	
Oseille 10 grammes (ou choucroute 20 grammes).......	10	0,04	1,6	0,2
Assaisonnement (vinaigre, poivre, moutarde)..........				
Vin (ou équivalent en bière, eau-de-vie, boisson)......	460	0,04	19	
Eau-de-vie..	60		15	
Sel marin...	22			
Total de la nourriture.................................	1,973	25,21	442,7	37,5

1. Une commission spéciale dont faisaient partie MM. l'amiral Dupetit-Thouars, Dumas et Payen, avait été instituée au ministère de la Marine en mars 1848, pour délibérer sur les améliorations du régime alimentaire à bord des navires; ce fut d'après ses propositions que ces améliorations furent réalisées.

2. On a laissé par erreur le poids du riz à 90 grammes au lieu de 360 qu'il aurait fallu pour remplacer 120 de légumineuses ou 60 grammes de fromage : il est vrai que le riz aurait alors introduit un excès de matière féculente. On éviterait cet inconvénient en employant, pour remplacer 120 de légumineuses (fèves, haricots, pois ou lentilles), 90 grammes de riz, plus 100 grammes de viande; on a alors un véritable équivalent, tandis que l'on n'en a que le tiers d'après le règlement, sous le rapport de la matière azotée.

OUVRIER AGRICULTEUR DES FERMES DE VAUCLUSE.

NOURRITURE ANNUELLE.	Quantités D'ALIMENTS.	AZOTE.	CARBONE.	GRAISSE
Pain..........................	390 ^{k}	4,212^{gr}	115,050^{gr}	4,680^{gr}
Pommes de terre..............	90	0,246	9,000	0,090
Haricots (ou équivalent en fèves)..........	88	3,440	35,200	2,464
Lard.........................	49	0,230	11,610	13,490
Huile........................	40		7,700	8,600
Vin..........................	123	0,018	4,220	
Total de la nourriture distribuée..........	720	8,080	183,480	29,324
Consommation par jour................	1,972	22,15	502,27	80,34

OUVRIER AGRICULTEUR DU CANTON DE VAUD.

NOURRITURE ANNUELLE.	Quantités D'ALIMENTS.	AZOTE.	CARBONE.	GRAISSE.
Pain	286k	3,090gr	85,800gr	5,720gr
Pommes de terre	365	0,876	36,500	0,365
Légumes verts	41,600	0,166	6,660	0,600
Légumineuses (lentilles)	13	0,487	5,200	0,344
Fruits desséchés	13	0,120	4,420	0,130
Viande	57,200	1,710	6,292	1,144
Fromage maigre	28,600	1,456	5,160	2,860
Beurre	10,400	0,066	6,740	8,500
Café (quantité d'azote et de carbone dans l'infusion)	6,200	0,650	1,300	0, 00
Lait	229,500	1,514	16,065	8,490
Vin	121,500	0,018	4,830	
Cidre	108	0,012	2,160	
Total de la nourriture annuelle	1280	10,165	181,137	28,243
Consommation journalière	3,41	27,84	496,27	77,37

OUVRIER LABOUREUR DU NORD

(Maison rustique, t. IV, p. 400).

NOURRITURE ANNUELLE.	Quantités D'ALIMENTS.	AZOTE.	CARBONE.	GRAISSE.
Farine de seigle	320ᵏ	5,600ᵍʳ	131	7,200
— de froment	30	0,492	11,700	0,540
— d'orge	50	0,950	20	1,400
Pois	30	1,050	12,300	0,630
Pommes de terre	350	0,840	35	0,350
Viande de bœuf	20	0,600	2,200	0,400
Lard	10	0,418	6,414	7,100
Lait (litres)	160	1,356	11,200	5,920
Beurre	20	0,428	13,400	16,400
Bière	365	0,292	16,425	
Sel marin	12			
Total de la nourriture	1,367	11,426	259,339	39,640
Consommation journalière	3,74	31,30	710,52	108,60

OUVRIER AGRICULTEUR DU DÉPARTEMENT DE LA CORRÈZE.

NOURRITURE ANNUELLE.	Quantités D'ALIMENTS.	AZOTE.	CARBONE.	GRAISSE.
Froment, méteil, seigle............	249	3,960	87,600	4,380
Pommes de terre............	369	0,850	36,900	0,369
Châtaignes sèches............	248	2,570	119,040	24,880
Viande............	12	0,360	1,320	0,240
Lard............	10	0,118	6,100	7,100
Lait (litres)............	120	0,792	8,400	4,440
Nourriture totale............	978	8,650	259,360	31,409
Consommation journalière............	2,68	24,26	710,60	86,052

NOURRITURE HABITUELLE DES OUVRIERS EN LOMBARDIE.

RATION JOURNALIÈRE d'un individu.	Quantités d'aliments.	AZOTE.	CARBONE.	GRAISSE.
Farine de maïs..........	1,520	25,83	668,80	133,76
Fromage...............	30	1,50	10,80	7,30
2 litres de piquette pour boisson..............	2,000	0,27	15	
Consommation en 1 jour..	3,550	27,60	694,60	141,06

RATION ALIMENTAIRE DES OUVRIERS EN IRLANDE[1].

RATION JOURNALIÈRE d'un individu.	Quantités d'aliments.	AZOTE.	CARBONE.	GRAISSE.
Pommes de terre..........	6,348	15,20	634,8	6,34
Lait..................	500	3,30	35	18,50
Eau ou petite bière[2]......				
Ration totale...........	6,848	18,50	669,8	24,84

1. Voy. la *Revue Britannique*, janv. 1848, note p. 77.
2. De 1^{lit},5 à 2 litres.

RÉGIME ALIMENTAIRE DES OUVRIERS ANGLAIS

QUI TRAVAILLAIENT AU CHEMIN DE FER DE ROUEN [1].

RATION JOURNALIÈRE d'un individu.	Quantités d'aliments.	AZOTE.	CARBONE.	GRAISSE.
Viande..................	0,660	19,8	72,6	13,2
Pain blanc..............	0,750	8,1	221,5	8
Pommes de terre........	1,000	2,4	100	1
Bière..................	2,000	1,6	90	
Aliments...............	2,400	31,9	484,1	22,2
Boisson................	2,000			

1. Voy. t. V du *Cours d'agriculture* de M. de Gasparin.

Toutes les données que nous avons exposées plus haut, dans la première partie de ce chapitre, concordantes entre elles, se trouvent donc encore confirmées par l'examen des rations adoptées en plusieurs pays pour les soldats, les marins, les ouvriers, etc. C'est ce dont il est facile de s'assurer en jetant un coup d'œil tant soit peu attentif sur les tableaux que nous venons de donner.

Ainsi, on voit par ces tableaux que la ration journalière du marin français (page 322) doit satisfaire largement à tous les besoins alimentaires des hommes de nos équipages. Elle comprend les améliorations qui ont été introduites après une étude approfondie de la question, et par suite de laquelle la dose journalière de viande fraîche (ou l'équivalent en viande salée) a été portée de 250 à 300 grammes. Quant à l'augmentation·de pain, dont la ration a été élevée de 750 grammes à 1000 en campagne, ou à 937 dans le port, elle serait théoriquement trop forte d'un cinquième, en ayant égard aux quantités de carbone que fournissent les autres aliments. Il paraît que la mise en pratique des rations nouvelles a confirmé ces vues; car le règlement du 14 octobre 1848 a réduit la ration de pain à 750 grammes ou à son équivalent en biscuit, 550 grammes, de telle sorte que le régime alimentaire s'est trouvé présenter les meilleures conditions d'après la théorie, les expériences et la pratique, lorsque la ration journalière totale, y compris 37,5 de matière grasse, est arrivée à contenir 25,57 d'azote et 365 de carbone.

La ration alimentaire d'un ouvrier des fermes de Vaucluse (page 323) représente, comme on peut le voir, y compris la matière grasse, les doses utiles de carbone et d'azote avec un excédant d'un quart environ sur la quantité de carbone; il y aurait donc tout avantage à remplacer les 90 kilogrammes de pommes de terre par 15 kilogrammes de viande qui, au cours actuel, ne coûteraient pas davantage, augmenteraient de 2 pour 100 la dose d'azote qui est un peu faible, et diminueraient de 4 pour 100 le carbone, qui se trouve en excès.

Sous le rapport de la variété des aliments, ainsi que des doses d'azote et de carbone, le régime d'un ouvrier suisse, indiqué d'après M. de Gasparin (page 324), me paraît préférable. On y remarque encore un excès sensible de carbone, qui permettrait de diminuer un peu les aliments farineux.

Cet excès de farines et de pommes de terre est beaucoup plus considérable parmi nos ouvriers du Nord, de la Corrèze et de plusieurs autres départements. Dans la ration alimentaire des ouvriers laboureurs du Nord (page 325), la dose de substances azotées est large sans dépasser des limites convenables, mais les aliments féculents surabondent et doivent amoindrir sensiblement les forces disponibles en surchargeant les organes digestifs.

Toutefois cette nourriture est bien préférable au régime alimentaire des ouvriers de la Corrèze (page 326), qui doit être insuffisant quant à la substance azotée, et qui présente un excès de substance farineuse.

Le régime alimentaire des travailleurs en Lombardie (page 327) est insuffisant d'une manière plus notable encore : car le défaut de variété dans les aliments, l'absence de viande et l'excès de substance amylacée ne peuvent manquer de le rendre débilitant. Le carbone s'y trouve contenu en excès ; mais ce qui, outre le défaut de variété, doit fatiguer les organes digestifs, c'est le grand volume de la ration de maïs : cuite dans cinq fois son poids d'eau, elle remplit une capacité de 6 litres environ.

Dans la pauvre nourriture de l'ouvrier irlandais (page 327), la proportion de substance azotée est insuffisante ; le carbone se trouve en excès ; la variété manque, et le volume considérable doit évidemment surcharger les intestins ou forcer ceux qui sont soumis à ce régime de multiplier leurs repas.

Les ouvriers placés dans ces conditions défavorables ne peuvent, on le comprend bien, accomplir un travail productif : à la quantité d'ouvrage qu'ils exécutent, on pourrait croire qu'ils ont moitié moins de force que les ouvriers anglais ; mais ce qui prouve qu'il n'en est pas ainsi, et que la nourriture seule est cause de cette infériorité apparente, c'est que, lorsqu'ils ont changé de régime et se sont habitués à consommer dans une ration moins volumineuse une dose convenable de viande, de façon à ce que la ration *tienne plus longtemps à l'estomac,* nourrisse mieux et plus uniformément dans l'intervalle des repas, alors ils deviennent capables de doubler leur travail effectif en améliorant leur santé.

Les entrepreneurs des travaux importants l'ont tellement reconnu, qu'ils imposent comme une condition de l'ouvrage qu'ils accordent aux ouvriers mal nourris de l'Irlande, et même parfois à ceux du continent, une alimentation analogue à celle qui permet aux ouvriers anglais, soit chez eux, soit en pays étranger, d'employer leur force tout en réparant largement les déperditions que le travail occasionne.

Le régime alimentaire fortifiant généralement usité en Angleterre (page 328) sauf quelques légères modifications, diffère beaucoup, comme on peut le voir, de la débilitante nourriture des Irlandais. Dans ce régime parfaitement approprié au travail énergique de très-forts ouvriers terrassiers, on remarquera que l'azote de la viande représente près des deux tiers de l'azote total, et celui-ci, plus de moitié en sus de la quantité contenue dans la ration irlandaise; enfin, que le volume des aliments est presque trois fois moindre que celui de la ration d'un ouvrier irlandais ou d'un ouvrier lombard.

Régime alimentaire des hommes d'étude, des jeunes gens et des enfants des lycées de Paris.

Il faut se garder de croire que les hommes adonnés aux travaux de l'intelligence, lors même qu'ils se permettent à peine l'exercice utile à la santé, soient exempts de s'astreindre aux régimes, variés d'ailleurs, qui réunissent dans une juste mesure les *substances féculentes* ou *sucrées*, les *matières grasses* et *azotées*, en comprenant toujours la viande parmi ces dernières. Que la ration totale diminue en raison même de ce que les déperditions sont moindres, on le conçoit; mais la nature même de ces déperditions, ainsi que les besoins de la respiration, exigent que toutes ces pertes soient journellement réparées, et que dans cette vue l'on maintienne entre les aliments organiques des trois ordres les relations que l'on trouve dans les bonnes rations alimentaires du marin français et des ouvriers anglais grands travailleurs. Ce que la science conseille à cet égard, l'intérêt bien entendu du travail et de la santé de l'homme le réclame, l'instinct naturel le demande, et la pratique éclairée qui le réalise en obtient toujours les plus heureux résultats.

Parmi les exemples que ces résultats ont signalés à l'attention des administrateurs philanthropes, nous citerons :

1° Le régime alimentaire des élèves adultes d'Alfort, dans lequel la viande est comprise au déjeuner pour 187^{gr},5 et au dîner pour 312^{gr},5 représentant par jour 500 gr. de viande à l'état brut, ou de 375 à 400 gr. de viande désossée, et de 250 à 300 gr. de viande cuite ;

2° La nourriture salubre et fortifiante des élèves de l'École normale, qui reçoivent par jour de 200 à 300 grammes de viande cuite, représentant de 320 à 350 de viande désossée ou de 400 à 450 de viande brute, os compris ;

3° Le régime alimentaire observé dans un des meilleurs hôpitaux, où l'on donne par jour 140 grammes de viande cuite à un enfant en pleine convalescence.

Ce fut en s'appuyant sur ces exemples et sur les considérations théoriques du genre de celles que nous avons exposées au commencement de ce chapitre, que la commission spéciale composée de MM. Bérard, inspecteur général de la médecine, président, Gilette, Levraud et Alibert, médecins, proposa, dans un remarquable rapport rédigé par son président, d'augmenter de 30 ou 33 pour 100 les doses de viande distribuées aux élèves dans les lycées de Paris, en tenant compte des exigences particulières de la croissance aux différents âges. Ces utiles propositions, adoptées par M. le ministre de l'Instruction publique avec un léger surcroît d'amélioration, ont modifié le régime de la façon la plus heureuse.

Voici le tableau comparatif des rations journalières de viande d'après l'ancien et d'après le nouveau système.

	RÉGIME ANCIEN CONSTATÉ EN 1853 PAR LA COMMISSION.		RÉGIME NOUVEAU ordonné en 1853.	
	POIDS DES DEUX RATIONS de viande.		POIDS DES DEUX RATIONS de viande.	
	Crue, brute.	Cuite, désossée.	Crue, brute.	Cuite, désossée.
Petit collége : enfants de 9 à 12 ans[1]......	120 à 132 gr.	60 à 66 gr.	200 gr.	100 gr.
Moyen collége : de 12 à 15 ans..........	180	60	240	120
Grand collége : de 15 à 17 et 18 ans......	200 à 220	100 à 110	280	140
Rations des maîtres..................			400	200

1. Pour tous la boisson se compose de 1 volume de vin mêlé à 3 volumes d'eau.

Parmi les intéressants détails que renferme le rapport, nous extrairons encore deux prescriptions utiles que l'on ne saurait trop vivement recommander à la sollicitude des parents jaloux de réunir les conditions les plus favorables à la santé de leurs enfants.

« Tenir deux fois par an note exacte de la taille de chacun des élèves internes, et prescrire une alimentation plus copieuse pour les enfants dont la croissance rapide exigerait cette précaution importante.

« Éviter que les écoliers ne mangent avec une précipitation contraire à la bonne tenue comme à l'entretien normal des organes de la digestion. »

Système végétarien.

Après ce que nous avons dit de l'utilité de la viande introduite dans le régime alimentaire, de son influence démontrée par la théorie et par la pratique pour développer les forces de l'homme, il semblerait superflu de discuter les effets d'une alimentation qui ne comprendrait que des produits végétaux ; on pourrait croire que personne ne songe aujourd'hui à préconiser un pareil système.

Cependant en Angleterre, ce pays des excentricités, où l'on voit une belle et progressive civilisation marcher dans presque toutes les directions avec quelque accompagnement de barbarie, une secte nombreuse tend à exclure la chair des animaux du régime alimentaire de la population ; elle prêche d'exemple et fait des prosélytes.

Ses fervents adeptes prétendent agir dans l'intérêt de la morale et de l'économie publiques, en protégeant la vie des animaux et en appliquant aux hommes une alimentation purement végétale, plus économique. Ils ne s'aperçoivent pas sans doute que, s'ils parvenaient à généraliser leur croyance et leurs pratiques, leur but, une fois atteint, serait .bientôt après dépassé, et qu'il resterait, à la place d'une théorie séduisante peut-être, une triste réalité.

Ne voit-on pas, en effet, que l'on serait conduit à supprimer l'élevage du plus grand nombre des animaux et de la totalité des carnivores, que l'on marcherait ainsi droit à la destruction des races ?

D'un autre côté, il faudrait bien exclure des cultures habituelles une grande partie des plantes fourragères : dès lors aussi la succession des récoltes serait troublée, les prairies artificielles devraient disparaître ; la surabondance des pailles et des détritus végétaux, coïncidant avec la pénurie des fumiers, concourrait à diminuer la fécondité du sol.

A toutes ces causes tendant aux mêmes effets viendrait se joindre encore l'affaiblissement des forces de l'homme, qui amènerait le renchérissement des subsistances et la dégénérescence des races humaines. Et comment alors l'homme conserverait-il des animaux qu'il ne pourrait plus nourrir? il serait bien forcé de les laisser par degrés disparaître de sa demeure, et s'apercevrait enfin qu'en voulant les ménager il n'est parvenu qu'à les détruire ; qu'en essayant de se révolter contre les lois divines et naturelles, il a marché vers sa ruine.

Nous n'insistons pas davantage sur les inconvénients de ce système; son adoption générale ne nous paraît nullement à craindre : les vaines tentatives de ses partisans n'empêcheront pas le peuple anglais d'être le plus fort consommateur de viande parmi les nations du monde ; encore moins parviendraient-ils à troubler sérieusement les harmonies de la nature.

XVII.

ALIMENTS DE LUXE.

Racahout des Arabes; palamoud des Turcs. — Pâte nutritive; sirop nutritif; pastilles d'osmazôme. — Ervalenta Warton. — Revalenta arabica du docteur Barry. — Revalenta concentrée. — Procès entre les héritiers des inventeurs de l'ervalenta Warton et de la revalenta arabica. — *Revalescière* Du Barry. — Semoule d'igname; solanta. — Fécule, trésor de l'estomac. — Chocolat binutritif.

On peut donner à toutes les préparations que nous venons d'énumérer le nom d'aliments de luxe, en raison du prix qu'elles coûtent et en même temps de la part très-légère qu'elles prennent à la nourriture des hommes, en raison aussi des doses auxquelles on les emploie généralement, et de la composition de quelques-unes d'entre elles.

Il aurait donc pu paraître inutile de s'en occuper; car les personnes qui les achètent cherchent à satisfaire une fantaisie qui ne leur impose aucun sacrifice important pour elles quant à la dépense : elles ne s'attendent pas à y trouver un aliment économique. A ce point de vue, il n'y aurait rien à en dire; mais, sous un autre rapport, il est plus d'un avertissement utile à donner, d'abord parce qu'il est impossible au consommateur de deviner la nature, ni la composition, ni les propriétés de l'une quelconque de ces substances en en lisant le nom, encore moins après avoir lu les commentaires contenus dans les prospectus.

Or, c'est toujours une chose fâcheuse que les marchandises en général, et plus particulièrement encore les substances alimentaires, ne soient pas vendues sous les dénominations qui leur conviennent le mieux, et à plus forte raison qu'elles le soient sous des indications toutes contraires : le consommateur ne sait pas ce qu'il achète, le praticien ne connaît pas ce qu'il pourrait prescrire; l'analyste, ne sachant pas non plus ce que ces noms mystiques veulent dire, ne parvient jamais à vérifier l'identité de produits aussi variables dans leur composition, s'il ne peut les comparer avec ceux qui ont été précédemment livrés.

Enfin, et c'est ici la conséquence la plus fâcheuse à mon avis, on pourrait croire, d'après le prix élevé de ces produits alimentaires, d'après les prospectus qui exaltent leurs propriétés, qu'en effet ils nourrissent mieux ou plus complétement que les aliments usuels et plus économiques; dans cette confiance on pourrait être porté à en faire un usage trop exclusif; au lieu de hâter, dans une convalescence, le retour à la santé, on prolongerait la faiblesse par une nourriture incomplète, qui ramènerait au contraire un état maladif. Il était utile de prémunir le public contre ces inconvénients, qui peuvent, en certains cas, acquérir les proportions d'un véritable danger. Je devais donc essayer de déterminer, autant que cela est possible pour des mélanges irréguliers, la nature, les propriétés et la valeur vénale de ces préparations.

Et d'abord, afin de rendre plus facile à comprendre tout ce qui va suivre, je suis contraint de répéter encore une fois qu'aucune ration alimentaire n'est complète, salubre, ni capable de développer ou de ramener les forces dans une pleine convalescence, si elle ne contient, dans les proportions indiquées au commencement de ce chapitre, des substances féculentes, farineuses ou sucrées, des matières grasses, les principes minéraux de l'économie animale et des substances azotées : encore, parmi celles-ci, doit-il toujours se trouver une des rations de viande précitées [1].

Une bonne ration alimentaire est donc toujours une chose complexe, qu'il est impossible de *simplifier* ni de *concentrer* au-dessous d'un certain volume.

Nous ajouterons qu'aucune fécule seule ou sucrée ne peut constituer un aliment complet, et que l'addition de gélatine, d'une trop faible dose de légumineuses, de céréales ou de chocolat, ne suffirait pas pour compléter sa propriété nutritive.

Examinons maintenant, en peu de mots, chacun des aliments de luxe dits très-nutritifs.

Racahout des Arabes; palamoud des Turcs.

Ce nom de *racahout*, qui ne peut indiquer ni plante, ni animal, ni localité d'où l'on tire en réalité cette substance, s'applique en effet à un mélange variable de

---

1. Cette quantité de viande, d'après ce qui précède, et en tenant compte du nombre des enfants depuis leur naissance, des adultes et des vieillards, serait en moyenne, par individu, de 155 grammes à 160 grammes par jour, ou de 56 kilogrammes 570 grammes à 58 kilogrammes 40 grammes par an. Nous avons vu (chap. 1er) qu'en France chaque individu, en moyenne, ne peut se procurer au delà de 28 kilogrammes; ce serait donc 28 ou 30 kilogrammes qui manqueraient, et, pour combler ce déficit, il faudrait doubler notre production en substances alimentaires provenant du règne animal. On ne doit pas désespérer de parvenir à réaliser cette augmentation : dès que les consommateurs eux-mêmes, comprenant mieux leurs intérêts, emploieront pour se nourrir une plus forte dose de viande ou de substances animales, les agriculteurs s'empresseront de satisfaire aux demandes sur ce point; car ils y gagneront de leur côté de pouvoir entretenir et engraisser un plus grand nombre de têtes de bestiaux, et d'obtenir, outre le bénéfice de la vente des animaux engraissés, le précieux avantage d'accroître leurs ressources en engrais, c'est-à-dire les moyens de développer la puissance du sol en culture, et d'élargir ainsi la base même de toute production agricole.

glands doux torréfiés légèrement et de faibles quantités de sucre et de chocolat. Ce dernier est supprimé dans le racahout dit sans odeur.

Sans doute le racahout peut être ajouté sans inconvénient à toute alimentation complète, à quelques centièmes près, mais on ne saurait admettre en lui d'éminentes propriétés nutritives.

Sous le nom de *palamoud* ou *potage des sultanes*, aussi peu significatif que le précédent, et ignoré sans doute des Turcs comme le premier l'est des Arabes, on trouve un mélange analogue, qui contient en outre de la farine de maïs ou *blé de Turquie* (c'est peut-être là l'origine de son nom). Il a une saveur participant des quatre matières et une légère odeur également mixte. Ses propriétés diffèrent peu d'ailleurs de celles du racahout.

La fécule de palamoud offre la même composition que la précédente, sauf la petite quantité de chocolat, supprimée sans doute en raison de l'emploi de cette *fécule* pour confectionner des potages au bouillon.

Pâte nutritive; sirop nutritif; pastilles d'osmazôme.

La pâte nutritive, recommandée sur les prospectus aux orateurs, aux professeurs, aux voyageurs, aux enfants et aux personnes convalescentes, comme une nourriture légère et fortifiante, est un mélange de gélatine, de sucre, de gomme, qui n'a rien d'insalubre, mais qui diffère beaucoup d'un aliment complet.

Le sirop nutritif est une composition analogue, mais liquide et sirupeuse.

Les pastilles d'osmazôme, capables, dit-on, de réparer les forces durant les voyages, après les maladies, etc., sont formées d'une sorte de pâte translucide composée

de sucre, de gélatine, d'un peu d'extrait de bouillon.
On peut les considérer plutôt comme un bonbon que
comme un véritable aliment, tant à cause de leur composition trop simple que des faibles doses que l'on en
prend [1].

Ervalenta Warton.

Très-nutritive et rafraîchissante, capable, à ce que
disent les prospectus, de guérir certaines maladies tout
en soutenant et en développant les forces, cette préparation paraît nous être venue de Londres. Elle est fort simple, car elle se compose uniquement de lentilles décortiquées mises en poudre. Son nom se rapporte d'ailleurs
à cette origine jusqu'à un certain point ; le nom botanique
de la plante est *Ervum lens ;* de là sans doute le nom
composé *Erva-lenta*. Il est douteux que la plupart des
consommateurs devinent cette étymologie. Le nom de
farine de lentilles serait mieux compris ; mais peut-être
irait-on l'acheter ailleurs.

Nous devons ajouter toutefois que cette simple préparation n'a même pas toutes les propriétés des lentilles ; en effet l'arome spécial et une certaine action
rafraîchissante résident dans les pellicules que la décortication enlève.

1. Sans doute, ces préparations gélatineuses sucrées pourraient.
en certains cas de diète plus ou moins sévère, être admises en doses
légères ; mais on devrait s'abstenir d'y avoir recours sans l'avis du
médecin.

Il est encore des circonstances où l'on comprendrait leur utilité :
c'est lorsque l'appétit, chez les personnes bien portantes, devance
trop l'heure des repas. Chacun alors peut apprécier sans inconvénient, par sa propre expérience, les effets plus ou moins favorables
obtenus de ces préparations, et juger soi-même de leur utilité spéciale. Sous ce point de vue elles peuvent entrer pour une légère
part dans le régime alimentaire ; mais rien ne peut faire croire ni
autoriser à dire que ce soient là des aliments complets, qui puissent
dispenser des autres.

Revalenta arabica du docteur Barry.

C'est encore une substance alimentaire dont nous sommes redevables à un docteur anglais ; il la désigne sous la dénomination de délicieuse farine restaurative, provenant, dit-il, d'une plante étrangère qui ressemble au chèvrefeuille. Il lui attribue les plus merveilleuses propriétés curatives dans une foule de maladies. La commission sanitaire de Londres s'en est préoccupée, et l'a soumise à un examen attentif, soit sous le microscope, soit à l'aide des procédés dont la chimie dispose. En l'examinant de mon côté par les mêmes moyens, je suis arrivé à des résultats semblables. On peut en conclure que cette préparation a pour base, comme la précédente, la farine de lentilles décortiquées ; mais on y rencontre de plus, en proportions variables, des farines de pois, de maïs., de sorgho, qui ont un peu moins de valeur ; enfin du gruau d'avoine et d'orge, le tout additionné d'un centième de sel marin. Il est inutile d'ajouter que toutes les propriétés merveilleuses qu'on attribue à ce mélange sont imaginaires.

Revalenta concentrée.

Cependant on est parvenu à les exagérer encore par un procédé facile, qui consistait à vendre le mélange sous le nom de revalenta doublement raffinée et concentrée ; et sans doute, pour donner plus de créance à l'utilité du prétendu raffinage, on a doublé le prix du produit, que l'on peut se procurer, comme le précédent, à Londres et à Paris.

Procès entre les héritiers des inventeurs de l'ervalenta Warton et de la revalenta arabica.

Il ne faut pas croire que la publication des insignifiantes recettes des divers aliments de luxe ait pu se répandre au point de décourager une spéculation qui repose sur la crédulité publique.

Plusieurs faits, constatés depuis la première édition de cet ouvrage, montrent qu'il n'est nullement inutile de reproduire les premières indications et de les compléter.

Un des faits les plus curieux et les plus récents (il date du mois de mars 1854), c'est, sans contredit, le procès intenté par une héritière de l'inventeur de l'*Ervalenta* à l'héritier de l'auteur de la *Revalenta arabica*, pour obtenir la suppression de ce dernier titre sur les boîtes, les paquets et les prospectus, attendu qu'il constituait une imitation déguisée, mais évidente, du nom antérieurement inventé d'*ervalenta*.

L'héritière gagna ce singulier procès et fit supprimer les étiquettes de son compétiteur. Il est vrai qu'elle se garda bien de dire que le premier nom d'*ervalenta* et le dernier de *revalenta* ne servaient, l'un comme l'autre, qu'à déguiser une substance commune, dont on n'aurait pu faire accepter les propriétés merveilleuses si on l'eût présentée sous son nom véritable de farine de lentilles.

Revalescière Du Barry.

Au reste, l'auteur du procès profita peu de sa victoire : car le résultat le plus net fut d'obliger le contrefacteur à chercher une dénomination nouvelle tout aussi peu sincère, mais du moins aussi engageante pour le public, grâce aux vignettes représentant une culture tropicale effectuée par des nègres travaillant à l'ombre des palmiers. Il a désigné (depuis l'année dernière, 1855) son produit sous le nom de *révalescière Du Barry*, conservant ainsi un air suffisant de parenté avec la revalenta, et assez bien pulvérisé pour qu'on ne puisse y reconnaître nos simples lentilles.

L'auteur, plus fertile que ses prédécesseurs en inventions de propriétés dont il a doué la substance, *nourriture délicieuse, réparatrice et curative*, assure dans son prospectus qu'elle guérit *en peu de temps toutes les maladies provenant d'une mauvaise digestion* et dans la longue énumération qu'il en fait on rencontre plusieurs affections organiques.... *les bronchites*, *les catarrhes*.... Elle aurait une telle puissance qu'elle remplacerait avec avantage le lait pour la nourriture des enfants; enfin *on la prépare.... pour déjeuner, dîner et souper; un repas revient à cinq sous....*

Or d'après le prix, qu'il fixe à 2 francs la demi-livre anglaise ou 10 fr. 60 c. le kilogr., on n'aurait, moyennant 25 centimes, que 23 grammes et demi. Ce serait une bien maigre ration, et aucun consommateur ayant l'âge de raison ne serait disposé à s'en contenter : car il lui faudrait par jour de 40 à 50 repas *aussi fortifiants* pour réparer, incomplétement encore, les déperditions habituelles de l'organisme.

Semoule d'igname ; solanta.

Ici le nom indique clairement l'origine : on sait que l'igname (*dioscorea alata*) est une plante dont la racine tuberculeuse, souvent très-grosse, est très-abondante en fécule, et forme la base de la nourriture des Indiens, des habitants de plusieurs contrées d'Amérique, des colons dans les Antilles, etc.; mais l'inventeur a simplifié son industrie en prenant pour matière première un tubercule moins coûteux et plus commun chez nous.

Le nom de *solanta* est aussi une allusion transparente pour qui se rappelle le nom botanique de la plante, le *solanum tuberosum*, qui produit ce tubercule ; probablement tous ne l'ont pas présent à l'esprit, lorsqu'ils payent ce produit quatre fois plus cher que s'ils l'achetaient ailleurs sous le nom moins sonore mais plus exact de fécule de pommes de terre.

Fécule, trésor de l'estomac.

Enfin, on trouve encore un produit doué des meilleures qualités digestives, nutritives, potage de santé pour tous les âges, suivant le prospectus ; son nom résume toutes ses propriétés : c'est *la fécule, trésor de l'estomac*. La découverte étant brevetée, il était facile de connaître la recette, sauf à la vérifier ensuite. Voici la formule, toutefois sans proportions fixes : salep de Perse, quantité suffisante ; maïs, orge perlé, pain de gruau. Ces trois derniers épurés et torréfiés, dit la recette.

On remarquera tout d'abord que le nom de fécule ne peut convenir à un pareil mélange ; en second lieu, l'orge perlé s'y trouve remplacé par la farine d'orge. Le pain de gruau devant être séché et broyé, on a pu le prendre en morceaux irréguliers : c'est une sorte de résidu des repas, peu dispendieux à acquérir chez les restaurateurs. Quant au salep de Perse, on ne pouvait se le procurer à si bon marché ; mais la dose n'en étant pas indiquée, j'ai cherché à la déterminer à l'aide de la magnésie, et il m'a été facile de voir qu'à l'égard de ce produit réellement exotique, féculent et mucilagineux, on avait poussé l'économie à ses limites extrêmes en le supprimant tout à fait.

Chocolat binutritif.

Le chocolat binutritif a reçu ce nom parce qu'il contient des aliments alibiles empruntés au jus de poulet, etc., dit le prospectus.

Ce produit breveté n'aurait pas évidemment une propriété nutritive double parce qu'il contiendrait du jus quelconque, et, en supposant même que ce jus n'eût pas été partiellement privé de ses facultés alimentaires par les *procédés particuliers* qui, suivant l'annonce, lui ôtent toute odeur, rien d'ailleurs ne garantit jusqu'à ce jour la présence, que je n'ai pu y découvrir moi-même, du jus de poulet dans cet aliment. Si un mélange semblable était conseillé par nos habiles praticiens, le plus sûr moyen et le plus économique serait de le préparer soi-même avec du bouillon de poulet non privé de son arome spécial et avec du chocolat de bonne qualité; en tous cas, il n'aurait point, à poids égal, une propriété nutritive double.

Il manquait sur toutes ces substances alimentaires un dernier renseignement : c'était de savoir à quel prix revenait, aux cours portés sur les prospectus, la portion de nourriture à laquelle ils pouvaient subvenir. Afin d'obtenir cette donnée, j'ai pesé le contenu des boîtes et des paquets, et, par une simple proportion, j'en ai déduit le prix du kilogramme; et comme ce poids représente à peine, pour la plupart, la ration journalière qu'un homme trouverait dans ces aliments en consommant 1 kilogramme et demi ou 2 kilogrammes de pain coûtant, année commune, de 80 centimes à 1 franc 20 centimes, on verra du même coup d'œil, sur le tableau ci-après, à quel prix reviendrait cet équivalent.

Tableau des prix comparés du kilogramme des divers aliments
de luxe dits très-nutritifs, etc.

NOMS DES ALIMENTS.	POIDS de chaque paquet.	PRIX du paquet.	PRIX de 1 kilogr.
Racahout des Arabes...............	250 gr.	4 f.	16 fr.
Palamoud des Turcs pour potage au lait.........................	300	2,50	8,33
Fécule de palamoud pour potage au gras....................	300	2,25	7,50
Pâte nutritive....................	50	2	40
Sirop nutritif...................	125	2	16
Pastilles d'osmazôme............	30	2	66
Ervalenta Warton..............	500	2	4
Revalenta arabica Barry.........	500	4	8
— — — raffinée...	500	8	16
Révalescière Du Barry ($\frac{1}{2}$ liv. anglaise = 186 gr.,5)............	»	2	10,80
Semoule dite d'igname..........	250	0,45	1,80
Solanta.......................	250	0,65	2,60
Fécule, trésor de l'estomac [1]......	500	1,50	3

1. Un kilogramme de chacune de ces trois dernières substances n'équivaudrait certainement pas à 1 kilogramme de pain, qui cependant ne coûterait aujourd'hui que 80 centimes, et en temps ordinaire 60 centimes.

On voit qu'une alimentation même insuffisante pour l'ouvrier d'Irlande, qui consomme 6 kilogrammes de pommes de terre et 500 grammes de lait, comme pour l'ouvrier lombard, qui avale par jour 1500 grammes de maïs, reviendrait cependant assez cher pour mériter le nom d'alimentation de luxe.

Si l'on veut bien lire attentivement l'exposé précédent des faits nombreux sur lesquels repose la théorie positive de la nutrition des hommes, on saura sans peine reconnaître quelles sont les véritables rations alimen-

taires complètes, et les distinguer d'aliments parfois
légers et agréables, qui ne sauraient suffire, mais qui
pourraient, dans une foule d'occasions, inspirer une sécurité trompeuse, prolonger et compromettre les convales-
cences, au lieu de hâter, avec le retour des forces, le
rétablissement de la santé.

FIN.

TABLE DES MATIÈRES.

VIII.

CÉRÉALES.

IX.

POMMES DE TERRE ET BATATES.

X.

GRAINES DES PLANTES LÉGUMINEUSES.

XI.

PAIN.

XII.

FRUITS CHARNUS OU SUCRÉS.

XIII.

LÉGUMES HERBACÉS.

XIV.

CHOCOLAT, CAFÉ, THÉ.

XV.

BOISSONS.

EAUX POTABLES. — VINS. — CIDRES. — BIÈRES. — ALCOOL. — LIQUEURS.

XVI.

THÉORIE DE L'ALIMENTATION OU ALIMENTATION NORMALE.

XVII.

ALIMENTS DE LUXE.

FIN DE LA TABLE DES MATIÈRES.